DELPHINE DE MONTALIER
& CHARLOTTE DEBEUGNY

RÉGIME 5/2

à la française

PHOTOGRAPHIES DE
CHARLOTTE LASCÈVE

MARABOUT

RÉGIME 5/2

à la française

SOMMAIRE

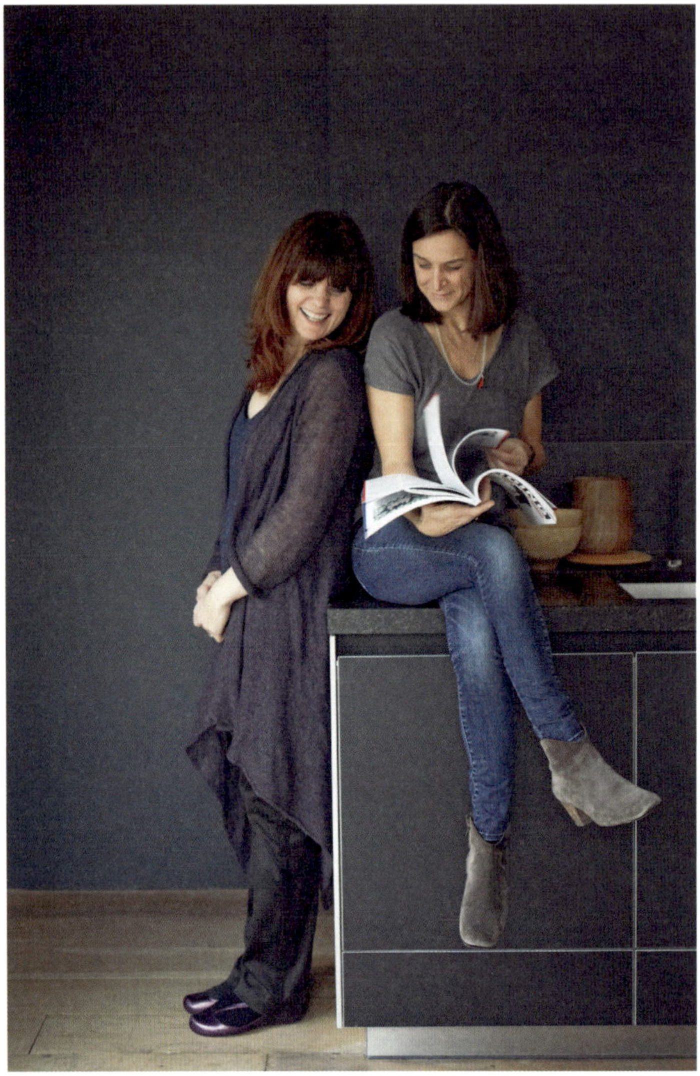

Delphine de Montalier et Charlotte Debeugny se passionnent depuis longtemps pour l'alimentation saine et équilibrée. Le but de leur livre est d'adapter le régime 5/2 à la France, qui possède une culture culinaire riche et gourmande, en utilisant des ingrédients frais et savoureux et en usant de créativité.

Leur concept unique est le « Super 500 »

Une recette qui contient le maximum de vitamines et de minéraux possible tout en respectant la directive des 500/600 calories pour les 2 jours de jeûne par semaine. Ces repas diminuent le temps passé devant les fourneaux – vous ne cuisinez qu'une fois au cours de la journée, ils peuvent être préparés la veille et sont transportables, ce qui permet d'en profiter sur le lieu de travail ou lors de déplacements ! Enfin, ils offrent un équilibre parfait de protéines, de glucides et de légumes pour vous aider à vous sentir en pleine forme. L'énergie ainsi qu'un moral au beau fixe permettront de passer ces journées de jeûne sans trop de difficulté, voire aucune !

EN PRÉAMBULE

Peut-on vraiment perdre du poids en n'étant au régime que 2 jours par semaine ?

Le jeûne intermittent, traduction de l'expression anglaise « intermittent fasting », est la dernière tendance en matière de régime. Né au Royaume-Uni, il fait son arrivée dans le reste de l'Europe et aux États-Unis. Établi sur des études solides, il a prouvé scientifiquement son efficacité, contrairement à bon nombre de régimes en vogue. Le principe premier consiste à manger moins, ce qui permet de perdre du poids et présente de nombreux bienfaits pour la santé.

L'avantage de cette méthode ? La flexibilité !

Pas besoin de manger moins tous les jours, mais seulement certains jours. Ce sont les jours « FAST ». Il doit y avoir au moins 2 jours « FAST » par semaine. On parle également de régime 5/2, soit 2 jours d'alimentation limitée pour 5 jours normaux, les jours « OFF ». Au bout d'un mois de jeûne intermittent, soit seulement 9 jours d'apports caloriques restreints, la perte de poids peut atteindre 3 kg, voire plus. Alors, pourquoi ne pas essayer ? Ce qu'il faut manger au cours des jours « FAST » fait l'objet de beaucoup d'attention. On conseille de consommer au maximum 25 % de l'apport calorique habituellement recommandé, soit environ 500 calories pour les femmes et 600 pour les hommes. Mais on parle beaucoup moins de ce que l'on doit manger les 5 autres jours.

Peut-on vraiment manger n'importe quoi, y compris des hamburgers, des frites et des gâteaux au chocolat à volonté ?

Certes, il est possible de prendre un dessert et de boire de l'alcool pendant les jours « OFF ». Mais manger comme un moineau pendant 2 jours puis se gaver de junk food pendant les 5 autres jours est loin d'être sain, même si les principes du jeûne intermittent sont respectés ! L'objectif est de faire des repas équilibrés et savoureux pendant les jours « OFF » comme pendant les jours « FAST » pour se sentir en forme et le rester.

.... Le saviez vous ? ....

Il est dit que le jeûne par alternance reproduit la façon dont nous mangions à l'époque préhistorique, avec des périodes de nourriture abondante et d'autres pendant lesquelles les aliments étaient rationnés. Dans de nombreuses cultures, des périodes de jeûne sont pratiquées pour des raisons spirituelles mais également pour des raisons médicales.

Pourquoi faut-il manger moins ?

Des études menées sur des animaux ont montré qu'une réduction de l'apport de calories entraînait une perte de poids, une amélioration de la condition physique et un allongement de l'espérance de vie. Il est parfois difficile de se soumettre à un apport de calories limité de façon permanente. C'est pourquoi les scientifiques ont commencé à s'interroger sur l'efficacité d'une restriction calorique certains jours seulement, l'idée étant de permettre aux animaux de manger à leur faim les autres jours. Cette méthode s'est révélée efficace : l'alternance de jours de jeûne et de jours d'alimentation « normale » avait le même effet qu'une restriction permanente du nombre de calories. Ces données constituent la base de la théorie du jeûne intermittent. Les premières études[1] sur les hommes sont récentes et, à chaque fois, le jeûne intermittent a une action positive sur les marqueurs de la santé tels que le poids, le cholestérol, la tension artérielle et la glycémie. Des essais à long terme sont en cours pour évaluer l'efficacité d'une restriction calorique sur des personnes qui ne souffrent pas d'obésité.

Comment utiliser ce livre

1- relire les conseils sur le régime ;
2- préparer ses repas en s'aidant des recettes proposées ;
3- éventuellement suivre le programme proposé sur un mois en fin d'ouvrage : un mois de menus établis selon les principes du jeûne intermittent, alternant des recettes pour les jours « FAST » et des suggestions de repas sains et équilibrés pour les 5 autres jours.

Nous sommes convaincues qu'il est possible de créer et de déguster des menus de saison délicieux et faciles, tout en contribuant à sa santé et à sa vitalité.

1 Intermittent fasting: a dietary intervention for prevention of diabetes and cardiovascular disease?
James E Brown, Michael Mosley and Sarah Aldred
British Journal of Diabetes & Vascular Disease 2013 13: 68

Fasting or caloric restriction for Healthy Aging Stephen Anton, Christiaan Leeuwenburgh Experimental Gerontology. Oct 2013, Vol. 48, No. 10: 1003-1005

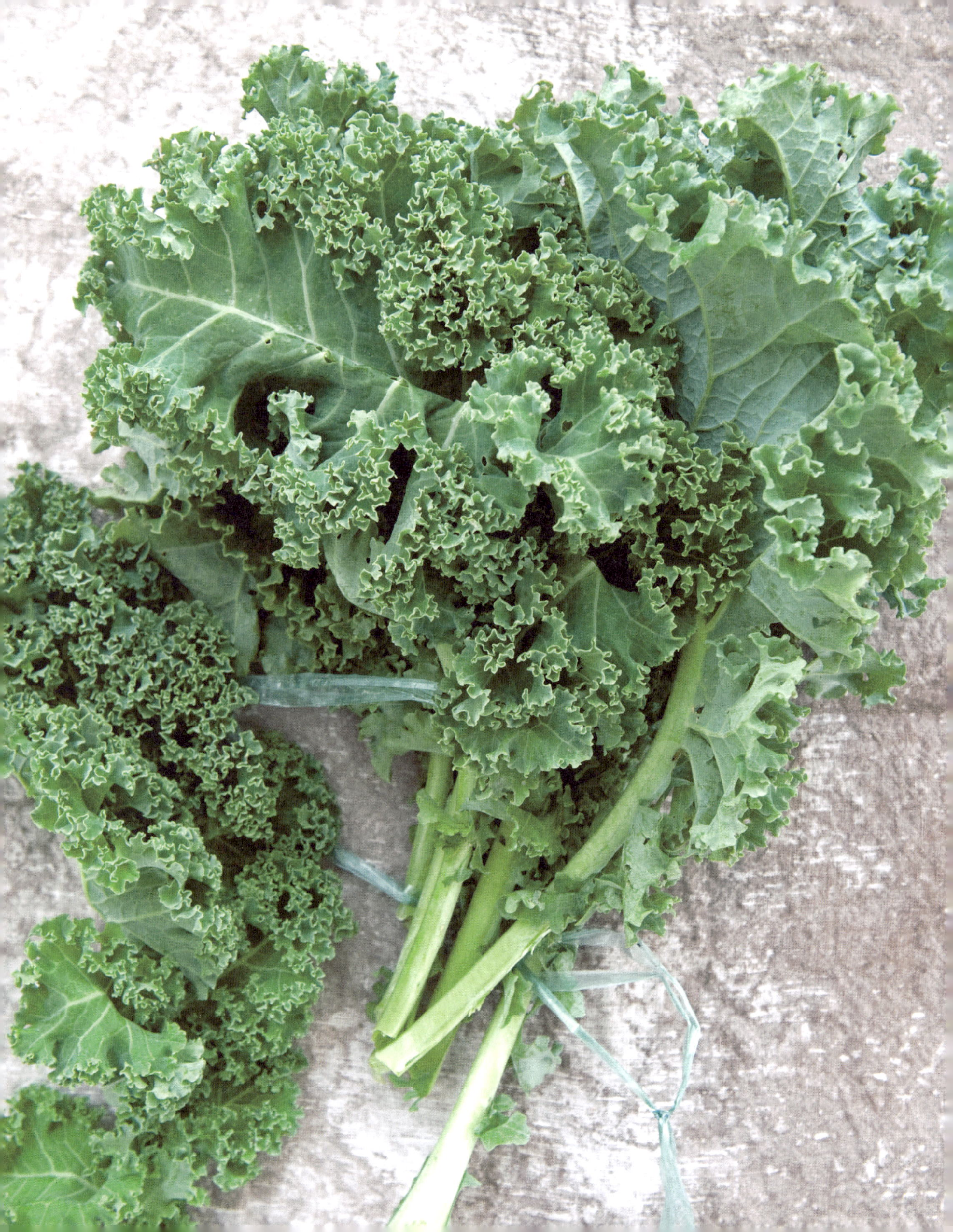

LE PRINCIPE
DU RÉGIME

Notre régime se construit sur une semaine. Il comprend 2 jours pendant lesquels l'alimentation ne doit pas dépasser 500 calories quotidiennes pour les femmes et 600 pour les hommes. Ces deux journées sont appelées jours « FAST » ou jours « de jeûne ». Elles ne se suivent pas forcément. Pendant les 5 autres journées, appelées jours « OFF » ou jours « non jeûnés », l'idée est de manger normalement.

Comment ça marche ?

Chaque semaine, pendant deux jours, qui ne se suivent pas forcément, l'apport de calories est rationné à 25 % de l'apport normal. Pour stabiliser son poids, une femme a besoin en moyenne de 2 000 calories par jour et un homme de 2 500. Par conséquent, pendant les jours de jeûne, une femme doit consommer au maximum 500 calories et un homme 600. Pourquoi 25 % ? De nombreuses études sur le jeûne total (absence de nourriture pendant 24 heures, voire plus) ou la restriction calorique (manger moins en permanence) montrent que la règle des 25 % est la quantité maximale de nourriture que l'on peut absorber sans perdre les bienfaits du jeûne. C'est le niveau à partir duquel les études menées sur les animaux démontrent des effets positifs sur la santé. Ensuite, les jours « OFF », il faut rester raisonnable tout en mangeant à sa faim et sans complexe et sans passer à 150 % !

UN RÉGIME SIMPLE

Des études montrent que de nombreux régimes sont difficiles à respecter parce qu'ils exigent un apport calorique limité au quotidien. C'est la raison pour laquelle il est si compliqué de perdre du poids de manière durable. Avec le jeûne intermittent, cet apport n'est limité que pendant 2 jours. Les autres jours, vous pouvez vous détendre et profiter de bons petits plats plus « riches » mais toujours sains et équilibrés.

UN RÉGIME FLEXIBLE

Vous pouvez choisir et planifier vos jours « FAST » en fonction de votre emploi du temps. Il n'est pas nécessaire de les enchaîner et il est même possible de les planifier à la dernière minute, en cas de changement de programme.

UN RÉGIME OÙ L'ON MANGE

Pas question de supprimer certains groupes d'aliments, de manger des aliments de régime ou des compléments alimentaires onéreux. Au fil du temps, les jours « OFF », vos repas deviendront naturellement moins gras et plus riches en légumes et en protéines. Nous pensons que pour bénéficier pleinement des bienfaits du jeûne intermittent, il vaut mieux faire des repas sains et équilibrés pendant les jours « OFF » aussi.
Pour notre part, disons que 80 % du temps, nous mangeons équilibré, le reste du temps, nous mangeons sans contrainte, pour le plaisir ! Chez nous, les aliments gras et trop sucrés ne passent pas souvent le pas de la porte et nous nous accordons plus de « décadence » lors des dîners entre copains, des fêtes et des vacances !
À vous de trouver la méthode et le rythme qui vous conviennent le mieux pour que la majorité de vos repas soient sains et riches en nutriments essentiels.
Une alimentation saine n'est pas une fin en soi, mais une voie à suivre. C'est juste une cible. L'accent doit être mis sur la santé plus que sur le poids. Des études montrent que les personnes qui adoptent ce point de vue gèrent mieux leur poids. Faites une liste des 5 raisons, autres que le poids, pour lesquelles vous aimeriez essayer le jeûne intermittent et gardez-les à portée de main. Alors ? Plus d'énergie, un teint éclatant ou encore un esprit plus affûté…

LES BIENFAITS DU JEUNE INTERMITTENT

Le régime 5/2 favorise la perte de poids, mais pas seulement. Il agit sur votre état de santé à plusieurs niveaux.

La perte de poids

La France se situe en 128e position dans le classement des pays en termes de surpoids. Si elle présente l'un des taux d'obésité les plus bas d'Europe, il n'en reste pas moins que 38,5 % des hommes et 26 % des femmes sont en surpoids ou obèses, et ces statistiques sont vouées à s'amplifier. L'une des principales motivations du jeûne intermittent est la perte de poids.

1 - Une restriction énergétique à 500 ou à 600 calories quotidiennes deux fois par semaine (avec une alimentation normale pendant les 5 autres jours) revient à consommer 3 000 calories de moins par semaine. Sachant qu'un kilo de graisse a une valeur énergétique d'environ 7 000 calories, il est possible de perdre 0,5 kg par semaine. La bonne nouvelle, c'est que beaucoup de personnes perdent encore plus de poids. Il est recommandé de pratiquer le jeûne intermittent dans la durée, car il semble pousser le corps à « brûler des graisses » encore plus efficacement. Après un mois, la perte de poids moyenne tourne autour de 3 kg pour les femmes, et jusqu'à 5 kg pour les hommes. Par ailleurs, le jeûne intermittent augmente la production d'un tout petit gène appelé SIRT1 qui contribue à accélérer la perte de poids en limitant le stockage de graisses et en activant le métabolisme lipidique.

2 - Autre effet du jeûne intermittent : le corps se réhabitue à se contenter de plus petites portions, ce qui permet de prendre conscience de ce dont on a réellement besoin pour se nourrir ! Vous pouvez aussi devenir un expert en comptage de calories, ce qui vous sera utile pendant les jours non jeûnés.

3 - D'autres personnes nous ont signalé que le jeûne intermittent permet d'éprouver une « sensation de faim » sans pour autant être affamé et réagir immédiatement à ses symptômes en mangeant. Dans le milieu obésogène dans lequel nous vivons, la nourriture est omniprésente. Le jeûne intermittent vous conditionne pour supporter cette sensation de faim à court terme en attendant le prochain repas.

4 - On a pu observer que notre concept de recettes « Super 500 » permet de ne pas mettre le corps en carence pendant le jeûne. Ainsi le corps ne se venge pas ensuite en stockant les aliments plus « riches ».

L'amélioration des marqueurs de la santé

1 - Les études menées sur les animaux indiquent qu'une réduction calorique entraîne une légère « tension » des cellules et du corps en général. Cette tension semble aider les cellules à mieux se protéger contre les lésions et l'usure. Le jeûne intermittent favorise un processus appelé « autophagie », qui rend les cellules capables de se réparer d'elles-mêmes et de se débarrasser plus efficacement des éventuelles toxines.

2 - Les recherches ont démontré que ce processus contribue à réduire les inflammations. Les inflammations concernent un certain nombre d'affections comme la dégénérescence cérébrale, le diabète de type 2, les maladies cardiovasculaires, le cancer et d'autres pathologies liées au vieillissement. Il semblerait que le jeûne intermittent réduise les marqueurs inflammatoires, notamment en améliorant la façon dont le corps régule son niveau de glycémie, grâce à une meilleure réponse des cellules à l'insuline.

3 - Des études ont montré que le jeûne intermittent contribue à faire baisser le taux de cholestérol.

4 - Si votre but est vraiment d'optimiser et d'améliorer certains de ces marqueurs de la santé, vous devez aussi faire attention à votre alimentation pendant les jours non jeûnés. Sans aller jusqu'à compter les calories, il faut essayer de manger aussi sainement que possible.

La lutte contre le vieillissement

Quand on parle de lutte contre le vieillissement, on pense généralement aux cosmétiques chasseurs de rides qui donneraient un teint éclatant, voire au botox et à la chirurgie esthétique.

Sans vouloir jouer les oiseaux de mauvaise augure, nous devrions aussi nous préoccuper de notre cerveau et des risques de sénilité ou d'autres maladies similaires liées au vieillissement.

Les études montrent que le jeûne intermittent tend à stimuler le fonctionnement cérébral et à réduire le risque de blessures ou de maladies. Il stimule la production de facteurs de protection qui améliorent la fonction neuronale et aide le cerveau à résister au vieillissement et à préserver son fonctionnement. D'après les études menées sur les animaux, il protège les neurones contre les maladies d'Alzheimer, de Parkinson et de Huntington et contre les AVC. Revenons sur le point le plus visible du vieillissement : la peau. Plus elle vieillit, plus elle est sensible aux dommages causés par des toxines internes ou externes. Le jeûne intermittent aide les cellules à se réparer et à se renouveler plus rapidement. Il augmente la production d'une hormone appelée « hormone somatrope » (ou STH) qui contribue à consolider la fonction cutanée, la force musculaire, les tendons, les ligaments et les os. L'hormone somatrope améliore également la fonction cutanée en atténuant les rides et les ridules.

À qui le jeune intermittent est-il déconseillé ?

Bien que nous adhérions pleinement au principe du jeûne intermittent, il est important de souligner que ce régime est déconseillé à certains groupes de personnes pour diverses raisons.
- Les enfants et les adolescents.
- Les personnes souffrant d'une maladie comme le diabète ou d'autres problèmes liés au contrôle de la glycémie.
- Les personnes souffrant de troubles digestifs comme une colopathie fonctionnelle, une maladie de Crohn ou une colite ulcéreuse.
- Les personnes souffrant de dépression ou de stress chronique ou les personnes de nature anxieuse.
- Les personnes ayant présenté des signes de troubles alimentaires.
- Les personnes prenant certains médicaments, notamment des traitements antidiabétiques ou des bêtabloquants.
- Les femmes enceintes ou allaitantes.
- Les athlètes et/ou sportifs de haut niveau.
- Les obèses.

En cas de doute, nous vous recommandons de vous renseigner auprès de votre médecin. Et si vous ne pratiquez pas les jours « FAST », vous pourrez toujours apprécier nos délicieuses recettes et idées de menus pour les 5 jours « OFF ».

(Réf. : Meal size and frequency affect neuronal plasticity and vulnerability to disease: cellular and molecular mechanisms. Mattson MP, Duan W, Guo Z.) J Neurochem. 2003 Feb;84(3):417-31.

.... Le saviez vous ? ....

Le corps produit deux hormones pour réguler le taux de sucre dans le sang. Le niveau de glycémie doit être rigoureusement contrôlé puisqu'en cas de taux anormalement élevé, le sucre peut être à l'origine de dommages sur les organes et les cellules du corps. L'insuline est une hormone libérée en réponse à un niveau de glycémie élevé. Elle contribue à faire passer le sucre (glucose) de la circulation sanguine vers les cellules, où il est stocké ou utilisé comme énergie. Le glucagon est au contraire une hormone libérée en réponse à un niveau de glycémie faible. Il contribue à faire passer le sucre stocké dans les cellules vers la circulation sanguine.

Vous êtes perdu(e) ? Pour faire simple : l'insuline favorise le stockage des graisses tandis que le glucagon contribue à les « brûler ». Le jeûne intermittent aide les cellules à répondre de manière plus efficace à l'insuline, pour éviter qu'elle ne soit libérée en trop grande quantité. Le jeûne intermittent vous aide donc à brûler des graisses !

LA STRUCTURE DES JOURS FAST

*Les jours « FAST » sont les jours de restriction calorique.
Ils ne sont pas pour autant à redouter !
En apprenant à comprendre les aliments et ce qu'ils vous apportent, vous vivrez sereinement ces journées.*

Qu'est-ce qu'une calorie ?

Une calorie est la mesure de l'énergie présente dans les aliments et les boissons. Soit nous utilisons ces calories pour fournir de l'énergie à notre corps, soit nous stockons l'énergie pour l'utiliser ultérieurement. Les calories des différents groupes d'aliments et d'alcools sont comptées de la manière suivante :

1 g de lipides = 9 calories
1 g de protéines = 4 calories
1 g de glucides = 4 calories
1 g d'alcool = 7 calories

Les lipides sont les aliments les plus caloriques, suivis par l'alcool !

Quand faut-il manger ?

Pendant les jours « FAST », l'apport calorique est limité à 500 calories par jour pour les femmes, 600 pour les hommes. L'avantage du jeûne intermittent, c'est que vous structurez vos jours de jeûne à votre façon. Vous pouvez choisir de prendre un petit déjeuner, puis un en-cas le midi et un dîner léger ou bien de sauter un repas et de répartir les calories entre le déjeuner et le dîner ou entre le petit déjeuner et le dîner. Vous pouvez aussi essayer de ne faire qu'un seul repas par jour, mais nous vous conseillons de ne tenter cette option qu'une fois que vous aurez pris l'habitude du jeûne intermittent.
Nos suggestions de menus pour les jours « FAST » se basent sur 2 repas par jour, le déjeuner et le dîner, pour les raisons suivantes :
- Le petit déjeuner a tendance à ouvrir l'appétit (en tout cas pour nous !).
- C'est sans doute le repas le plus facile à sauter.
- Le jeûne dure ainsi naturellement plus longtemps, d'où une plus grande quantité de graisses brûlées. Si vous terminez le dîner vers 21 h la veille au soir et ne mangez pas avant 13 h le lendemain, cela représente un jeûne de 16 heures.

Est-il vraiment sain de sauter le petit déjeuner ?

Les études passées ont montré que les personnes qui prennent un petit déjeuner ont tendance à avoir des habitudes alimentaires plus saines que celles qui sautent le petit déjeuner. C'est pourquoi on recommande généralement de ne « jamais sauter le petit déjeuner ». Nous savons désormais que ce n'est pas nécessairement le fait de manger un petit déjeuner qui garantit une meilleure santé.

Est-ce que les deux jours de jeûne doivent se suivre ?

Les deux jours de jeûne intermittent ne doivent pas forcément se suivre. Nous conseillons (pour les plus téméraires) de pratiquer le jeûne intermittent deux jours non consécutifs pendant les 2 premières semaines, puis deux jours consécutifs pendant les 2 dernières semaines. La différence n'est pas forcément visible au niveau de la perte de poids, mais cela permet d'en finir plus rapidement avec les jours de jeûne. D'autre part, pour certains, il est plus facile de poursuivre le jeûne une fois débuté. Il faut habituer son corps au jeûne – pour certains, c'est difficile, mais après 3 à 4 jours, le corps s'habitue à avoir faim sans être affamé. On peut vraiment vivre avec sans problème, et après quelques semaines de pratique, ce n'est plus une difficulté, c'est une hygiène de vie.

Que faut-il manger ?

LA QUALITÉ ET LA QUANTITÉ

Pendant les jours « FAST », chaque calorie compte. Il faut vraiment avoir conscience des quantités de nourriture que vous consommez. Nous recommandons de manger des aliments de bonne qualité pendant les jours « FAST ». Vous pouvez bien sûr utiliser votre apport recommandé de calories en mangeant quelques carrés de chocolat, mais cela ne vous apportera pas les nutriments nécessaires pour vous aider à gérer votre faim. Pour gérer simplement vos jours « FAST », nous vous suggérons d'équilibrer vos repas avec des protéines, des glucides non raffinés et beaucoup de légumes.

LES PROTÉINES

Les aliments protéiques ont un index glycémique[1] bas, et sont donc digérés lentement. Ils vous aident ainsi à vous sentir rassasié. Il est essentiel d'en consommer une quantité suffisante lors des jours « FAST ». Les aliments riches en protéines et faibles en calories incluent le poisson blanc, les crustacés, les œufs et la volaille. Les légumes secs en petites quantités sont également une bonne source de protéines contenant peu de matières grasses.

LES FÉCULENTS

Les féculents (céréales, pommes de terre, riz, pâtes…) sont riches en glucides. Nous vous conseillons surtout les céréales complètes qui contiennent plus de fibres que les céréales raffinées (blanches) et une charge glycémique (GL) plus basse. Elles sont une source d'énergie durable.

LES FRUITS ET LES LÉGUMES

Les légumes sont généralement faibles en calories, ils peuvent être consommés en grande quantité pour étoffer les repas. Ils apportent de nombreux minéraux et vitamines ainsi que des fibres, qui ralentissent le transit. L'énergie est ainsi libérée de manière régulière. Les fruits contiennent plus de calories : vous pouvez en consommer les jours « FAST » mais en gardant la notion des quantités.

LES LIPIDES

Nous n'avons rien contre les « bonnes » graisses, dont de nombreux processus et fonctions du corps ont besoin. D'après des recherches, nous devrions manger plus d'acides gras oméga-3 (présents dans les poissons gras, les noix et les graines) et d'acides gras mono saturés (présents dans l'huile d'olive et l'avocat). Ces lipides s'intègrent sans problème aux repas des 5 jours non jeûnés, mais doivent être consommés en très faible quantité pendant les jours « FAST ». Par exemple, une cuillerée à café d'huile végétale représente environ 45 calories tandis que 15 g de noix « coûtent » 100 calories !

LES BOISSONS

Nous vous conseillons d'éviter toute consommation d'alcool pendant les jours « FAST » pour laisser votre foie se reposer. L'alcool est une source de calories vides. Or le but est d'optimiser l'apport de nutriments pendant les jours de jeûne. Un verre de vin de 120 ml contient environ 90 calories. Une petite canette de bière en contient environ 155. Gardez plutôt ces calories pour les jours non jeûnés. Vous pouvez boire autant d'eau, de thé, de tisanes que vous le souhaitez pendant les jours « FAST », sans sucre ni lait. Nous recommandons de limiter la caféine, en ne dépassant pas 4 tasses de café par jour. Les gens ont tendance à boire plus de café pendant les jours « FAST » pour apaiser leur faim et compenser leur baisse d'énergie. Le problème est que la caféine agit davantage sur un estomac vide, entraînant des palpitations ou d'autres symptômes chez les personnes sensibles. Nous déconseillons également les boissons allégées : nous n'aimons pas les ingrédients artificiels qu'elles renferment. L'eau reste toujours la boisson la plus saine et la moins chère ! Pourquoi ne pas parfumer votre eau naturellement avec des feuilles de menthe, de verveine ou des rondelles de citron ?

DES REPAS SAVOUREUX

Dans nos recettes, nous utilisons des ingrédients pauvres en calories comme les herbes fraîches, les zestes d'agrume et les épices, qui apportent du goût, car des recettes savoureuses permettent de bien vivre les jours de jeûne. Nous favorisons les modes de cuisson qui préservent au mieux les vitamines et les minéraux.

1 *L'index glycémique mesure la rapidité de digestion des aliments. Un index bas indique que l'aliment sera digéré lentement.*

mémo calories

100 CALORIES de protéines crues	**100 CALORIES** de céréales crues	**100 CALORIES** de fruits et légumes crus
100 g de blanc de poulet	30 g de riz	700 g de légumes à feuilles vertes
60 g de bœuf maigre	25 g de quinoa	200 g de carottes
120 g de poisson blanc	40 g de pain	500 g de tomates cerises
30 g de lentilles	25 g de pâtes	1 banane de taille moyenne
15 g d'amandes	30 g de vermicelles de riz	200 g de fruits rouges

Exemple d'association pour les jours « FAST » avec deux repas :
Repas 1 = 100 g de poulet + 30 g de riz + 1 grosse salade
Repas 2 = 25 g de quinoa + des légumes variés + 15 g de noix

conseils pour les jours FAST

Planifiez vos repas

- Tâchez de manger des aliments sains, nourrissants, plaisants et dotés d'une valeur nutritive maximale pour vous sentir rassasié. Privilégiez les protéines, les légumes et les céréales non raffinées.
- Évitez les « calories vides » : l'alcool et les aliments industriels ou sucrés sont pauvres en nutriments et en fibres, ils sont trop vite assimilés. Vous ressentez donc la faim plus rapidement.
- Évitez les plats préparés prêts à déguster, en particulier les plats allégés qui cachent souvent beaucoup de glucides raffinés et de sel. Essayez plutôt nos recettes « Super 500 » quotidiennes et pratiques !
- Si vous n'avez vraiment pas le temps ou l'envie de cuisiner, achetez un sachet de riz déjà cuit, quelques crevettes ou des pois chiches et de la salade – un vrai « FAST » gourmand (vous trouverez toutes les indications de calories sur les paquets).
- Mangez de vrais aliments frais. Puisque chaque calorie compte, utilisez-les dans le cadre de repas frais, appétissants et savoureux au lieu de plats préparés, de substituts de repas ou de boissons hyperprotéinées.

Hydratez-vous. C'est un point important : en effet, comme votre alimentation est limitée pendant les jours « FAST », la quantité d'eau apportée par les aliments est réduite. Votre corps peut également confondre la faim et la soif. Prenez un verre d'eau à chaque repas et dès que vous sentez la faim venir.

Trouvez le bon rythme. L'avantage du jeûne intermittent, c'est sa flexibilité, alors profitez-en.

Vous avez faim ?

- Essayez de boire un verre d'eau puis attendez 20 minutes. Votre corps peut parfois confondre la faim et la soif.
- Distrayez-vous : faites une promenade, retournez travailler, discutez avec un ami, lisez un magazine.
- Sachez reconnaître la faim et dites-vous qu'elle va finir par passer. Vous n'allez pas mourir de faim parce que vous attendez une heure ou deux avant de manger.
- Accordez-vous un petit en-cas – par exemple, 15 g de noix crues et une barquette de fruits rouges frais. Vous pouvez alors soit ajuster les autres repas pour prendre en compte cet en-cas, soit faire un jour de jeûne avec un peu plus de calories (cet en-cas ajoutera environ 120 calories à votre apport journalier).

Un jour ou l'autre, vous allez avoir du mal à jeûner : inversez tout simplement les jours et repoussez votre jeûne à plus tard. Il est plus facile de jeûner un jour où vous travaillez ou êtes occupé qu'un jour passé à la maison ou en famille. Nous avons constaté que le lundi et le jeudi étaient les meilleurs jours pour nous.

Essayez de penser à autre chose qu'à la nourriture pendant les jours de jeûne. Il ne faut surtout pas passer la journée entière à réfléchir à ce que vous allez manger le lendemain ! Profitez à la fois des jours « FAST » et des jours « OFF ».

La première semaine de jeûne intermittent est souvent la plus difficile. Dès la deuxième semaine, c'est plus facile. Choisissez bien vos jours la première semaine et faites en sorte d'être occupé tout au long de ces journées.

Vous avez du mal à trouver le sommeil le soir des jours « FAST » ?

Nous avons constaté que l'association de protéines et de légumes lors du repas du soir pouvait perturber le sommeil. Ce problème semble être résolu par l'apport de glucides non raffinés en petite quantité (riz complet ou quinoa). En effet, les glucides stimulent l'assimilation de certaines protéines qui servent à fabriquer de la sérotonine, un neurotransmetteur qui tend à favoriser le cycle du sommeil.

Au début, pesez les ingrédients jusqu'à ce que vous ayez une meilleure notion de la taille d'une portion.

Que faire si vous avez du mal à gérer un jour « FAST » ?

Nous avons déjà précisé que le jeûne intermittent est déconseillé à certaines personnes. Si vous ressentez de forts maux de têtes, une fatigue excessive ou si vous vous sentez faible ou irritable pendant les jours « FAST », nous vous conseillons d'arrêter de jeûner. Certaines personnes, notamment celles qui grignotent beaucoup au fil de la journée, peuvent avoir du mal à se restreindre à deux petits repas. Nous vous suggérons de commencer par un mois de préparation, à l'aide de nos menus élaborés pour les jours « OFF », afin de vous habituer à ne manger que 3 repas équilibrés par jour. Nos repas contiennent des glucides à libération lente et des protéines saines qui vous permettront de vous sentir rassasié. Quand vous vous sentirez prêt, vous pourrez alors commencer le programme de jeûne.

LES REPAS DES JOURS FAST

Les jours « FAST », vous avez le droit à 500 calories. À vous de les répartir comme vous le souhaitez sur la journée.

Le concept « Super 500 »

Notre expérience personnelle ne fait que confirmer la difficulté de préparer des repas équilibrés pendant les jours « FAST ». Nous n'avons pas le temps ni l'envie de passer des heures en cuisine pendant les jours de jeûne, d'autant plus que cela nous inciterait à grignoter. Nous avons ainsi mis en place un régime unique appelé « Super 500 » qui prévoit deux repas par jour de jeûne. L'avantage est qu'il suffit de cuisiner une fois une recette à 500 calories, puis de diviser la « marmite » en deux portions égales ou pas, que vous mangerez quand vous le voulez. Nous avons cherché à rendre ces repas aussi rassasiants et savoureux que possible : vous ne réaliserez peut-être même pas qu'il s'agit d'un jour de jeûne ! Cette méthode permet de minimiser les tentations.

Les recettes « Super 500 »

Vous trouverez dans ce livre 30 recettes « Super 500 » à choisir en fonction de la saison mais aussi de ce dont vous disposez dans votre réfrigérateur. Le nombre de calories de ces recettes a été soigneusement étudié de façon à apporter un maximum de goût et de nutriments tout en rationnant l'apport calorique (500 pour les femmes, 600 pour les hommes). Pour certaines recettes, nous avons imaginé des ingrédients supplémentaires à ajouter au second repas pour apporter un maximum de variété dans la journée.
Ces repas de saison sont frais et faciles à préparer. Nous avons utilisé :
- des céréales complètes comme le quinoa et le riz noir : elles apportent une bonne dose de fibres dont la digestion est lente et procure une sensation de satiété pendant plus longtemps ;
- des protéines de haute qualité et à faible teneur en gras telles que le poulet, le poisson, les haricots et les lentilles, qui fournissent des nutriments essentiels tout en comportant un nombre raisonnable de calories ;
- de bonnes graisses, sous forme de noix, de graines ou d'huile.
- de nombreux légumes frais, qui apportent des vitamines et les minéraux essentiels mais aussi de la couleur, de la texture et du goût.

Ces repas permettent d'optimiser la consommation de nutriments essentiels et de se sentir en pleine forme. Ils permettent aussi au corps et à l'esprit de s'habituer à manger moins pour les jours « OFF ».

Remarque : vous pouvez aussi préparer les recettes « Super 500 » en plus grosses quantités pour les jours non jeûnés !

Le petit déjeuner

Pendant les jours « FAST », la plupart des personnes préfèrent sauter le petit déjeuner et garder leur quota de calories pour un déjeuner et un dîner légers. Cette pratique a l'avantage d'allonger la durée du jeûne. Si toutefois vous souhaitiez le maintenir, c'est tout à fait possible.
Suggestions de petit déjeuner pour les jours « FAST » (environ 100 calories) :
- 100 g de fruits rouges + 100 g de yaourt nature allégé (pour ceux qui ne peuvent pas se passer de laitage) ;
- 1 œuf moyen (dur ou cuit sans apport de graisse) + une salade tomates-roquette ou des légumes émincés ;
- 200 g de fruits frais en salade (évitez les ananas, les bananes et le raisin) ;
- 15 g de noix mélangées (amandes, noisettes, noix, noix de macadamia, pignons…).

D'autres possibilités s'offrent à vous si vous prévoyez un petit déjeuner plus consistant (environ 200 calories) et donc si vous préférez sauter un autre repas :
- 1 omelette aux légumes variés (2 œufs) + quelques feuilles de salade ;
- 30 g de céréales à faible teneur en sucre (de type All Bran) + 100 ml de lait écrémé + 1 petite pomme coupée en quartiers ;
- 1 tranche (30 g) de pain de mie complet + 1 tranche (30 g) de fromage moyennement gras + 40 g de tomates cerises.

Conseil : les fruits rouges sont des fruits à faible teneur en sucre, mais riches en antioxydants comme les anthocyanidines. Hors saison, vous pouvez utiliser des fruits rouges surgelés.

Le déjeuner et le dîner : les recettes au choix

Nous avons également conçu une trentaine de recettes savoureuses allant de 100 à 300 calories pour que vous puissiez avoir le choix ! Vous pouvez constituer vous-même votre journée « FAST » en fonction de vos envies, du marché, de la saison, de votre réfrigérateur mais aussi de la personne avec qui vous allez partager votre repas.

LES RÈGLES D'OR DES JOURS « OFF »

01

Pour déjeuner et dîner prenez des repas équilibrés qui contiennent des glucides non raffinés (céréales complètes), des protéines et des légumes.

Les proportions des différents groupes d'aliments que nous devons consommer font l'objet de nombreuses discussions. En règle générale, nous pensons qu'il faut se rapprocher des proportions suivantes à chaque repas : 25 % de protéines + 25 % de céréales complètes + 50 % de fruits et légumes. Mangez des céréales complètes autant que possible et limitez les grains raffinés (riz et pain blancs). Privilégiez le poisson, la volaille, les haricots et les noix. Limitez la viande rouge à 2-3 fois par semaine. Limitez aussi les lardons, les saucisses, la charcuterie… Ils contiennent beaucoup trop de matières grasses saturées et de sel.

02

Prenez une petite portion de protéines avec votre petit déjeuner (yaourt, noix, fromage).

Les études montrent bien que les petits déjeuners qui contiennent un peu de protéines sont une source d'énergie durable pour le matin et évitent le grignotage ! Ce qui peut être source de protéines pour le petit déjeuner : les laitages, les graines, les noix, le jambon blanc.

03

Mangez plus de 5 légumes et fruits par jour, 5 est le minimum !

On nous dit de manger au moins 5 fruits et légumes par jour. Nous conseillons même d'aller jusqu'à 4 ou 5 parts de légumes et 2 ou 3 de fruits par jour. Pourquoi plus de légumes que de fruits ? Les légumes sont légèrement plus riches en nutriments, mais contiennent surtout moins de sucre. Il faut essayer de varier les aliments au maximum de façon à disposer d'un apport de nutriments optimal. Les pommes de terre et les frites ne comptent pas comme un légume ! On les place dans la catégorie des féculents. Pour info, une portion représente approximativement 80 g.

04

Mangez du « bon gras ».

Les lipides sont essentiels pour la santé. Ils servent à fabriquer les hormones, les neurotransmetteurs et à maintenir nos cellules en bonne santé. Les régimes très faibles en lipides ne sont pas sains. Nous pensons qu'il est préférable de manger de vrais aliments, contenant naturellement peu de graisses.
Par exemple : qu'est-ce qui fait la différence entre un yaourt à 0 % et un yaourt au lait entier ?
À 0 % = 40 calories - au lait entier = 61 calories et 3 g de lipides, mais le goût du yaourt au lait entier est tellement meilleur !
Cependant, si vous ne pouvez pas vous passer de produits laitiers les jours « FAST », prenez des produits « light », pour ne pas charger en calories. À titre exceptionnel, c'est envisageable.
Nous privilégions le beurre et les matières grasses mono saturées comme l'huile d'olive pour la cuisson ou l'assaisonnement.
Les précieux acides gras oméga-3 sont apportés par les deux portions de poisson gras par semaine et la ration quotidienne de noix et de graines.
Les menus proposés dans ce livre contiennent peu de graisses saturées car ils sont limités en viande rouge et en produits laitiers.
Les lipides à éviter absolument sont les acides gras trans et hydrogénés. De nombreuses études font le lien entre ces lipides et une augmentation des risques de problèmes de santé comme les inflammations, les cancers et même la stérilité. Les acides gras trans et hydrogénés sont des huiles solides obtenues artificiellement à partir d'huiles végétales. Ils sont parfois présents dans les plats cuisinés et les aliments industriels. Lisez bien les étiquettes ! Les graisses oxydées se forment lorsque les huiles sont chauffées à une température trop élevée. Cela endommage l'huile et modifie sa structure pour la transformer en un composé susceptible d'entraîner des inflammations.

05

Hydratez-vous. L'eau est vraiment la meilleure boisson pour la santé.

Vous pouvez boire de l'eau à volonté. Pour le café et le thé, bonne nouvelle, des études récentes ont montré qu'ils étaient vraiment bons pour la santé, surtout si l'on n'ajoute pas de sucre. Ils contiennent des composés phyto-chimiques appelés polyphénols et d'autres substances qui contribuent potentiellement à améliorer la santé. Cela étant, une quantité élevée de caféine peut faire augmenter la tension artérielle et entraîner des insomnies chez les individus les plus sensibles. Il faut avoir conscience de ses limites !

06

Attention aux sucres ! Limitez les desserts et gâteaux à deux fois par semaine.

Tout le monde sait que le gras n'est pas bon mais on oublie trop souvent que le sucre peut être un vrai « poison ». Trop de sucre augmente le risque de surpoids, de diabète de type 2 et de problèmes dentaires. Le sucre est très pauvre en apports nutritionnels. Regardez bien les étiquettes : sous le taux de glucides, il est indiqué « dont sucres... ». Si un aliment contient plus de 10% de sucre, c'est fortement sucré !

07

Essayez de ne pas manger en dehors des repas.

En consommant des repas bien équilibrés, on évite le grignotage. Le risque du grignotage est de consommer des aliments qui ne sont pas bons pour la santé. Et on oublie à la fin de la journée tout ce qu'on a pu grignoter ! La recommandation est de rester sur 2 ou 3 repas (certaines personnes ne prenant pas de petit déjeuner) + 1 collation si nécessaire dans l'après-midi.

08

Limitez l'alcool à un maximum de 6 verres de vin et/ou de bière par semaine (1 verre = 12,5 cl).

Les recommandations actuelles en matière de consommation d'alcool indiquent un maximum de 14 unités par semaine pour les femmes et 21 pour les hommes. Il est aussi conseillé de ne pas boire d'alcool pendant 1 ou 2 jours par semaine pour laisser son foie récupérer.
Nous vous avons déjà suggéré de ne pas boire d'alcool pendant les jours « FAST ». Pendant les jours « OFF », pour rester raisonnable, la consommation d'alcool ne doit pas dépasser 2 à 3 unités pour les femmes et 3 à 4 unités pour les hommes.

Qu'est-ce qu'une unité d'alcool ?

Une unité d'alcool correspond à 10 ml (1 cl) d'alcool pur par volume, soit 8 g en poids.
Par exemple, une unité d'alcool équivaut environ à :
- 233 ml de bière
- 25 ml de spiritueux (à 40 °)
- 125 ml de vin (à 12 °)

Et n'oubliez pas le plus important : appréciez ce que vous mangez ! Une bonne alimentation est à la fois un plaisir et un privilège. Les repas doivent être appréciés et savourés ! Vous ne pourrez peut-être pas toujours manger selon les « règles » à chaque repas ou chaque jour. Essayez de viser un équilibre au cours de la semaine, vos repas ne doivent pas devenir une corvée ou une source de culpabilité. Manger est un plaisir ! Et manger sans complexe est un grand pas vers le « mieux être ».

01

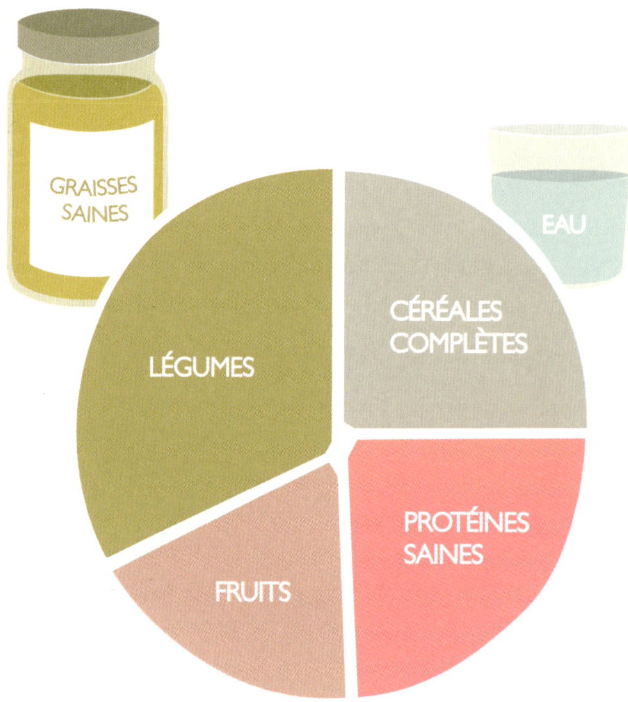

Pour déjeuner et dîner prenez des repas équilibrés qui contiennent des glucides non raffinés (céréales complètes), des protéines et des légumes.

CONSEILS POUR LES JOURS « OFF »

Un exemple de journée à 2 000 calories

Petit déjeuner :
Toast de pain complet, salade de fruits, yaourt nature et thé/café.
Déjeuner :
Salade de pois chiches (voir page 162), salade verte aux herbes (voir page 111), fromage et pain. Un verre de vin. Dessert.
Goûter :
1 fruit et 15 g de noix.
Dîner :
Soupe énergisante (voir page 152). Tartare de lieu jaune (voir page 172).

N'oubliez pas de surveiller la qualité et la quantité de ce que vous consommez pendant les jours « OFF ».

Remarque sur les produits laitiers

Le lait, les yaourts et le fromage sont des sources importantes de calcium. Nous recommandons 1 à 3 portions par jour. Le fromage, riche en lipides, doit être consommé en quantité modérée. Nous préférons les yaourts nature aux yaourts aux fruits, trop sucrés. Il vaut mieux sucrer soi-même son yaourt avec des fruits frais ou un soupçon de miel.
Nous ne recommandons pas les produits laitiers à 0 % de matières grasses, en particulier pendant les jours « OFF ». Dans les produits laitiers, les graisses donnent de la saveur, renforcent le sentiment de satiété et contiennent de précieuses vitamines A et D liposolubles.

Suggestions de desserts « sains »

Les desserts peuvent-ils être sains ? Oui, oui et oui ! Certes, les gâteaux ou autres desserts très sucrés doivent être limités à 1 ou à 2 fois par semaine, mais vous pouvez savourer des desserts à base de fruits pendant les jours non jeûnés, comme par exemple :
Yaourt à la grecque, fruit frais et noix
Gratin de fruits cuits (les abricots et les prunes s'y prêtent à merveille)
Salade de fruits
Compote, crumble…
Parmi les desserts réservés aux occasions particulières, on peut citer notamment la mousse au chocolat (le chocolat noir est une source importante de magnésium et de flavonols, une substance phyto-chimique antioxydante qui protège les cellules).
Nous sommes aussi friandes de crumbles, avec toutes sortes de pâtes, notamment aux flocons d'avoine et à la farine de châtaigne.
Nos conseils ?
- Utilisez de la farine complète pour réaliser vos gâteaux.
- Dans de nombreux desserts, la quantité de sucre peut être réduite de moitié sans modifier ni le goût, ni la texture.

Les bienfaits du régime méditerranéen associé au jeûne intermittent

Pour optimiser les autres bienfaits sur la santé tels que le contrôle de la glycémie, du cholestérol et de la tension artérielle, nous vous recommandons de suivre un régime alimentaire de type méditerranéen. Il inclut beaucoup de fruits et légumes, des protéines pauvres en matières grasses saturées, des noix, des légumes secs, des graines et des céréales complètes. Il comprend également des bonnes graisses (huile d'olive) et des acides gras oméga-3, tout en limitant les graisses saturées présentes dans la viande rouge et surtout dans les produits industriels (comme les gâteaux et desserts).

Les études montrent que ce type de régime réduit efficacement les risques de maladie cardiovasculaire et de dégénérescence cérébrale. L'association du jeûne intermittent et d'un régime méditerranéen peut non seulement contribuer à perdre du poids mais aussi à réduire les risques de maladies ultérieures. N'est-ce pas un argument motivant ?

Le saviez vous ?

Notre système digestif est parfois appelé le « deuxième cerveau ». Il contient tout un réseau de neurones qui communiquent avec le système nerveux. Ces neurones et neurotransmetteurs envoient un message au cerveau 30 minutes après avoir mangé : « Je n'ai pas plus faim ! ». En mangeant plus doucement, le système digestif pourra dire au cerveau que vous avez assez mangé avant qu'il ne soit trop tard !

Question : combien de temps faut-il aux aliments pour atteindre l'estomac ? Réponse : 5 à 6 secondes une fois mâchés et avalés !

QUESTIONS
RÉPONSES

Le jeûne intermittent est-il mauvais pour la santé ?

Les dernières études montrent qu'un jeûne partiel entraîne des bienfaits sur la santé. Cette façon de manger est assez proche de celle de nos ancêtres. À l'époque, ils connaissaient des périodes de nourriture abondante et d'autres pendant lesquelles les aliments étaient rationnés. C'est pourquoi notre corps est fait pour supporter ce mode d'alimentation. La plupart d'entre nous mangent trop et trop souvent ! Il est important de maîtriser le jeûne de manière raisonnable en suivant le régime 5/2. Il faut aussi veiller à boire suffisamment d'eau. En cas de doute, parlez-en d'abord à votre médecin.

Pourquoi l'apport de calories est-il plafonné à 25 % maximum ?

C'est à partir de ce niveau que les études menées sur les animaux ont démontré des effets positifs sur la santé.

Pourquoi les hommes ont-ils le droit de manger plus que les femmes ?

Les hommes sont plus musclés que les femmes ; leur taux métabolique est donc légèrement supérieur. En moyenne, un homme a besoin de 2 500 calories par jour pour stabiliser son poids alors qu'une femme en a besoin de 2 000.

Dois-je vraiment respecter les 500/600 calories par jour ? Que se passe-t-il si je dépasse légèrement ?

Ce n'est pas la fin du monde si vous consommez 600 ou 700 calories pendant les jours « FAST », mais essayez de ne pas dépasser. Tout dépassement calorique aura un impact sur votre perte de poids, mais les études menées sur les animaux montrent quand même une amélioration des marqueurs de la santé avec une restriction calorique de 30 % seulement.

Puis-je ajouter du lait ou du sucre dans mon thé/café ?

Vous pouvez ajouter du lait ou du sucre dans votre café, mais n'oubliez pas de prendre ces calories en compte dans votre total quotidien. Pour des raisons de santé, nous vous conseillons de réduire votre consommation de sucre le plus possible ou de remplacer le sucre par un édulcorant naturel comme la stévia.

Puis-je décaler l'horaire des repas ?

L'avantage du régime 5/2 est une fois de plus sa flexibilité. Tant que vous ne dépassez pas les 500 calories par 24 heures, vous pouvez manger quand vous voulez. Certains préfèrent faire un seul repas dans la journée, tandis que d'autres choisissent de garder le petit déjeuner et le déjeuner mais de sauter le dîner. Pour obtenir les meilleurs résultats, nous vous suggérons d'essayer de respecter un jeûne complet de 16 heures d'affilée, donc de faire vos repas à moins de 8 heures d'écart, par exemple 13 h - 21 h ou encore 8 h - 16 h.

Pourquoi est-ce que je ne perds pas de poids avec ce régime ?

La raison la plus courante pour laquelle on ne perd pas de poids avec le régime 5/2 est une surcompensation pendant les jours non jeûnés. Nous insistons sur l'importance de faire des repas sains et équilibrés au cours des jours « OFF ». Il ne s'agit pas de compter les calories, mais de ne pas oublier qu'une forte consommation d'alcool associée à des aliments gras et sucrés risque de vous faire dépasser votre apport calorique journalier. Pendant ce régime, nous avons tenu un journal des aliments consommés, ce qui a été très utile pour garder notre objectif à l'esprit !

Puis-je adapter certaines recettes du livre ?

Bien sûr, vous pouvez adapter nos recettes. C'est pour cela que nous avons détaillé le nombre de calories de chaque ingrédient et ajouté des tableaux des calorie des aliments les plus consommés.

Puis-je faire du sport pendant les jours de jeûne ?

Vous pouvez faire du sport pendant les jours « FAST ». En fait, des études récentes montrent que l'activité physique à jeun (avant de manger) est plus efficace du point de vue de la perte de graisses. Comme toujours, démarrez doucement et arrêtez tout de suite si vous vous sentez faible ou pris de vertiges.

Dois-je prendre des vitamines ou des suppléments minéraux pendant les jours de jeûne ?

Les vitamines et minéraux dont nous avons besoin sont censés nous être apportés au fil de notre alimentation quotidienne, et non par le biais de compléments. Nous avons souhaité mettre un maximum de nutriments dans nos recettes pour les jours de jeûne, grâce aux céréales complètes, aux protéines et aux nombreux légumes. Nous avons également élaboré des suggestions de menus et des idées pour rendre les jours non jeûnés aussi nourrissants que possible. D'après nous, si vous suivez nos suggestions de menus, vous devriez avoir tous les nutriments dont vous avez besoin.

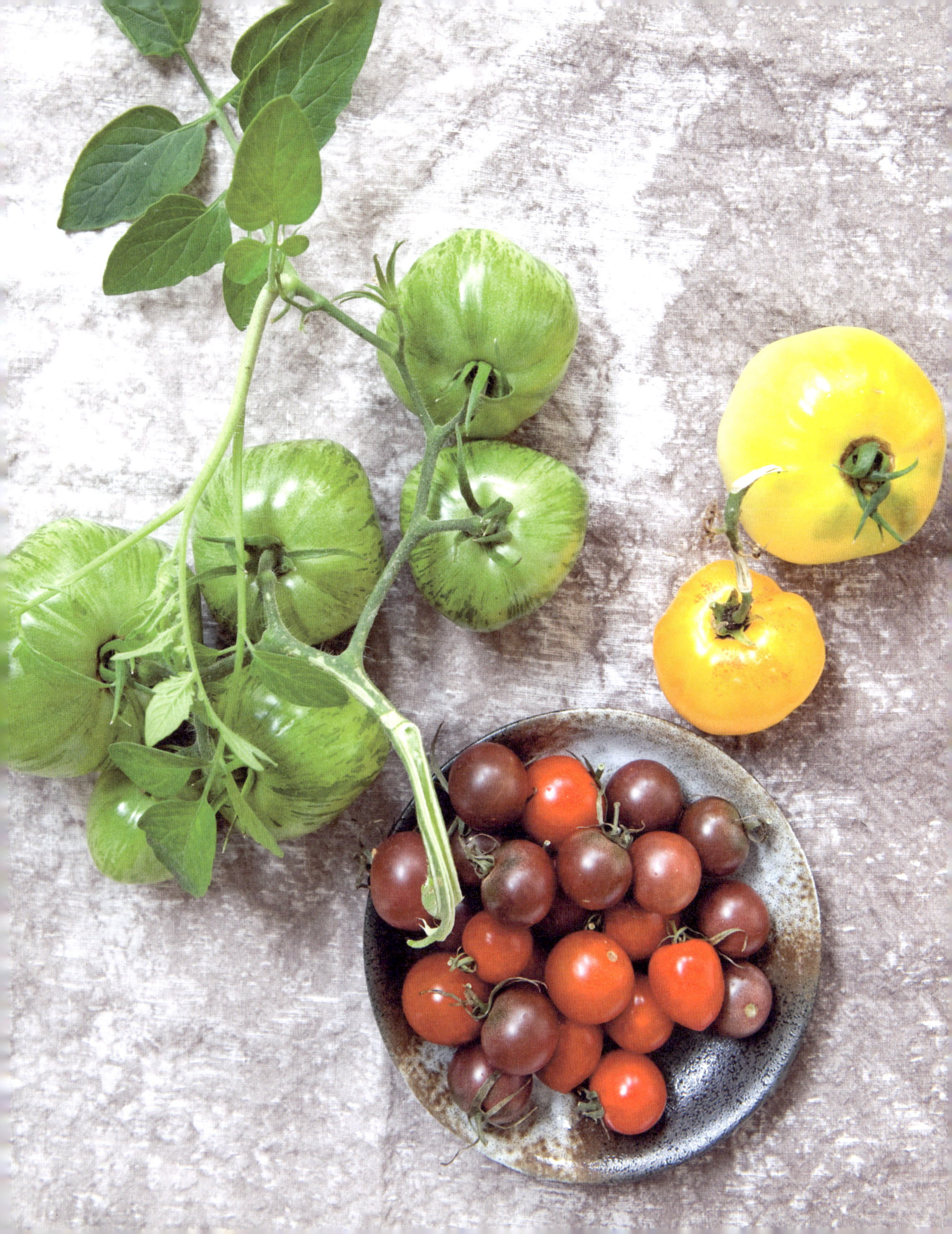

LE RÉGIME D'ENTRETIEN

Au début de ce régime, vos objectifs de perte de poids doivent être réalistes et concrets. Vous devez viser un poids santé que vous saurez stabiliser plutôt qu'un objectif irréaliste.

Au final, l'objectif est d'arriver à un indice de masse corporelle (IMC) normal, soit entre 18,5 et 25 pour les femmes comme pour les hommes.

L'IMC

L'indice de masse corporelle[1] (IMC) est un outil qui sert à calculer si le poids d'une personne est normal ou non. On l'obtient en divisant son poids en kilos par sa taille en mètres au carré.
Par exemple : Poids = 80 kg, Taille = 1,85 m
80 / (1,85 x 1,85) = 23,37
On considère généralement un IMC en dessous de 18,4 comme de la maigreur tandis qu'un résultat entre 18,5 et 25 est idéal. Un IMC au-dessus de 25 est considéré comme du surpoids et au-dessus de 30 de l'obésité.
Mais l'IMC ne fait pas tout, la masse graisseuse est plus importante que l'IMC. En effet, les graisses localisées au niveau du ventre, appelées graisses viscérales, sont un indicateur de santé plus pertinent que l'IMC. Plus la quantité de graisses viscérales est élevée, plus vous vous exposez aux maladies cardiovasculaires et métaboliques. Si votre IMC est dans la normale mais que votre quantité de graisses viscérales est élevée, vous risquez d'avoir plus de problèmes de santé qu'un individu dont l'IMC est supérieur, mais avec moins de graisses viscérales. Un léger surpoids (IMC compris entre 25 et 26,5) ne pose pas de risque supplémentaire pour la santé. Le problème provient du fait que plus le poids grimpe, plus les graisses tendent à être stockées sous la forme de graisses viscérales, ce qui peut entraîner des problèmes de santé.

Stabiliser son poids

Il est difficile de disposer de chiffres précis, mais d'après certaines études[2], 20 % des personnes qui ont perdu du poids réussissent à stabiliser leur nouveau poids au minimum un an. Cela veut dire qu'environ 80 % d'entre elles n'y arrivent pas : un chiffre totalement déprimant ! La perte de poids n'est en fait que 40 % du « combat » tandis que son maintien représente 60 % du travail.

La raison pour laquelle de nombreuses personnes reprennent du poids est simplement qu'elles n'ont pas adopté de nouvelles habitudes diététiques et comportementales permanentes pour les aider à se stabiliser. De nombreux régimes actuels se concentrent en effet sur la perte de poids. Mais la clé du succès est ensuite de savoir adapter le régime pour ne pas reprendre ses kilos.

Le régime 5/2 et la stabilisation du poids

Le régime 5/2 peut facilement être adapté à la stabilisation du poids en passant de 2 à 1 jour de jeûne chaque semaine, c'est-à-dire en suivant un régime 6/1 au lieu de 5/2. Il n'y a plus qu'un seul jour « FAST » par semaine, mais votre alimentation doit être saine et équilibrée les 6 autres jours.
Certains adoptent d'autres stratégies en appliquant par exemple les variations suivantes : suivre le régime 5/2 pendant 2 semaines par mois ou suivre le régime 5/2 après les vacances ou sur certaines périodes ponctuelles quand vous sentez que vous avez repris du poids.
Une fois de plus, l'avantage de ce régime, c'est sa flexibilité. À vous de trouver le mode de stabilisation qui vous convient le mieux.

À quelle fréquence doit-on se peser ?

Il y a ceux (et ils sont nombreux !) qui se pèsent chaque jour. Pour notre part, nous vous recommandons de vous peser une fois par semaine, le matin au réveil, sans aucun vêtement. Le poids varie tous les jours, notamment chez les femmes, en raison des changements hormonaux et de la rétention aqueuse. En vous pesant une fois par semaine, vous aurez une idée plus précise de votre perte de poids. Après la phase de perte de poids, pendant le programme d'entretien, il est d'autant plus important de continuer à surveiller son poids chaque semaine pour réagir immédiatement si besoin…

Profiter des aspects positifs du jeûne intermittent sans perdre de poids

C'est possible ! Puisque vous ne souhaitez pas perdre de poids, vous pouvez concocter des repas un peu plus « chers en calories » les jours « OFF ». Vous pourrez ainsi vous accorder de plus grosses portions d'aliments riches en protéines, glucides et nutriments comme l'avocat, les noix et les graines, et un peu plus de desserts !

1 Le calcul de l'IMC ne convient pas aux enfants, aux portifs et aux femmes enceintes ou allaitantes

2 « Long-term weight loss maintenance » The American Journal of Clinical Nutrition, Rena R. Wing et Suzanne Phelan, 2005.

L'ACTIVITÉ PHYSIQUE

Le sport joue un rôle essentiel pour garder la santé. Contrairement à ce que l'on croit souvent, le sport ne permet pas à lui seul de perdre du poids. Mais l'association du sport et du régime 5/2 est idéale pour perdre des kilos, stabiliser son poids et améliorer sa santé.

Le jeûne intermittent permet de brûler un maximum de graisses. Associé à une activité physique régulière, il permet de réduire son taux de graisse corporelle tout en construisant de la masse musculaire maigre.

Les avantages d'une activité physique régulière

AMÉLIORATION DE LA SENSIBILITÉ À L'INSULINE

et à d'autres marqueurs métaboliques, tout comme le jeûne intermittent. L'insuline est une hormone essentielle pour la régulation du niveau de glycémie (glucose) dans le sang et le transport du glucose dans les cellules du corps, où il est soit stocké, soit utilisé pour produire de « l'énergie ». Avec des muscles sensibles à l'insuline, le corps contrôle plus efficacement son niveau de glycémie et est plus performant pour transporter le glucose vers les cellules musculaires. Le sport peut aider à réguler le taux de cholestérol et de triglycérides (un type de graisse présent dans le sang).

CONSTRUCTION ET MAINTIEN D'UNE MASSE MUSCULAIRE MAIGRE

Le sport permet de changer sa composition corporelle. La composition corporelle renseigne davantage sur la santé que le simple poids. Les graisses stockées autour de l'estomac et des organes internes (graisses viscérales) sont mauvaises pour la santé. Le sport en permet la réduction. Les muscles brûlent aussi un peu plus d'énergie que la graisse, pas assez pour que la différence soit notable en termes de poids, mais sans doute suffisamment pour contribuer à le stabiliser !

PROTECTION ET RENFORCEMENT DES OS

On obtient notre masse osseuse maximale au début de l'âge adulte. La pratique régulière du sport permet de maintenir cette masse osseuse et de réduire le risque d'ostéoporose à un âge plus avancé, car l'activité physique aide à renforcer et à protéger les os.

GESTION DU STRESS

Le sport réduit le stress et libère des endorphines, une substance chimique naturelle produite par le cerveau pour réduire la douleur et produire un certain sentiment de bien-être.

Quel sport dois-je pratiquer et à quel rythme ?

Les recommandations actuelles préconisent aux adultes d'être actifs tous les jours et idéalement de mixer dans la semaine des activités d'intensité modérées et des activités énergiques. Mais l'essentiel est de pratiquer le sport que l'on aime à un rythme régulier et d'essayer de nouveaux sports de temps en temps.

ACTIVITÉS ÉNERGIQUES :
Course à pied, sport d'équipe (foot, basket).

ACTIVITÉS D'INTENSITÉ MODÉRÉE :
Marche rapide, vélo, natation.

ACTIVITÉS D'ENTRAÎNEMENT MUSCULAIRE :
Yoga, Pilates, exercices avec des poids.

Si vous n'avez pas fait de sport depuis longtemps, avant d'entamer un programme d'exercices physiques, parlez-en à votre médecin. Si vous commencez le sport, il faudra peut-être raccourcir la durée de chaque séance puis l'augmenter progressivement jusqu'aux 30 minutes recommandées.

Finalement, il faut trouver les activités qui nous conviennent et les pratiquer avec plaisir ! Le sport ne doit en aucun cas être une torture ! Essayez de bouger davantage au quotidien : des choses toutes simples comme descendre du métro un arrêt plus tôt que d'habitude, utiliser un ballon de Pilates à la place d'une chaise ou quitter sa chaise de bureau toutes les heures pour marcher 5 minutes. Mis bout à bout, ces petits gestes font la différence. Le sport contribue à la santé, à la force et à la vitalité !

Les tables DE CALORIES

LÉGUMES VERTS

CALORIES POUR 100 G

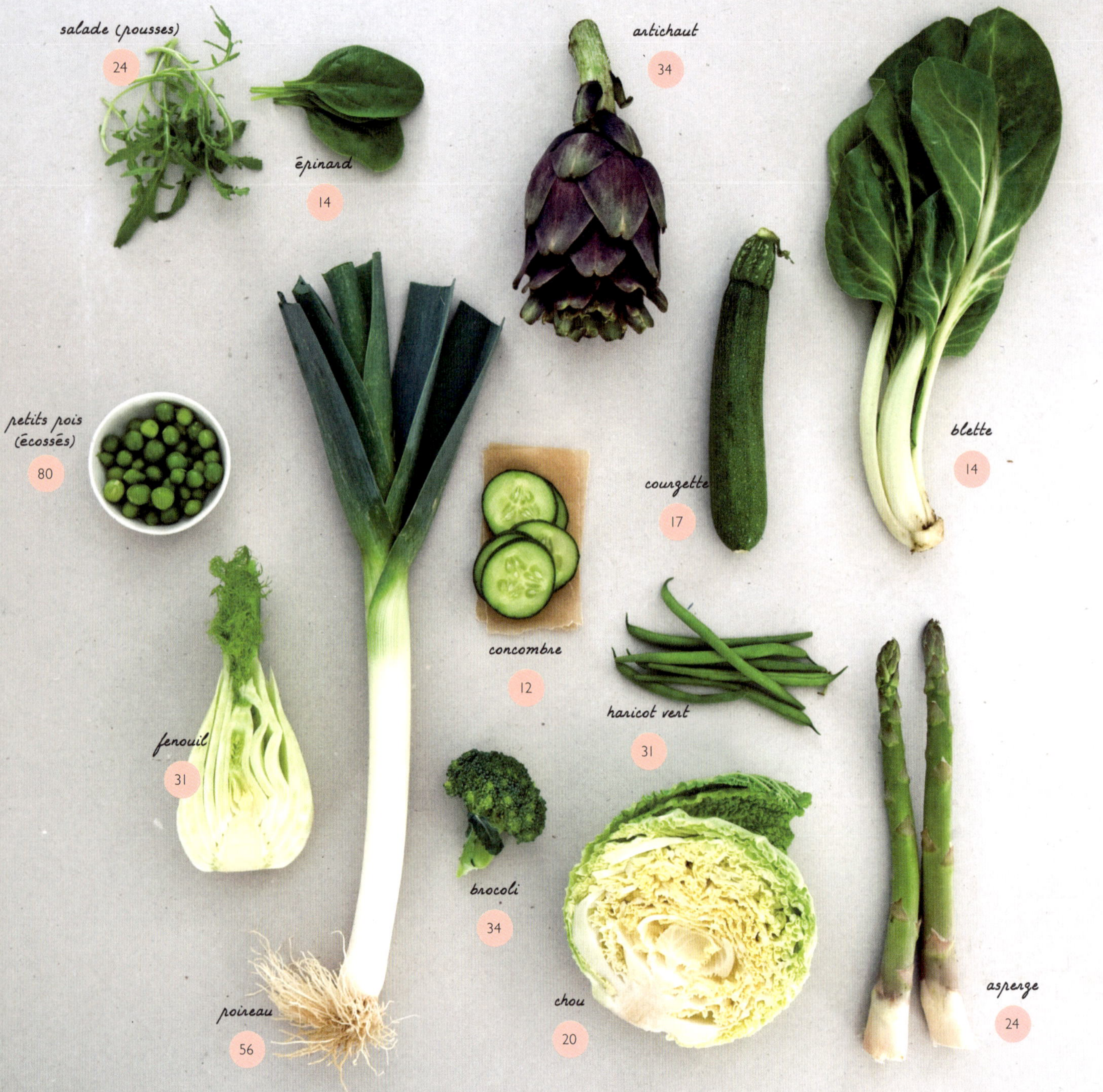

salade (pousses)
24
épinard
14
artichaut
34
blette
14
petits pois (écossés)
80
courgette
17
concombre
12
haricot vert
31
fenouil
31
brocoli
34
poireau
56
chou
20
asperge
24

TABLE 1

LÉGUMES
CALORIES POUR 100 G

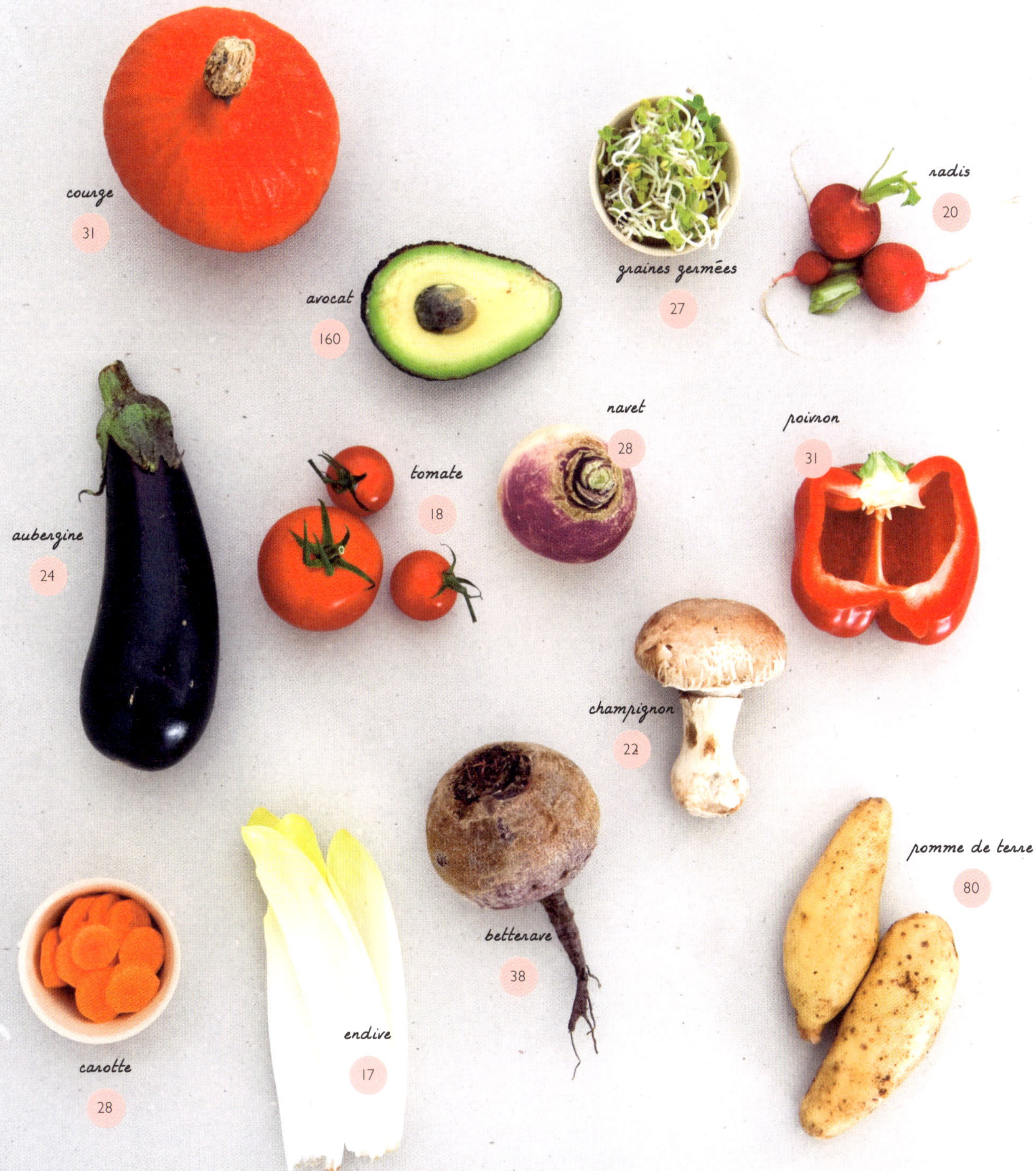
courge
31
avocat
160
graines germées
27
radis
20
aubergine
24
tomate
18
navet
28
poivron
31
champignon
22
betterave
38
pomme de terre
80
carotte
28
endive
17

LÉGUMES SECS
CALORIES POUR 100 G (CRU)

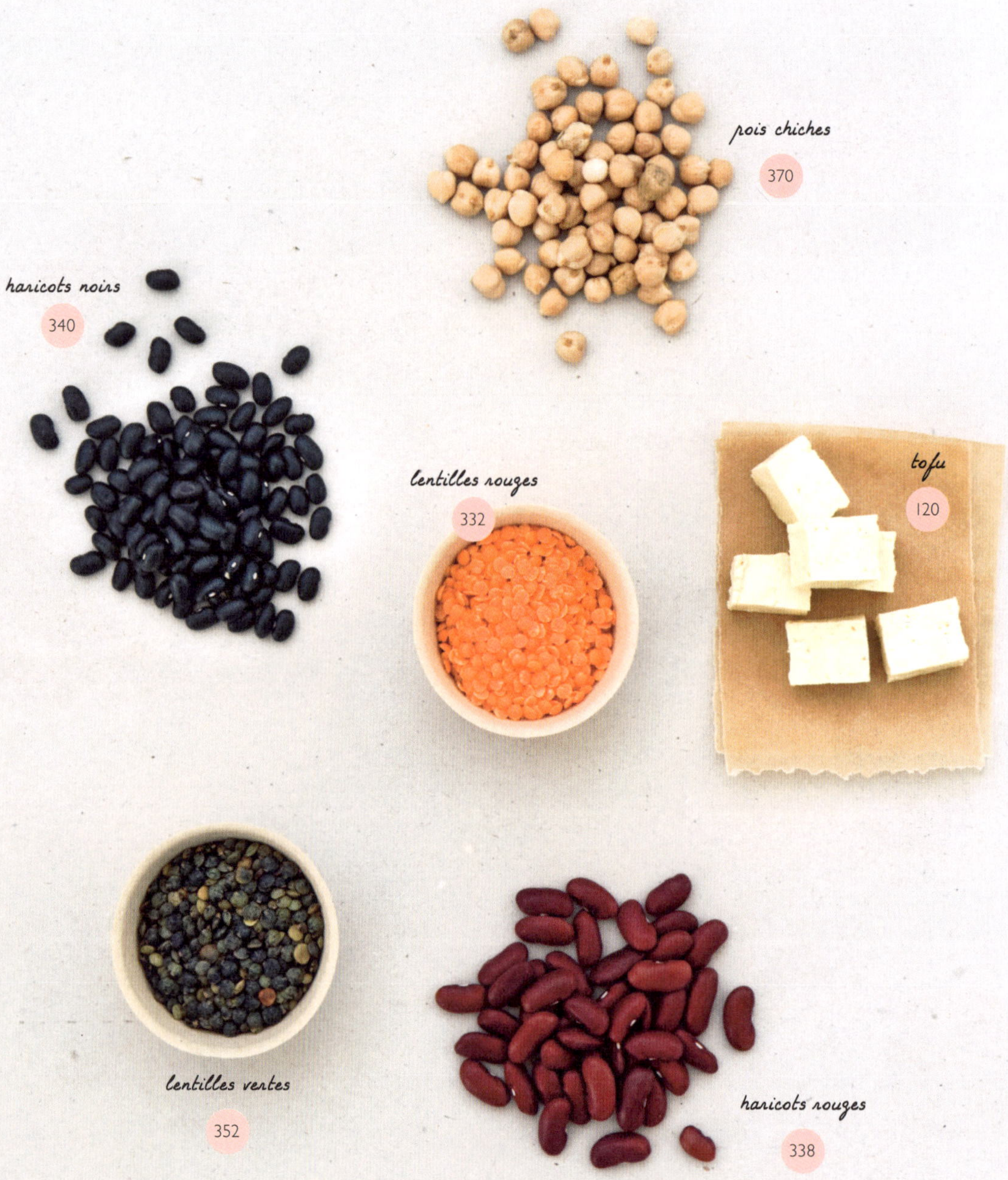
pois chiches
370
haricots noirs
340
lentilles rouges
332
tofu
120
lentilles vertes
352
haricots rouges
338

FÉCULENTS
CALORIES POUR 100 G (CRU)

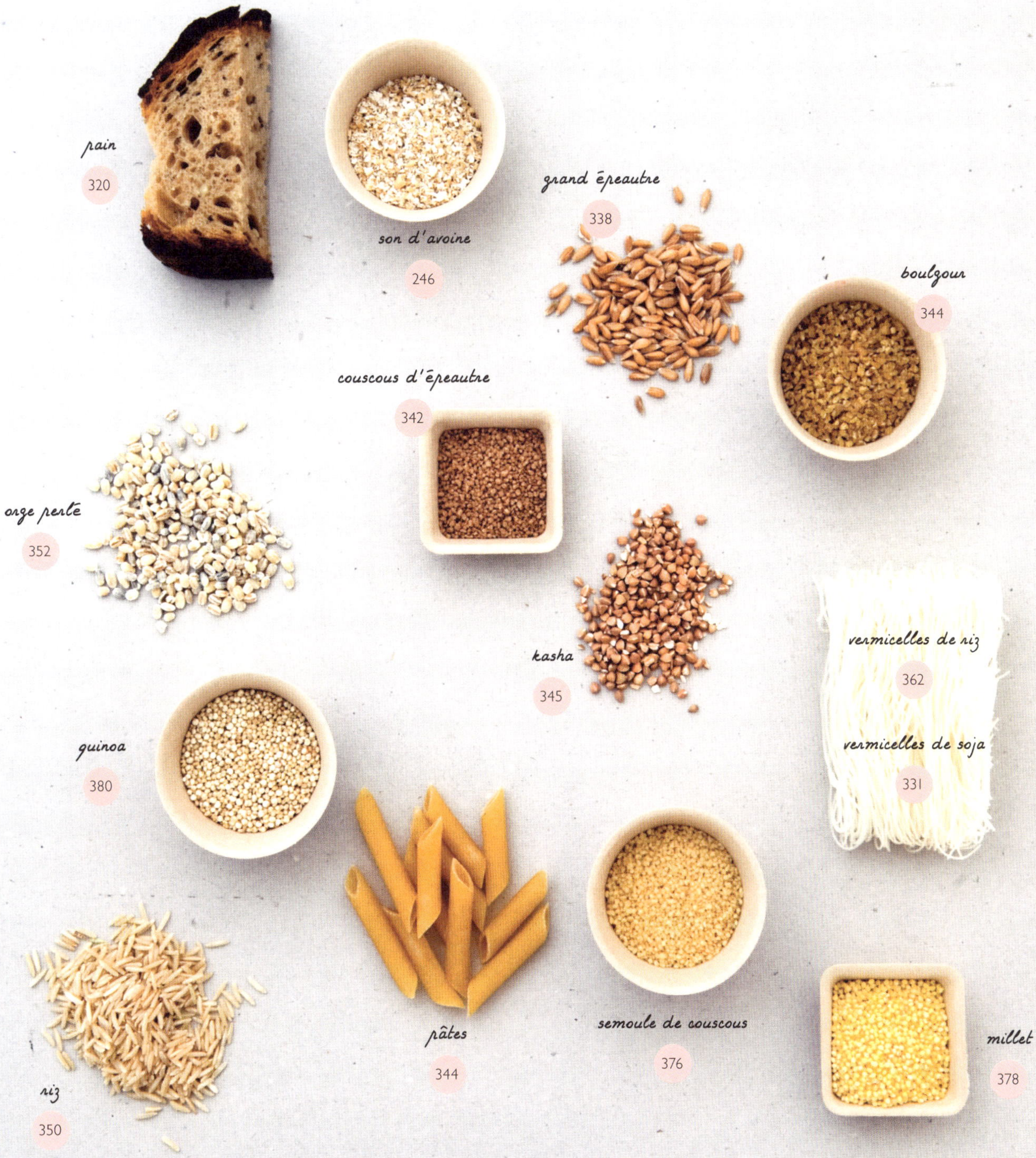
pain
320
son d'avoine
246
grand épeautre
338
boulgour
344
couscous d'épeautre
342
orge perlé
352
kasha
345
vermicelles de riz
362
vermicelles de soja
331
quinoa
380
pâtes
344
semoule de couscous
376
millet
378
riz
350

TABLE IV

FRUITS
CALORIES POUR 100 G

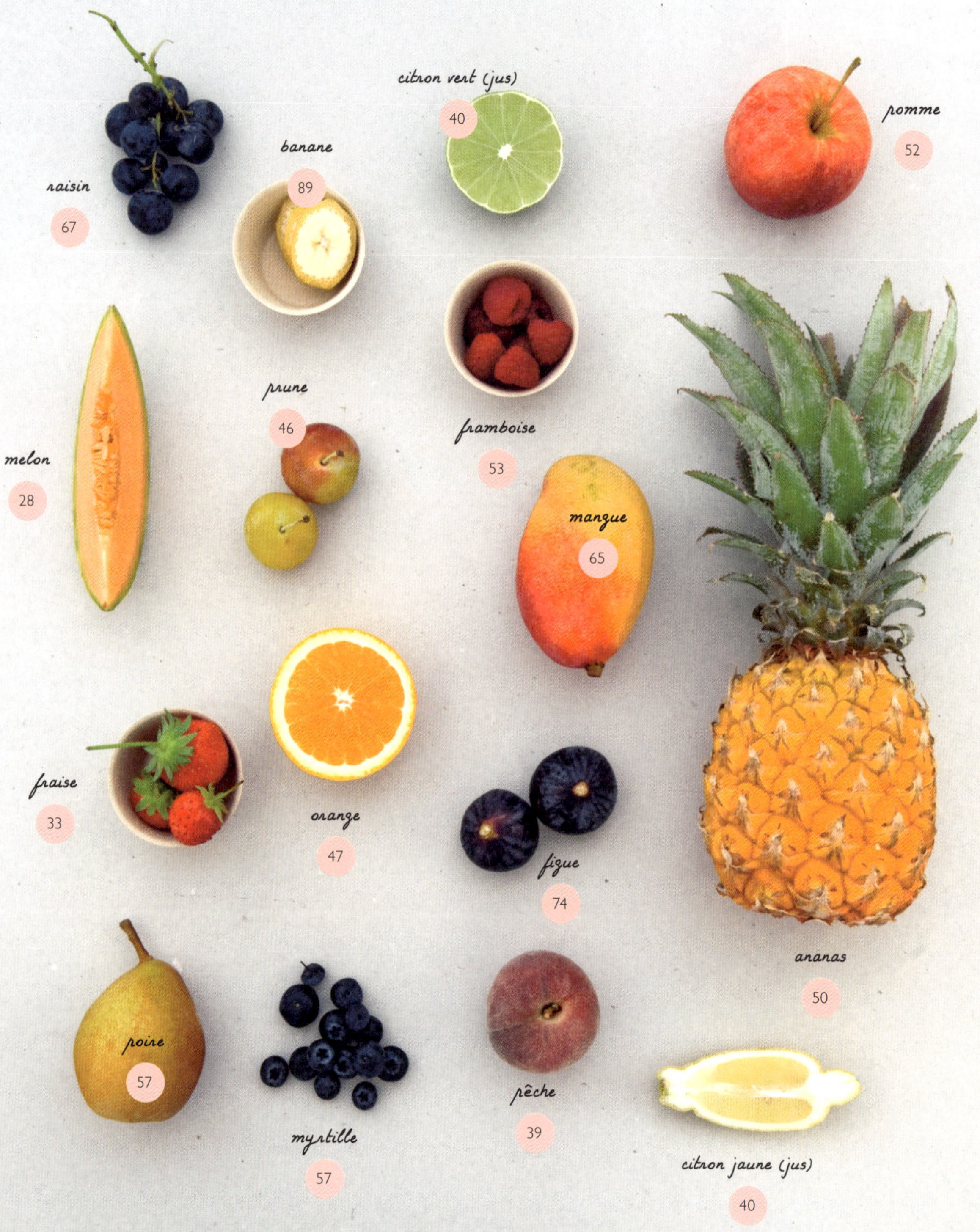

raisin
67
banane
89
citron vert (jus)
40
pomme
52
melon
28
prune
46
framboise
53
mangue
65
fraise
33
orange
47
figue
74
ananas
50
poire
57
myrtille
57
pêche
39
citron jaune (jus)
40

TABLE V

LAITAGES
CALORIES POUR 100 G

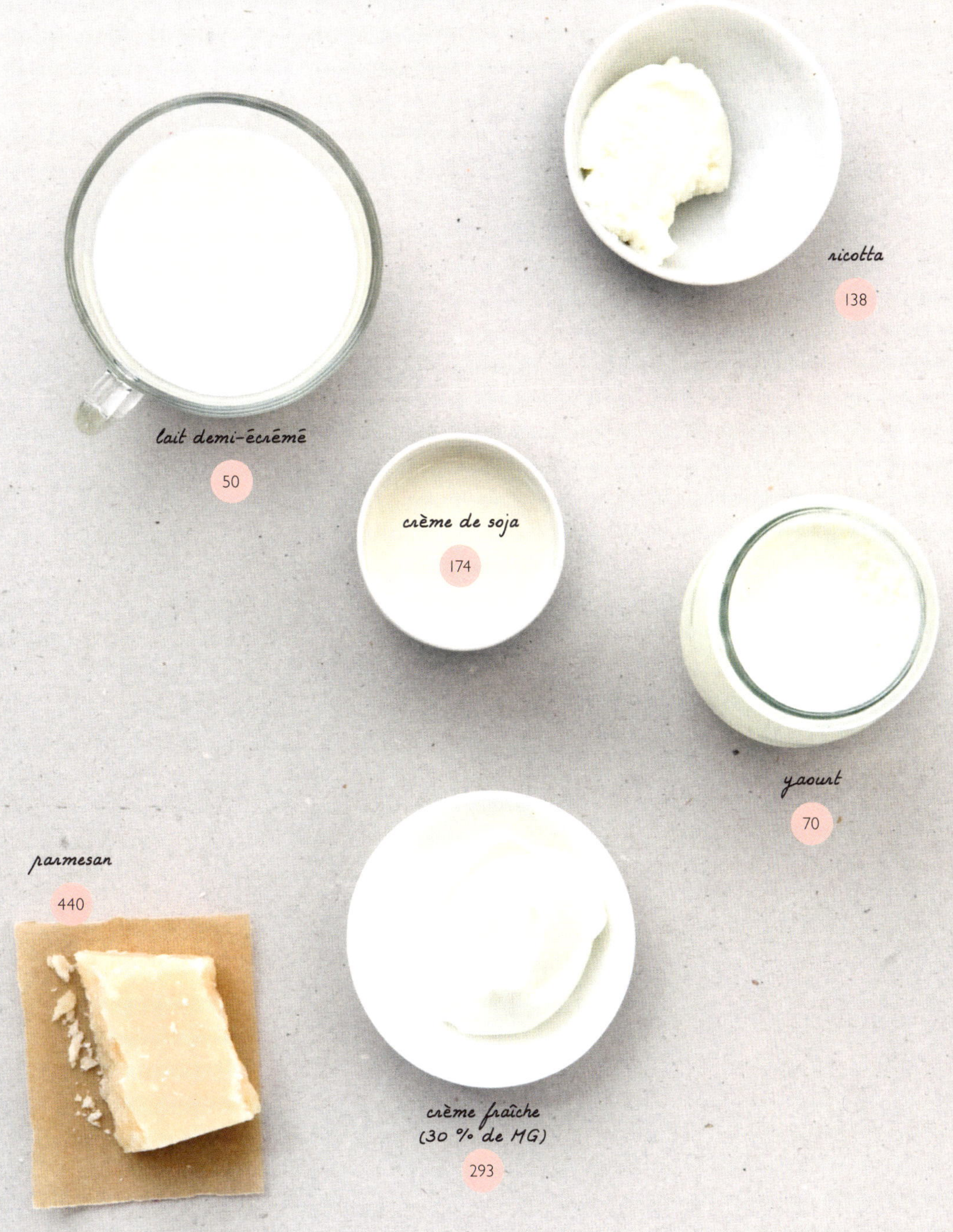
ricotta
138
lait demi-écrémé
50
crème de soja
174
yaourt
70
parmesan
440
crème fraîche
(30 % de MG)
293

TABLE VI

CONDIMENTS

CALORIES POUR 5 G

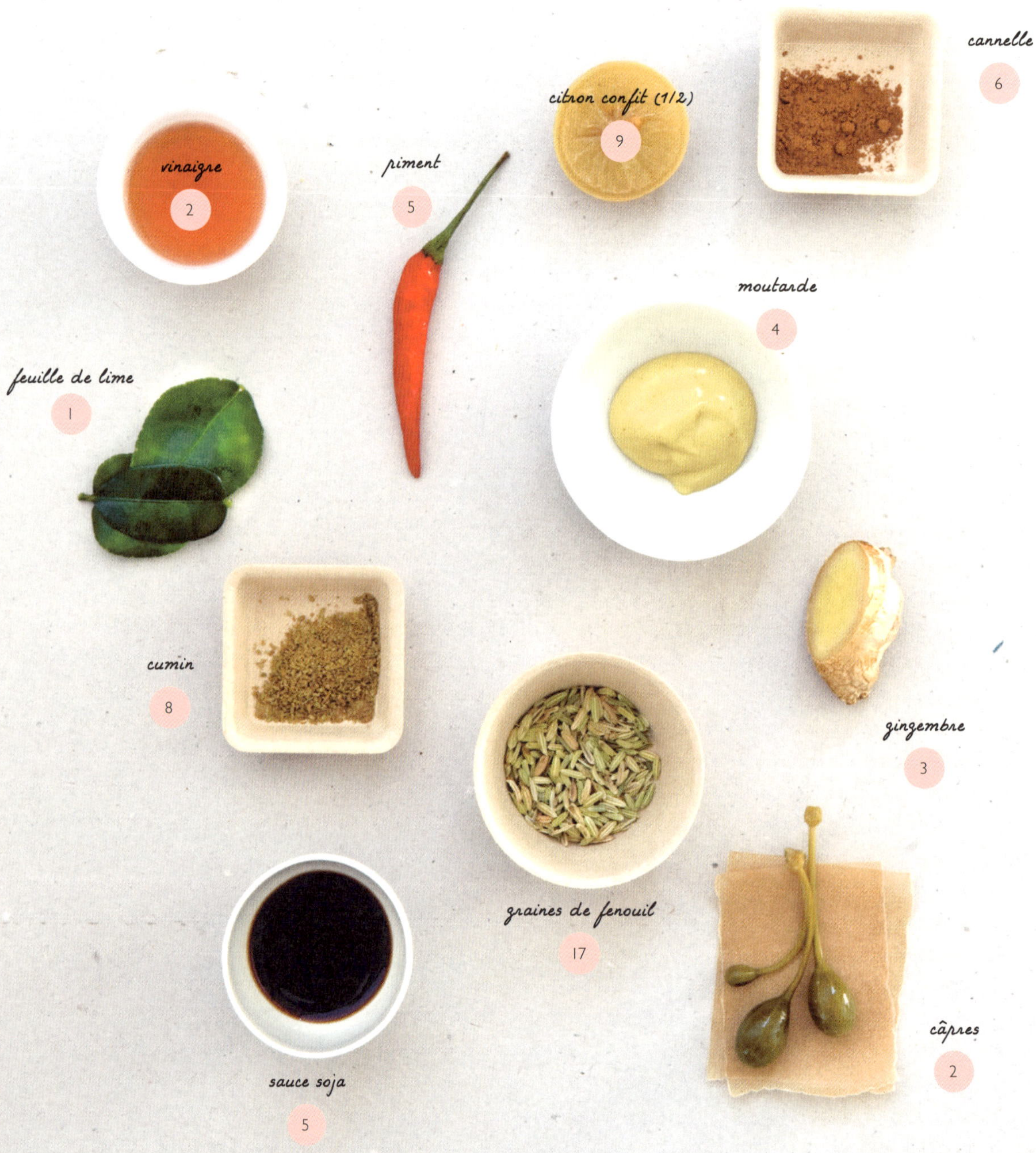
cannelle
6
citron confit (1/2)
9
vinaigre
2
piment
5
moutarde
4
feuille de lime
1
cumin
8
gingembre
3
graines de fenouil
17
câpres
2
sauce soja
5

TABLE VII

HUILES ET GRAINES

CALORIES POUR 5 G / 5 ML

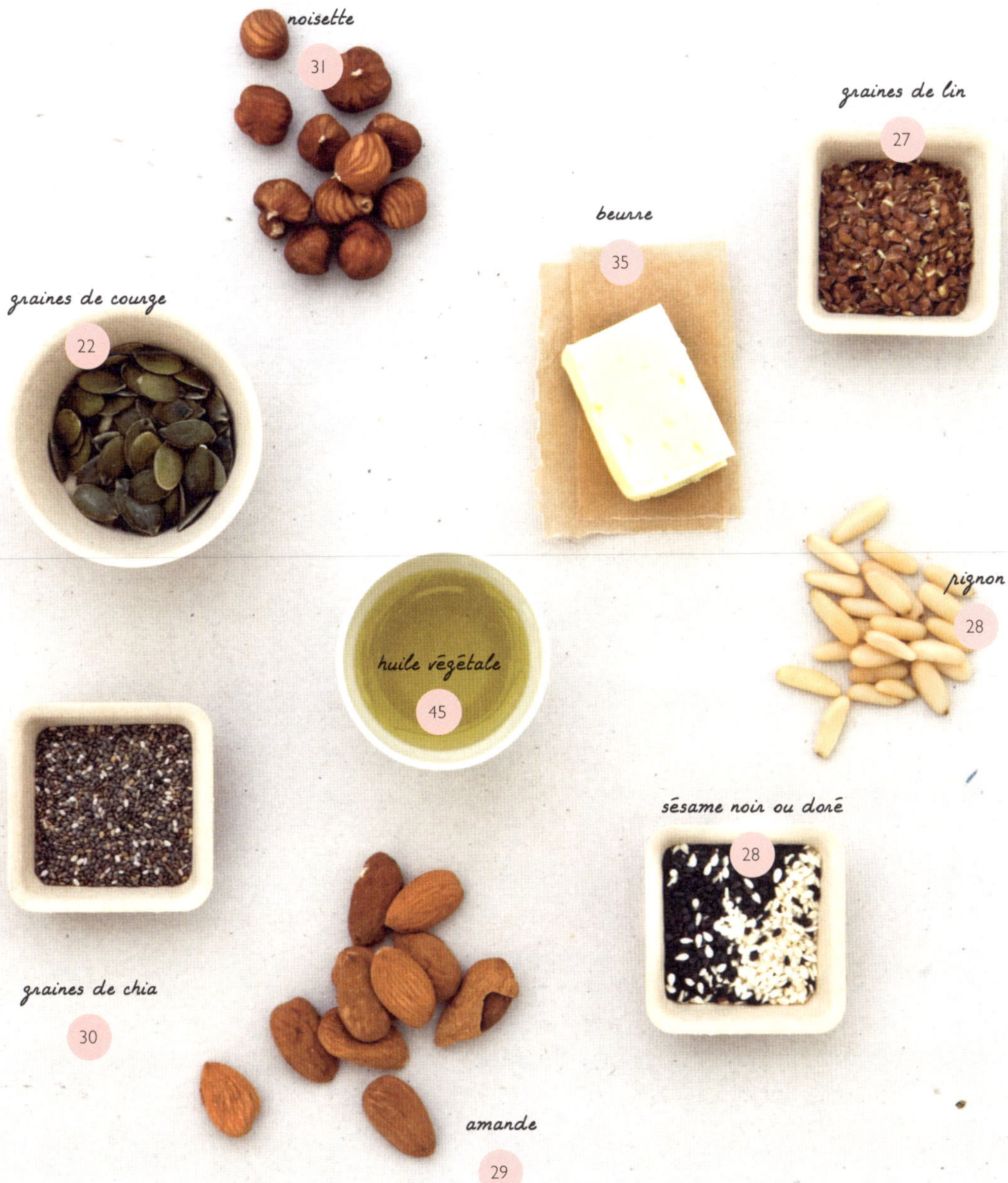
noisette
31
graines de lin
27
beurre
35
graines de courge
22
pignon
28
huile végétale
45
sésame noir ou doré
28
graines de chia
30
amande
29

PROTÉINES
TABLE DE CALORIES

viande POUR 100 G CRU	
Agneau	156
Bœuf / filet	150
Bœuf / steak	136
Bœuf haché (5 %)	137
Veau / filet	140
Porc / filet	136
Porc / jambon blanc	107
Poulet / blanc	120
Poulet / cuisse (sans peau)	145

poisson POUR 100 G CRU	
Bar	125
Cabillaud	80
Colin	92
Daurade	100
Crevette rose	80
Haddock fumé	95
Lieu jaune	90
Maquereau	165
Moules (avec coquilles)	43
Rouget	111
Saint-jacque	87
Saint-Pierre	90
Saumon	166
Saumon fumé	180
Sole	89
Thon rouge	108

œuf POUR UN ŒUF	
Oeuf - petit	54
Oeuf - moyen	71
Oeuf - gros	90

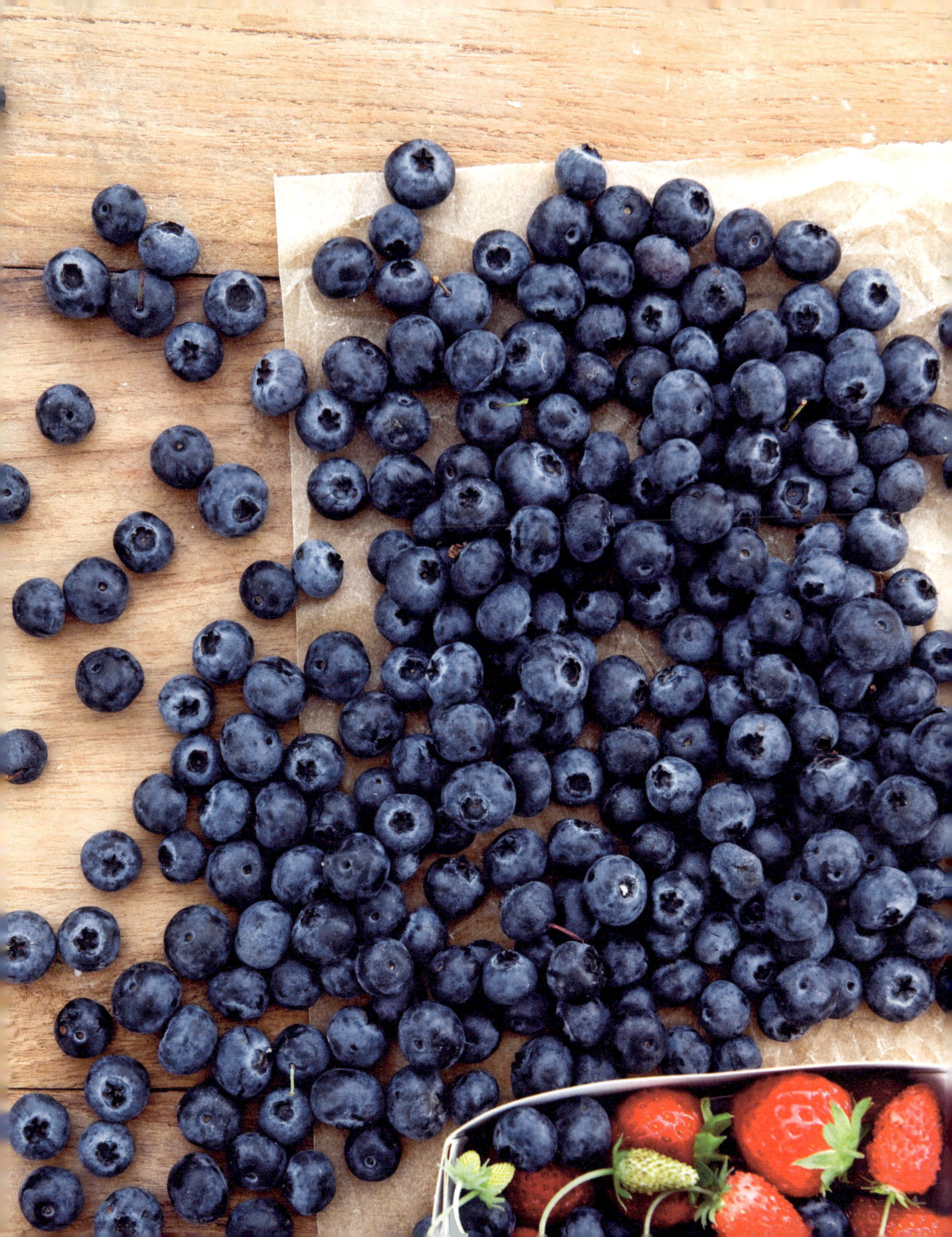

Chapitre 1

SUPER 500 CALORIES

LÉGUMES AL DENTE
& ŒUFS

POUR 1 PERSONNE
PRÉPARATION : 20 MN
CUISSON : 10 MN

INGRÉDIENTS	CALORIES
2 GROS ŒUFS DURS + 1 BLANC D'ŒUF CUIT	199
1 BULBE DE FENOUIL (300 G)	93
200 G DE TOMATES BIEN FERMES	36
1 BELLE COURGETTE (300 G)	50
1 POIGNÉE DE ROQUETTE (25G)	6
1/2 BOTTE DE CORIANDRE CISELÉE	5
1/2 C. À CAFÉ DE CUMIN MOULU	2
2 C. À CAFÉ D'HUILE D'OLIVE	90
SEL ET POIVRE	
TOTAL	481

VERSION HOMME	
100 G DE THON AU NATUREL	116
TOTAL	597

SANS GLUTEN ♦

Je cuisine mon plat

Laver la courgette, garder la peau et la couper en rondelles épaisses puis faire cuire 10 mn à la vapeur : elles doivent rester très « al dente ». Réserver sur du papier absorbant. Ébouillanter les tomates 10 sec puis les plonger dans l'eau froide et les peler. Les trancher en quartiers. Réserver sur du papier absorbant. Laver le fenouil et l'émincer très finement. Écaler les œufs et les écraser à la fourchette. Dans un bol, mélanger les œufs avec la coriandre, le cumin, 2 c. à soupe d'eau froide et l'huile d'olive. Bien poivrer et saler un peu. Déposer les légumes sur un plat, ciseler la roquette lavée sur le dessus et arroser généreusement de sauce.
Version homme : ajouter le thon au naturel, égoutté et émietté, avant de verser la sauce.

C'est prêt !

Option rapido : couper le fenouil, la courgette et les tomates en petits cubes, mélanger avec la salade et arroser de sauce.

POINT NUTRITION

Les œufs sont très nutritifs et constituent un aliment parfait pour les journées « FAST ». Vous êtes inquiet pour votre cholestérol ? Bien qu'ils contiennent du cholestérol, des études récentes montrent que le taux de cholestérol dans les œufs ne contribue pas à augmenter le taux de cholestérol dans le sang. Les œufs peuvent être consommés dans le cadre d'une alimentation équilibrée.

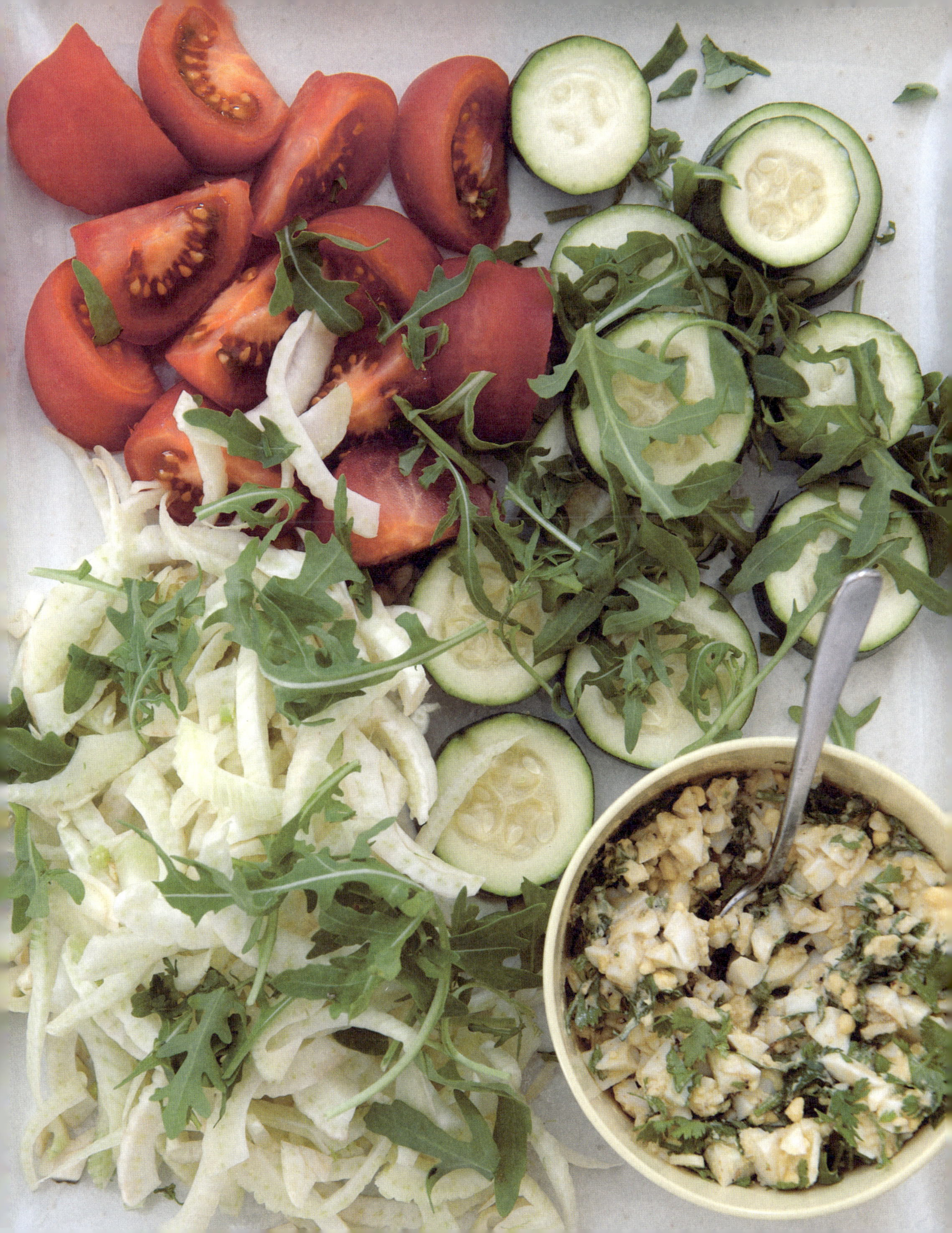

QUINOA, TOMATES,

CITRON CONFIT & HERBES FRAÎCHES

Super 500 calories

POUR 1 PERSONNE

PRÉPARATION : 15 MN

CUISSON : 12 MN

INGRÉDIENTS	CALORIES
90 G DE QUINOA (190 G CUIT)	331
1 COURGETTE (250 G)	42
16 TOMATES CERISES (200 G)	36
1/2 (PETIT) CITRON CONFIT	9
1 OIGNON NOUVEAU	3
1 PETIT BOUQUET D'HERBES FRAÎCHES (BASILIC, CORIANDRE, ESTRAGON, MENTHE, CERFEUIL)	5
1 CŒUR DE SUCRINE (50 G)	8
10 G DE NOISETTES (6-7 NOISETTES)	63
SEL ET POIVRE	
TOTAL	497

VERSION HOMME	
105 G DE QUINOA (220 G CUIT)	386
2 COURGETTES (500 G)	84
TOTAL	594

SANS GLUTEN ♦

Je cuisine mon plat

Nettoyer et trancher la courgette en petits morceaux. Rincer le quinoa puis le faire cuire dans deux fois son volume d'eau salée avec les morceaux de courgette, mais sans huile. Compter 7 mn de cuisson, couper le feu et laisser gonfler pendant 5 mn. Égoutter. Passer le citron confit sous l'eau pour le dessaler, nettoyer les tomates, les feuilles de sucrine et les herbes. Trancher l'oignon, les tomates, la sucrine et le citron en petits morceaux (ôter les pépins). Ciseler les herbes et concasser les noisettes pour les faire griller quelques secondes dans une poêle à sec. Mélanger tous les ingrédients, saler et poivrer. Garder au frais avant de consommer.

C'est prêt !

Astuce : déguster frais pour le premier repas et légèrement chauffé pour le second.

Variante : si vous n'aimez pas ou n'avez pas de citron confit, vous pouvez le remplacer par le jus de 1 citron (10 cal). Dosez selon votre goût.

POINT NUTRITION

Les herbes fraîches sont un excellent moyen pour ajouter de la saveur sans calorie sur vos jours «FAST» ! Le basilic et la coriandre sont riches en vitamine A, une vitamine liposoluble qui est essentielle pour les yeux et la santé de la peau.

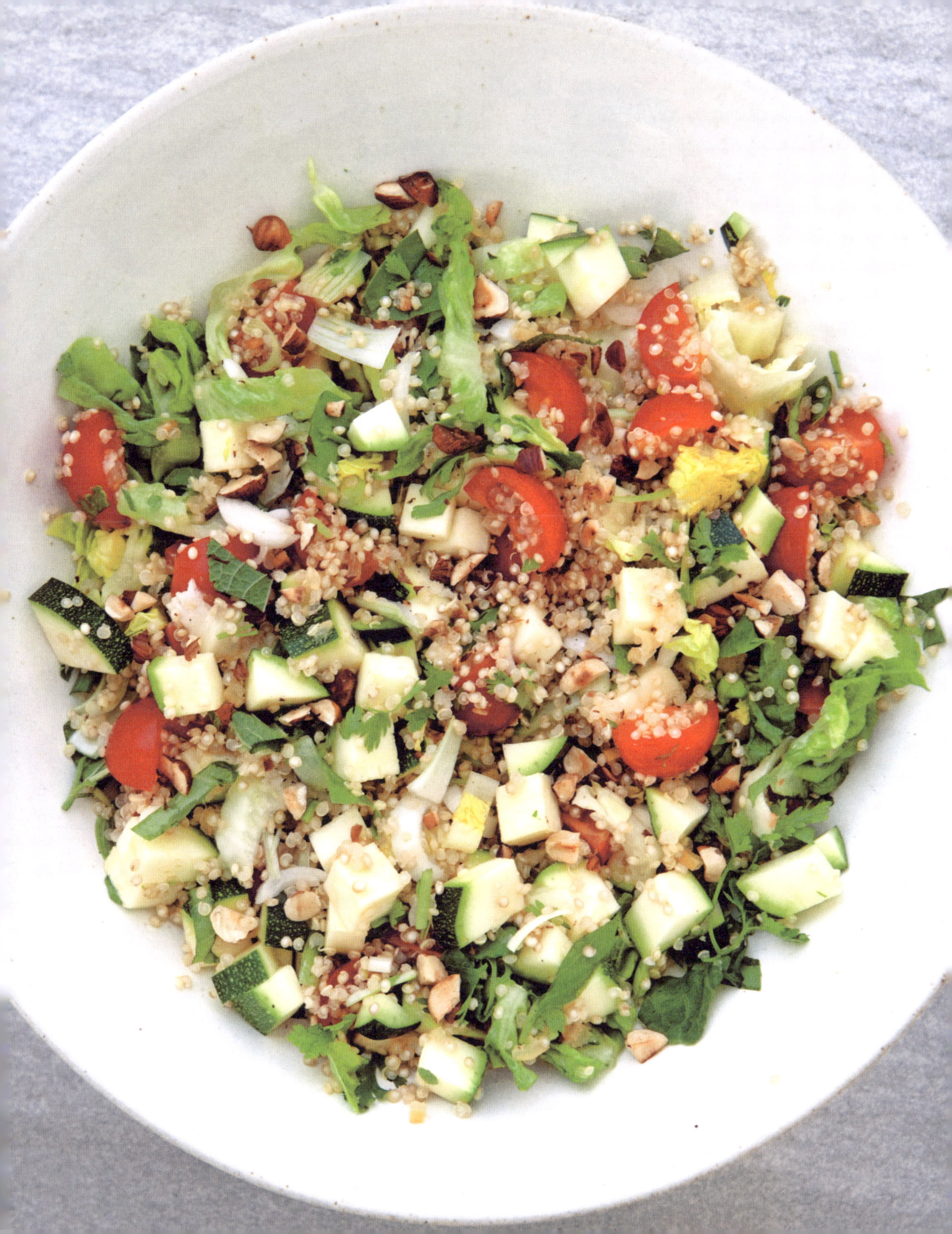

GALETTE
PRÊTE À EMPORTER

Super 500 calories

POUR 1 PERSONNE
PRÉPARATION : 15 MN
CUISSON : 8 MN

INGRÉDIENTS	CALORIES
2 ŒUFS MOYENS + 1 BLANC D'ŒUF	159
6 C. À SOUPE DE SON D'AVOINE (60 G)	147
4 C. À SOUPE DE FROMAGE BLANC À 20 % DE MG (40 G)	32
200 G DE TOMATE	36
1/2 COURGETTE JAUNE (125 G)	21
1/4 D'OIGNON (25 G)	7
2 POIGNÉES DE SALADE MÉLANGÉE (50 G)	12
10 BRINS DE CIBOULETTE	2
3 BRINS DE PERSIL	2
2 PINCÉES DE CUMIN	1
5 G DE PARMESAN	22
1 C. À CAFÉ D'HUILE D'OLIVE	45
SEL ET POIVRE	
TOTAL	486
VERSION HOMME	
100 G DE JAMBON BLANC DÉGRAISSÉ	108
TOTAL	594

Je cuisine mon plat

Battre les œufs pour les rendre bien mousseux. Ajouter petit à petit l'avoine et le fromage blanc, la ciboulette et le persil ciselés, le cumin, du sel et du poivre. Battre énergiquement ou s'aider d'un batteur électrique. Ajouter finalement les tomates, la courgette en cubes et l'oignon haché. Faire chauffer quelques gouttes d'huile d'olive dans une petite poêle. Verser 1/3 de la préparation et laisser cuire à feu moyen pendant 3 mn. Retourner, cuire encore 3 mn à feu doux, à couvert. Recommencer de la même façon les deux autres fois. Déguster la galette accompagnée de la salade mélangée et saupoudrée de parmesan.

Version homme : ajouter le jambon en petits morceaux en même temps que les tomates, la courgette...

C'est prêt !

Astuce : en fonction de vos envies ou de la taille de la poêle, vous pouvez vous faire 1, 2, 3 ou 4 galettes. Préparez-les « minute », si vous préférez, et gardez la préparation au frigo en attendant.

Variante : remplacer le cumin par du curry ou du piment d'Espelette pour une version plus « hot » !

C'est une excellente recette pour ceux qui ne peuvent pas se passer de petit déj et/ou qui préfèrent faire 3 repas pour commencer.

Perso : j'adore cette recette car elle est hyper rapide, facile à préparer et à emporter au bureau, en pique-nique, chez ma grand-mère.

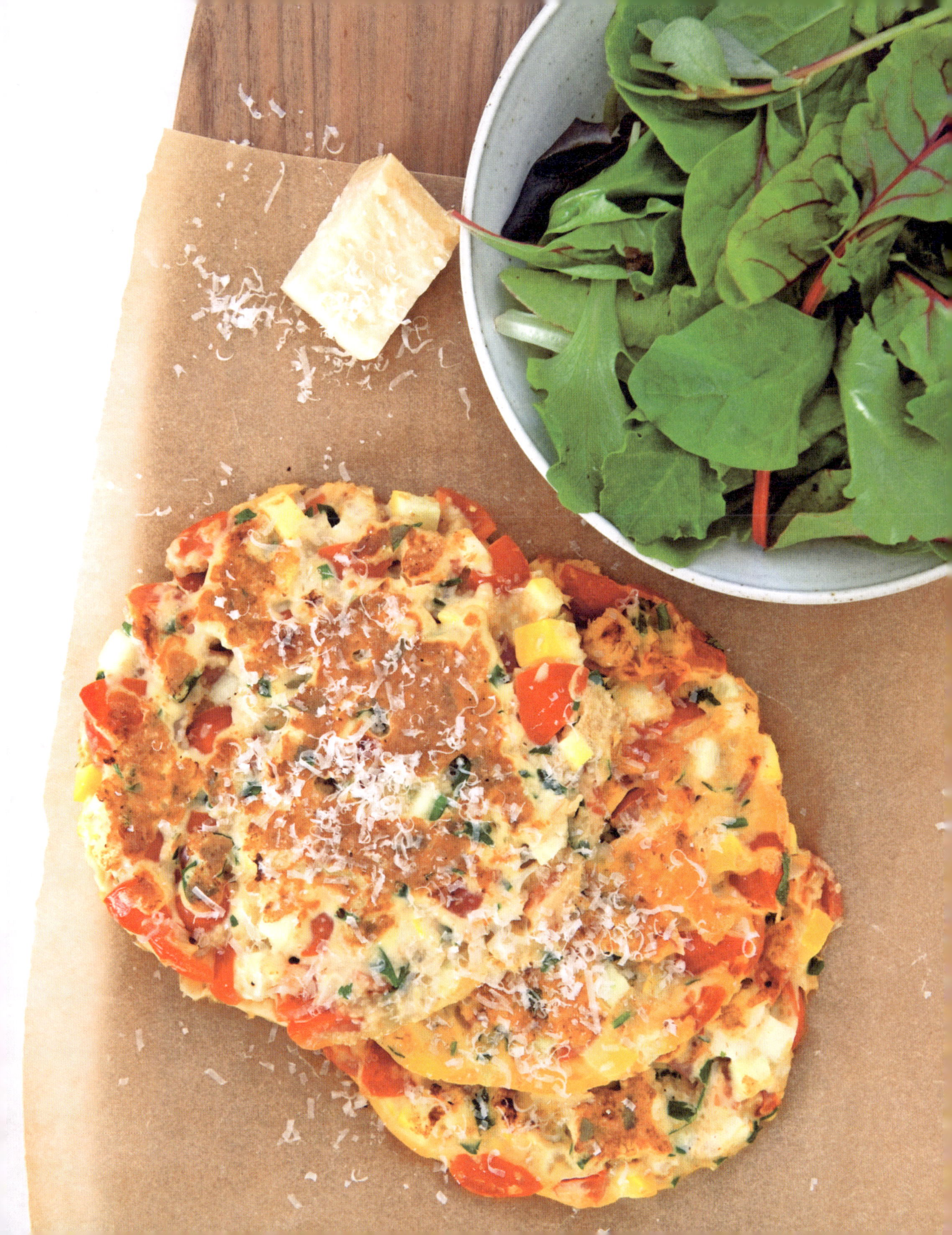

LASAGNE
MAISON

Super 500 calories

POUR 1 PERSONNE
PRÉPARATION : 25 MN
CUISSON : 1 H

INGRÉDIENTS	CALORIES
2 COURGETTES LONGUES (500 G)	84
150 G DE JAMBON BLANC DÉGRAISSÉ	161
1 OIGNON ÉMINCÉ (100 G)	28
200 G D'AUBERGINE	48
200 G DE TOMATE	36
40 G DE RICOTTA	55
2 POIGNÉES DE ROQUETTE (50 G)	12
15 CL DE COULIS DE TOMATE	24
2 BRINS DE BASILIC	2
1 C. À CAFÉ D'HUILE D'OLIVE	45
SEL ET POIVRE	
TOTAL	495

VERSION HOMME	
200 G DE JAMBON BLANC DÉGRAISSÉ	204
50 G DE RICOTTA	69
100 G DE BISCOTTE	39
TOTAL	591

Je cuisine mon plat

Préchauffer le four à 180 °C. Trancher les courgettes en fines lamelles dans la longueur et les cuire 1 mn dans l'eau bouillante salée. Réserver sur du papier absorbant. Dans une poêle, faire dorer l'oignon et l'aubergine coupée en petits dés dans la moitié de l'huile d'olive pendant 5 mn à feu vif. Ajouter les tomates tranchées en petits morceaux, le coulis de tomate, du sel et du poivre, et laisser mijoter à feu moyen pendant 25 mn. Ajouter la ricotta et le jambon haché, mélanger et poursuivre la cuisson 3 mn à feu doux. Dans un plat à gratin de 20 x 26 cm (idéalement), étaler une première couche de lamelles de courgette puis verser la moitié de la préparation dessus. Disposer une deuxième couche de courgettes dessus, puis la fin de la préparation et, enfin, la dernière couche de courgettes. Arroser du filet d'huile d'olive restant et passer au four 25 mn. Déguster avec 1 poignée de roquette nettoyée à chaque repas.
Version homme **:** émietter les biscottes en chapelure et en saupoudrer les lasagnes avant de les faire cuire.

C'est prêt !

Astuces

Pour le repas du soir, vous pouvez tout simplement les réchauffer 5 mn à 180 °C. Vous pouvez aussi les manger tièdes, c'est aussi bon surtout quand il fait chaud !
Doubler les doses de cette recette pour un plat familial et régaler les petits comme les grands.
Les jours « OFF », ajouter 15 g de parmesan râpé à la ricotta et 15 g de parmesan sur le dessus des lasagnes avec les biscottes pour gratiner.

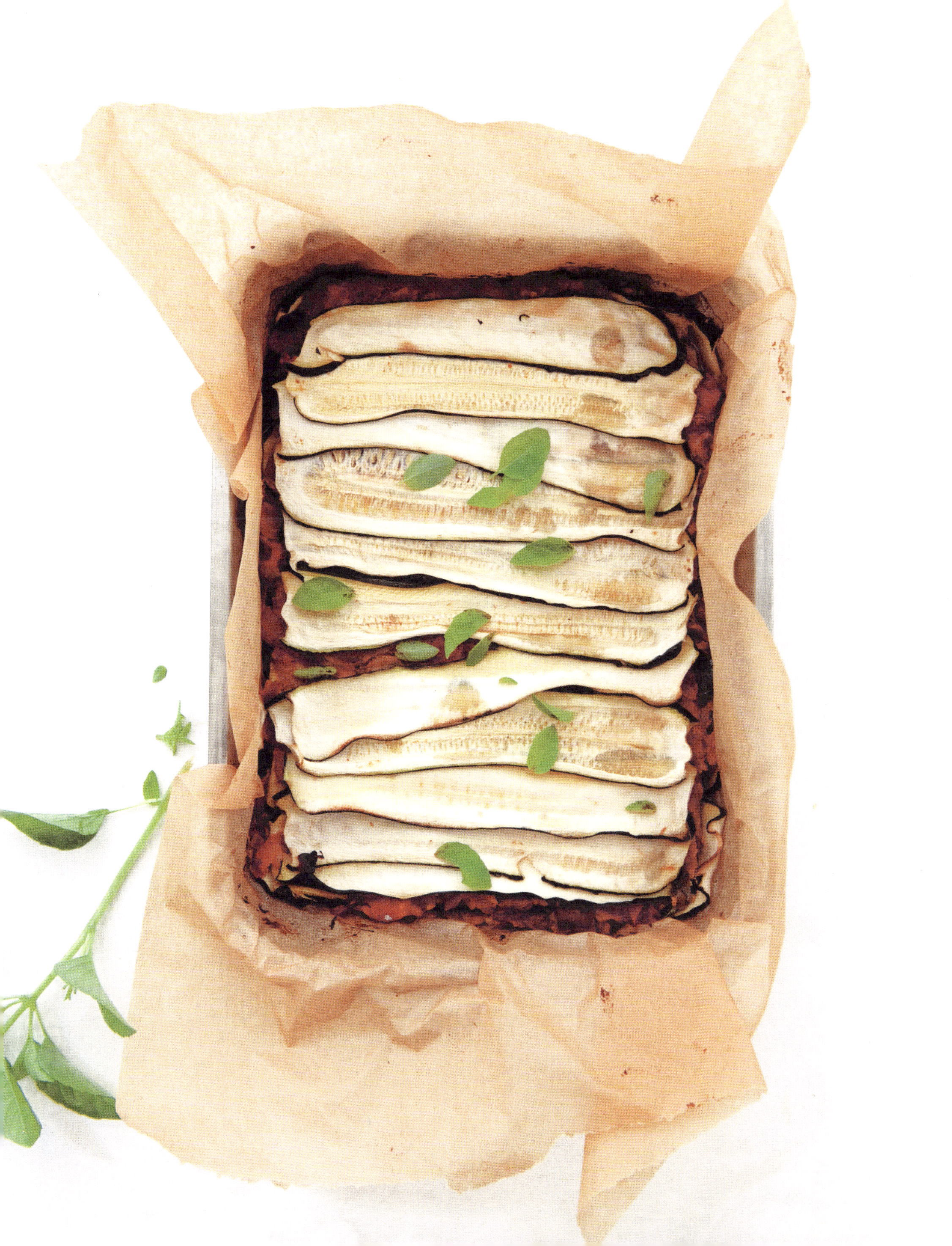

SALADE

FRAÎCHE & EXPRESS

POUR 1 PERSONNE

PRÉPARATION : 20 MN

INGRÉDIENTS	CALORIES
100 G DE POUSSES DE SALADE	24
4 TRANCHES DE VIANDE DES GRISONS (24 G)	48
100 G DE CHAMPIGNONS DE PARIS	22
16 TOMATES CERISES (200 G)	36
100 G DE TOMATE BIEN JUTEUSE	18
145 G DE POIS CHICHES CUITS	161
60 G D'AVOCAT	96
1/2 CONCOMBRE (300 G)	36
1 C. À SOUPE DE JUS DE CITRON	3
1/2 CITRON CONFIT	9
1 PETIT BOUQUET D'HERBES FRAÎCHES (ESTRAGON, CIBOULETTE, CORIANDRE, BASILIC)	6
1/2 C. À CAFÉ DE PIGNONS GRILLÉS CONCASSÉS (7 G)	39
SEL ET POIVRE	
TOTAL	498

VERSION HOMME	
6 TRANCHES DE VIANDE DES GRISONS (32 G)	64
200 G DE POIS CHICHES CUITS	247
TOTAL	600

SANS GLUTEN ♦

Je cuisine mon plat

Laver et égoutter la salade. Nettoyer les champignons avec un papier absorbant humide et les trancher en petits morceaux. Débiter l'avocat en petits cubes, les mélanger aux champignons et arroser du jus de citron, réserver. Couper les tomates cerises en quatre et la viande des Grisons en lanières. Peler le concombre, enlever les grains et le couper en morceaux. Rincer et égoutter les pois chiches. Mixer la tomate juteuse avec le citron confit (enlever les pépins avant) et un peu de poivre. Mélanger la salade avec les champignons, l'avocat, les tomates cerises, les pois chiches, la viande des Grisons, le concombre et les herbes fraîches ciselées.

Premier repas : prélever une portion, arroser de la moitié de la sauce et saupoudrer la moitié des pignons grillés. Saler et poivrer de nouveau, si c'est nécessaire.

Second repas : procéder de même.

C'est prêt !

Astuce : cette salade est bien pratique et rapide à exécuter, à emporter… Elle est parfaite pour les pique-niques !

Variante

Remplacer les pois chiches par des haricots rouges (voir page 124).

45 G DE HARICOTS ROUGES (105 G CUITS)	153
TOTAL	490
VERSION HOMME	
70 G DE HARICOTS ROUGES (160 G CUITS)	238
TOTAL	591

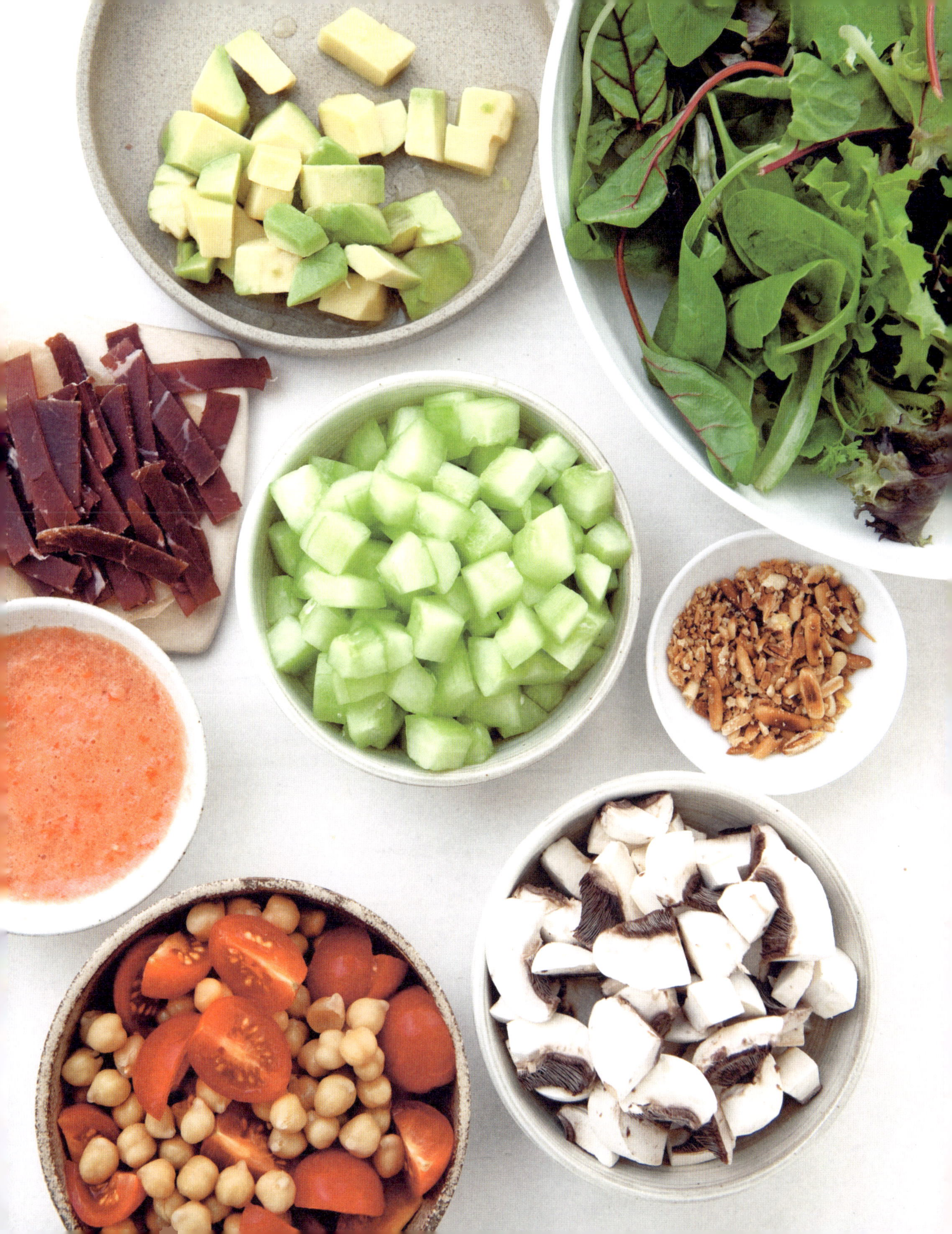

BETTERAVE,
CHAMPIGNONS & FETA

Super 500 calories

POUR 1 PERSONNE
PRÉPARATION : 30 MN
CUISSON : 20 MN

INGRÉDIENTS	CALORIES
200 G DE BETTERAVES CUITES	74
40 G DE LENTILLES VERTES (100 G CUITES)	141
25 G DE QUINOA (50 G CUIT)	93
50 G DE POUSSES D'ÉPINARD	12
150 G DE CHAMPIGNONS DE PARIS	33
20 G DE FETA	53
3 TRANCHES DE VIANDE DES GRISONS (24 G)	36
1 BRIN DE BASILIC	1
1 PETITE ÉCHALOTE	7
1 C. À CAFÉ D'HUILE DE NOIX	45
SEL ET POIVRE	
TOTAL	495

VERSION HOMME	
60 G DE LENTILLES VERTES (150 G CUITES)	212
30 G DE QUINOA (65 G CUIT)	110
TOTAL	583

SANS GLUTEN ♦

Je cuisine mon plat

Faire cuire les lentilles le temps indiqué sur le paquet et les laisser refroidir (ou les passer sous l'eau froide pour stopper la cuisson puis égoutter). Rincer le quinoa puis le faire cuire dans 1,5 fois son volume d'eau salée mais sans huile pendant 7 mn. Stopper la cuisson et laisser gonfler 5 mn hors du feu. Verser les lentilles et le quinoa dans un saladier. Ajouter les pousses d'épinard lavées, les betteraves tranchées en cubes, les champignons nettoyés, coupés finement, la viande des Grisons émincée en bâtonnets, la feta émiettée, le basilic ciselé et l'échalote émincée. Poivrer, saler et mélanger. Au moment de déguster, ajouter l'huile de noix et mélanger de nouveau après avoir rectifié l'assaisonnement, si nécessaire.

C'est prêt !

Mon conseil : pour garder la fraîcheur des champignons, je vous conseille de les trancher à la mandoline très finement au-dessus de l'assiette pour chaque repas au dernier moment. Ils resteront bien croquants et d'une jolie couleur !

Variante : si vous n'aimez pas la betterave cuite, vous pouvez la remplacer par de la betterave crue que vous émincerez très finement ou par 180 g de carottes râpées, les calories ne changent pas.

Astuce rapido : si vous avez déjà dans votre frigo des lentilles et du quinoa cuits, cette recette sera vraiment express en préparation !

Perso : merci à Chloé pour cette super recette, équilibrée, avec une pointe de gourmandise avec la feta !

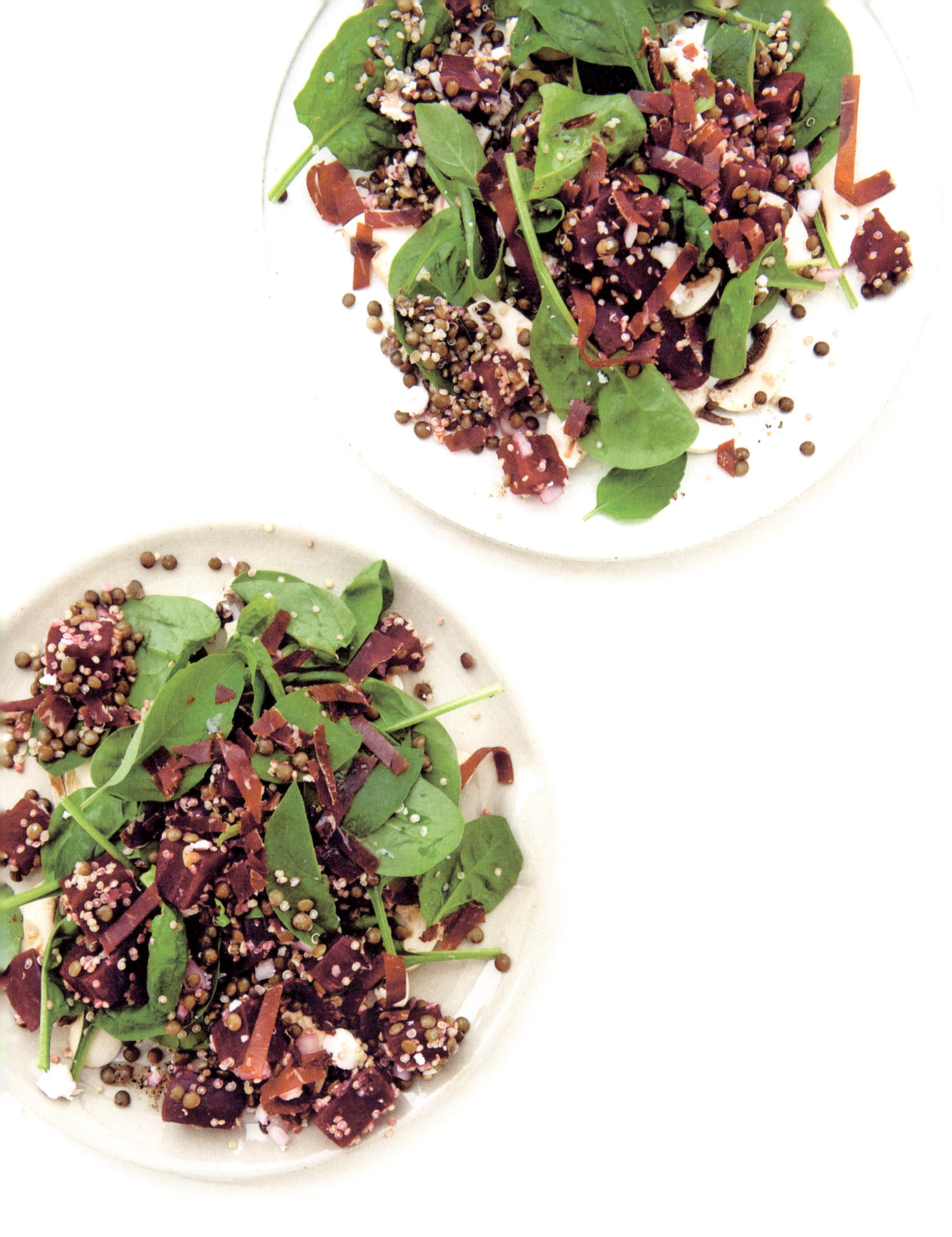

PASTA
& LÉGUMES

POUR 1 PERSONNE
PRÉPARATION : 30 MN
CUISSON : 35 MN

INGRÉDIENTS	CALORIES
85 G DE PÂTES (SPAGHETTIS, PENNE…)	293
1/2 COURGETTE (125 G)	21
100 G DE FENOUIL	31
1/2 AUBERGINE (100 G)	24
100 G DE CHAMPIGNONS DE PARIS	22
100 G DE POUSSES D'ÉPINARD	24
200 G DE TOMATES	36
1 C. À CAFÉ D'HUILE D'OLIVE	45
2 PINCÉES DE PIMENT DE CAYENNE	1
2 PINCÉES DE CUMIN	1
SEL ET POIVRE	
TOTAL	498

VERSION HOMME	
110 G DE PÂTES	380
TOTAL	585

Je cuisine mon plat

Préparer les légumes : nettoyer et couper en morceaux la courgette, le fenouil, l'aubergine et les champignons. Les faire cuire pendant 15 mn à la vapeur (excepté les champignons). Nettoyer les pousses d'épinard et en mixer 25 g avec les tomates, l'huile d'olive, du sel et du poivre et 2 cuillères à soupe d'eau. Verser la sauce dans une sauteuse et laisser mijoter pendant 10 mn à feu moyen. Ajouter le piment de Cayenne, le cumin, les champignons et les légumes cuits à la vapeur, et poursuivre la cuisson à feu doux pendant 10 mn. Pendant ce temps, faire cuire la portion de pâtes (la moitié par repas) 1 à 2 mn de moins que le temps indiqué sur le paquet. Prélever 1 petite louche de l'eau des pâtes et la verser dans la sauce aux légumes. Réserver la moitié de cette sauce pour le second repas. Égoutter les pâtes et les verser dans la sauteuse, remuer en continuant à les cuire pendant 1 mn. Déguster immédiatement avec 1 poignée de pousses d'épinard fraîches mélangée au dernier moment. Procéder de la même façon pour le second repas.

C'est prêt !

Astuce : cuire les pâtes en une seule fois et réchauffer tout doucement pour le second repas… Mais j'ai toujours peur que les pâtes ne soient trop cuites, donc je préfère procéder en 2 fois !

POINT NUTRITION

Vous pouvez utiliser des pâtes au quinoa ou au sarrasin pour réaliser une recette sans gluten.

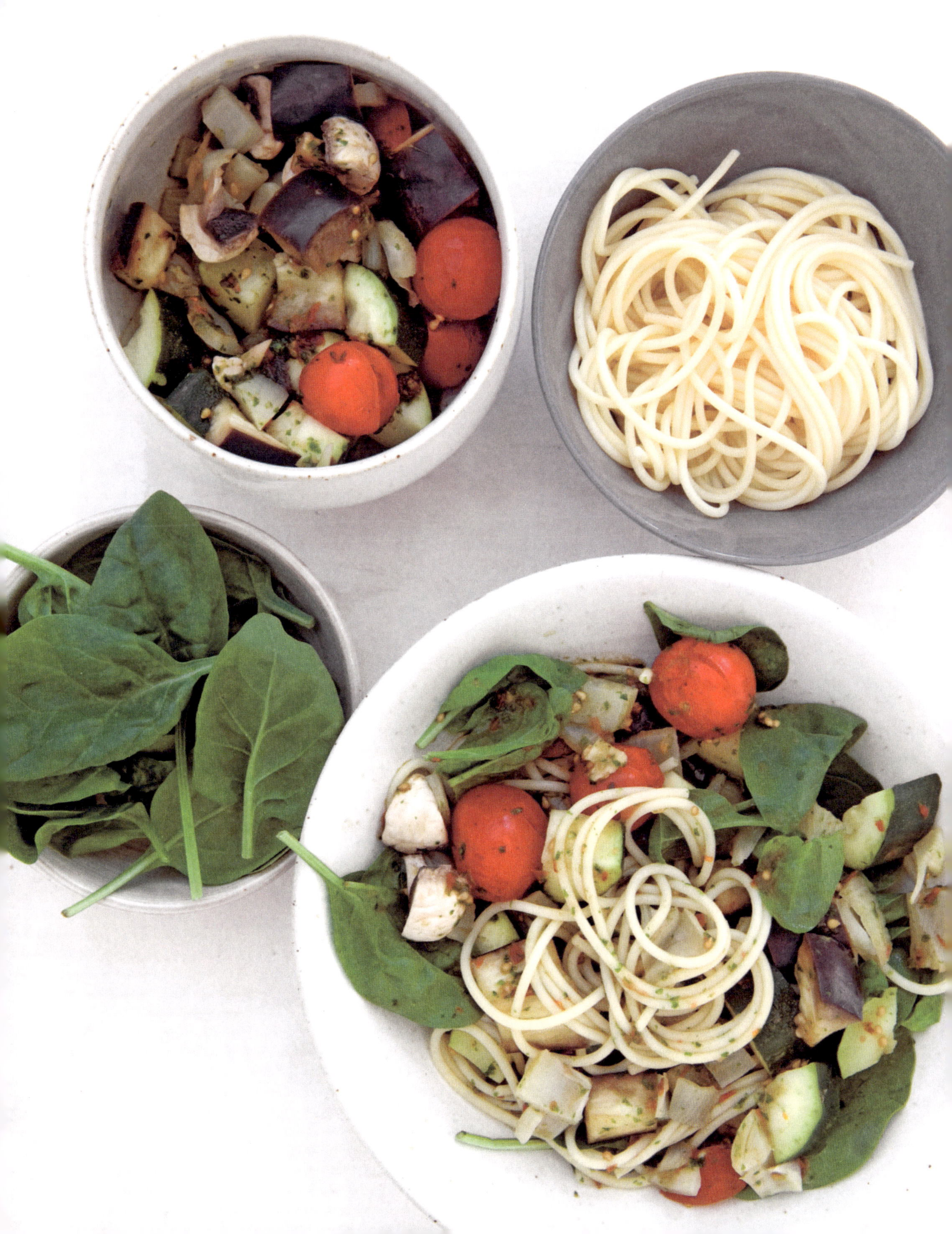

MINESTRONE

Super 500 calories

POUR 1 PERSONNE
PRÉPARATION : 25 MN
CUISSON : 40 MN

INGRÉDIENTS	CALORIES
35 G D'ORGE PERLÉ	123
35 G DE QUINOA	128
1/2 CAROTTE (50 G)	22
1/2 COURGETTE FERME (125 G)	21
50 G DE PETITS POIS ÉCOSSÉS (125 G AVEC COSSE)	40
50 G DE FÈVES ÉCOSSÉES	44
1 BLANC DE POIREAU (75 G)	42
1/2 OIGNON (50 G)	14
1 PINCÉE DE PIMENT MOULU	1
1 GOUSSE D'AIL HACHÉE	4
1/2 CUBE DE BOUILLON DE VOLAILLE DÉGRAISSÉ	6
1 C. À CAFÉ DE CONCENTRÉ DE TOMATES	9
1 PETIT BRIN DE ROMARIN	1
1/2 BOUQUET DE BASILIC CISELÉ	3
1/2 C. À CAFÉ DE GRAINES DE SÉSAME NOIR	13
5 G DE PARMESAN FRAÎCHEMENT RÂPÉ	22
SEL ET POIVRE	
TOTAL	493

VERSION HOMME	
60 G DE QUINOA	219
TOTAL	584

Je cuisine mon plat

Rincer l'orge et le quinoa sous l'eau froide et les mettre dans une cocotte avec 75 cl d'eau froide. Ajouter le romarin, l'ail et la moitié du basilic. Faire cuire à feux doux, à couvert, pendant 15 mn. Préparer les légumes : peler la carotte, la couper en petits tronçons, couper la courgette en cubes, trancher le blanc du poireau en petits tronçons, peler et émincer l'oignon en quartiers. Ouvrir la cocotte, ajouter le piment, le demi-cube de bouillon, le concentré de tomates, la carotte, les petits pois, le poireau et l'oignon. Saler et poivrer. Poursuivre la cuisson 15 mn à couvert, à feu doux. Ouvrir de nouveau et ajouter la courgette et les fèves, et laisser cuire encore 10 mn. Servir immédiatement avec le reste du basilic, saupoudré de parmesan fraîchement râpé et de graines de sésame noir. Le minestrone doit être servi « coulant » et non collant. Si nécessaire, ajouter un peu d'eau en cours de cuisson pour qu'il y en ait toujours dans la cocotte.

C'est prêt !

Mon conseil : pour que la seconde portion ne soit pas trop cuite, filtrer le minestrone une fois cuit et réserver le bouillon à part. Réchauffer tout doucement en réintégrant le bouillon chaud. Cette recette est idéale pour cuisiner pour toute la famille…

Astuce : pour râper mon parmesan, j'utilise une râpe « magique » de la marque Microplane® qui permet d'avoir des flocons de parmesan tellement fins et légers que le volume augmente sans pour autant faire gonfler les calories !

POINT NUTRITION

L'orge est une bonne source de bêta-glucanes, fibre soluble qui aide à maintenir sous contrôle le taux de cholestérol.

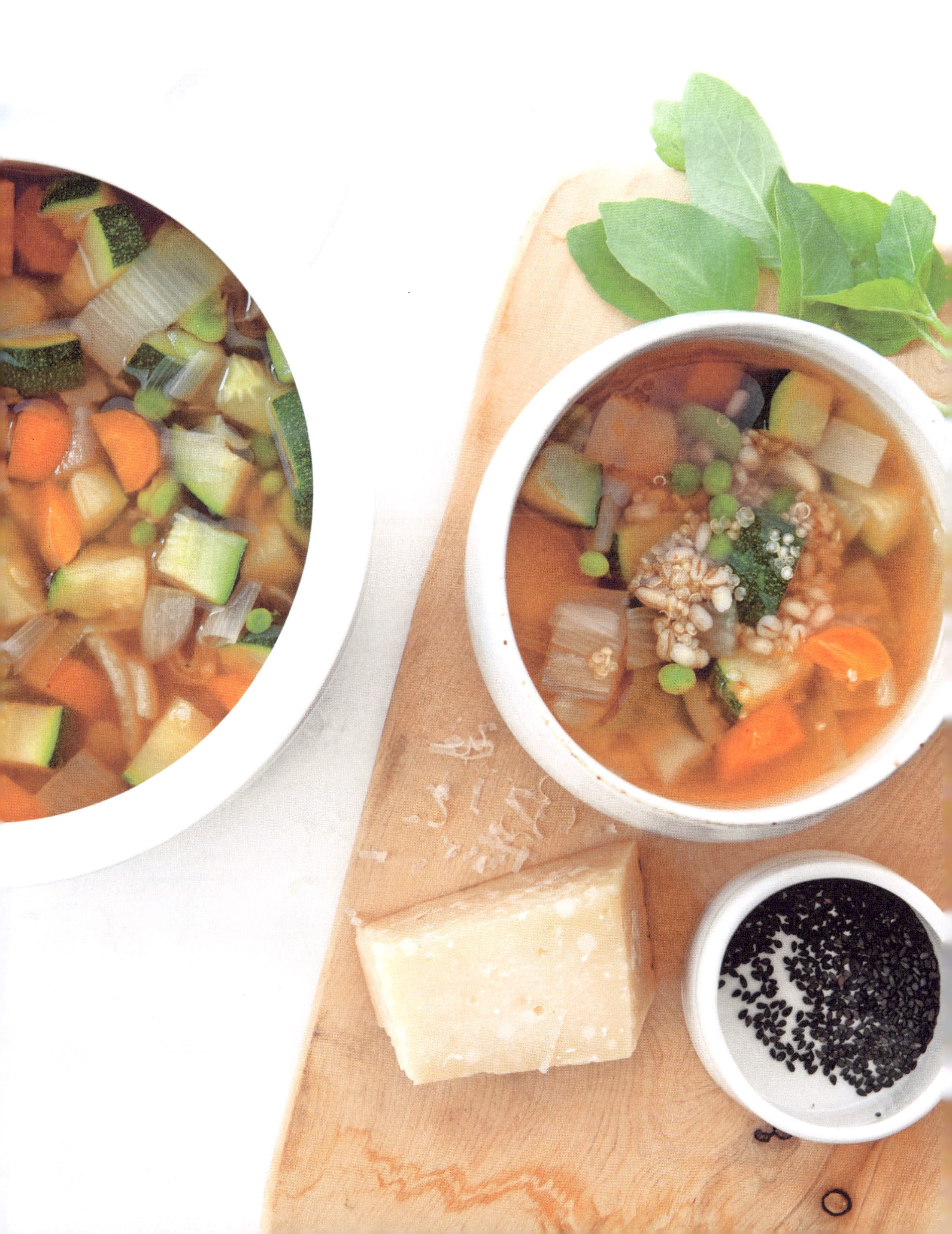

SOUPE D'HIVER

Super 500 calories

POUR 1 PERSONNE
PRÉPARATION : 25 MN
CUISSON : 40 MN

INGRÉDIENTS	CALORIES
50 G DE FILET MIGNON DE PORC	68
30 G DE KASHA (SARRASIN GRILLÉ)	105
80 G DE POMMES DE TERRE	64
100 G DE POTIRON	31
80 G DE TOPINAMBOURS	58
1 BLANC DE POIREAU (75 G)	42
1 PETIT NAVET (100 G)	28
100 G DE CHOU FRISÉ	26
5 G DE PARMESAN	22
1/2 BOUQUET DE PERSIL	5
1 C. À CAFÉ D'HUILE DE NOISETTE	45
SEL ET POIVRE	
TOTAL	494

VERSION HOMME	
75 G DE FILET MIGNON DE PORC	101
50 G DE KASHA (SARRASIN GRILLÉ)	176
TOTAL	598

SANS GLUTEN ♦

Je cuisine mon plat

Faire chauffer 1,25 litre d'eau salée, ajouter tous les légumes préparés et coupés en petits cubes (pommes de terre, potiron, topinambours, navet), le blanc de poireau en tronçons, le chou en lanières, les feuilles de persil et le filet mignon en petits morceaux. Poivrer un peu. Laisser cuire à petits bouillons 30 mn.

Premier repas : servir la soupe bien chaude avec un peu de parmesan et l'huile de noisette.

Second repas : réchauffer la soupe et verser le kasha dans la soupe bouillante. Il restera un peu croquant, mais c'est délicieux comme ça.

C'est prêt !

Variante Veggie : supprimer le filet mignon et compter pour la recette,

45 G DE KASHA	156
TOTAL	477
VERSION HOMME	
75 G DE KASHA	264
TOTAL	485

Répartir le kasha sur les deux repas.

Shopping : vous trouverez facilement du kasha (sarrasin grillé) dans votre supermarché bio.

Mon conseil : vous pouvez très bien préparer la soupe avec tous les ingrédients pour toute la journée. Mais attention, ajoutez une moitié de kasha par repas, sinon il serait beaucoup trop cuit pour le second repas.

POINT NUTRITION

Le kasha est une céréale complète «sans gluten» qui a un indice glycémique faible et permet de donner une sensation de satiété plus longtemps.

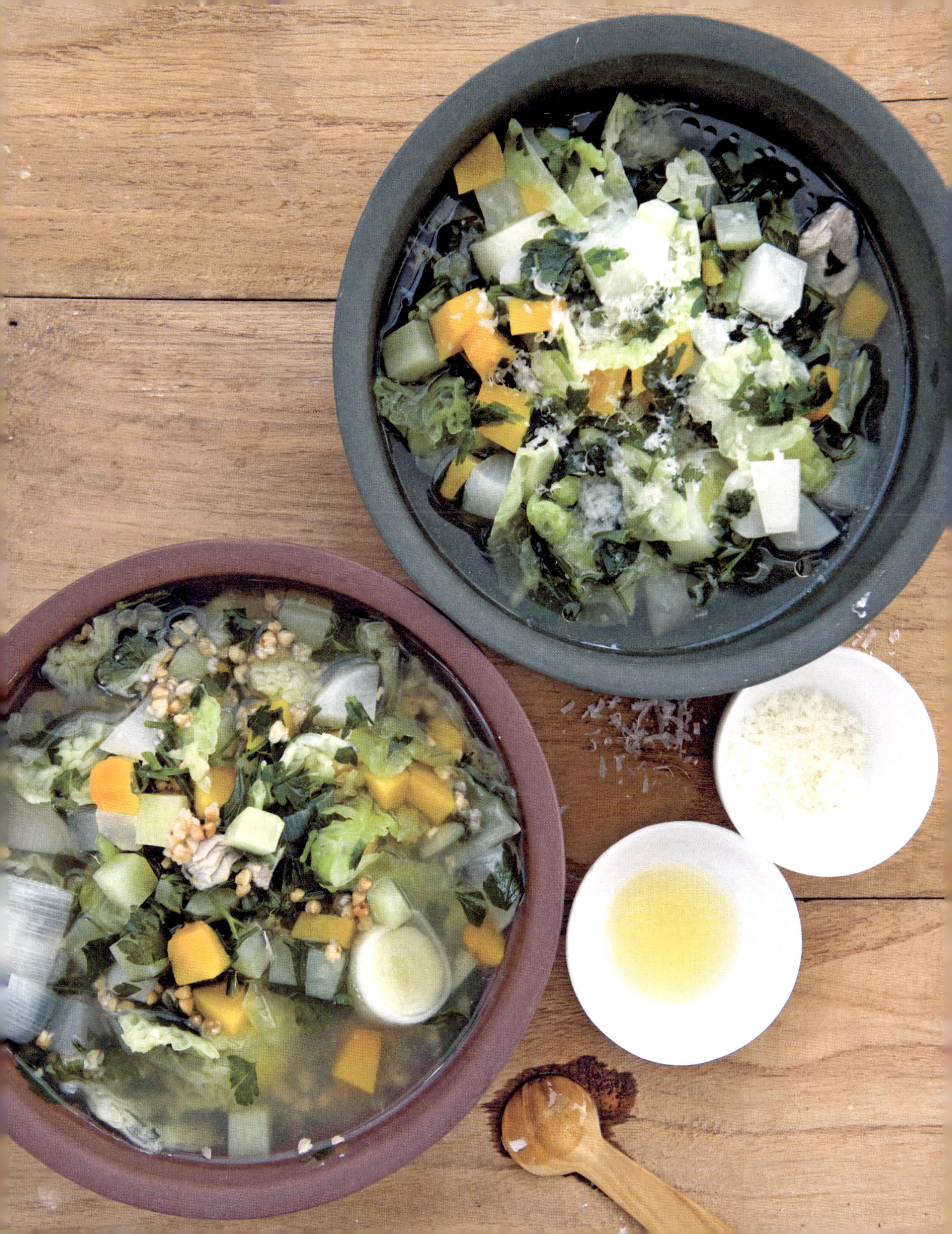

SOUPE
DE HARICOTS NOIRS

Super 500 calories

POUR 4 PERSONNES
PRÉPARATION : 25 MN
CUISSON : 2 H
TREMPETTE : 1 NUIT

INGRÉDIENTS	CALORIES
80 G DE HARICOTS NOIRS, SECS	278
1 TRANCHE DE JAMBON BLANC DÉGRAISSÉ (25 G)	30
1/2 ŒUF DUR DE TAILLE MOYENNE	35
75 CL DE BOUILLON DE VOLAILLE CHAUD ET DÉGRAISSÉ	12
1/2 OIGNON HACHÉ (50 G)	14
1/2 GOUSSE D'AIL HACHÉE	2
100 G DE TOMATES	18
2 POIGNÉES DE POUSSES D'ÉPINARD (50 G)	12
1/2 POIVRON ROUGE (100 G)	31
1/2 C. À CAFÉ DE CUMIN MOULU	2
1/2 PIMENT ROUGE	1
LE JUS ET LE ZESTE DE 1/2 CITRON VERT	5
8 BRINS DE CORIANDRE CISELÉE	3
1 C. À CAFÉ D'HUILE D'OLIVE	45
SEL ET POIVRE	
TOTAL	488

VERSION HOMME

100 G DE HARICOTS NOIRS, SECS	347
2 TRANCHES DE JAMBON BLANC DÉGRAISSÉ (50 G)	60
TOTAL	587

Je cuisine mon plat

Faire tremper les haricots toute une nuit dans l'eau, dans le frigo. Rincer et égoutter. Enlever les grains du morceau de piment et hacher fin. Plonger les haricots dans le bouillon chaud, ajouter l'oignon, le cumin, le piment, l'ail et la moitié de la coriandre, du sel et poivre. Porter à ébullition et laisser mijoter à petits bouillons pendant 2 h. Goûter : les haricots doivent fondre dans la bouche. Mixer avec le jus de citron et du sel. Rallonger avec un peu d'eau bouillante, si nécessaire. Nettoyer les tomates et le poivron puis les trancher en petits morceaux. Servir chaque portion dans une assiette creuse, ajouter les tomates, le poivron, les pousses d'épinard grossièrement ciselées, le reste de coriandre ciselée et le zeste de citron vert. Arroser de quelques gouttes d'huile d'olive au moment de déguster.

Premier repas : servir avec le jambon haché.

Second repas : servir avec le demi-œuf dur haché sur la soupe.

C'est prêt !

Astuce rapido : vous pouvez faire cette soupe avec des haricots rouges en boîte. Déroulé : faire mijoter 10 mn 25 cl de bouillon avec tous les autres ingrédients (ail, oignon, cumin, piment, la moitié de la coriandre) puis mixer avec les haricots cuits.

200 G DE HARICOTS ROUGES, CUITS	280
TOTAL	490
VERSION HOMME	
245 G DE HARICOTS ROUGES, CUITS	344
TOTAL	584

POINT NUTRITION

Les légumes secs sont une excellente source de fibres solubles qui aident à maintenir un système digestif sain.

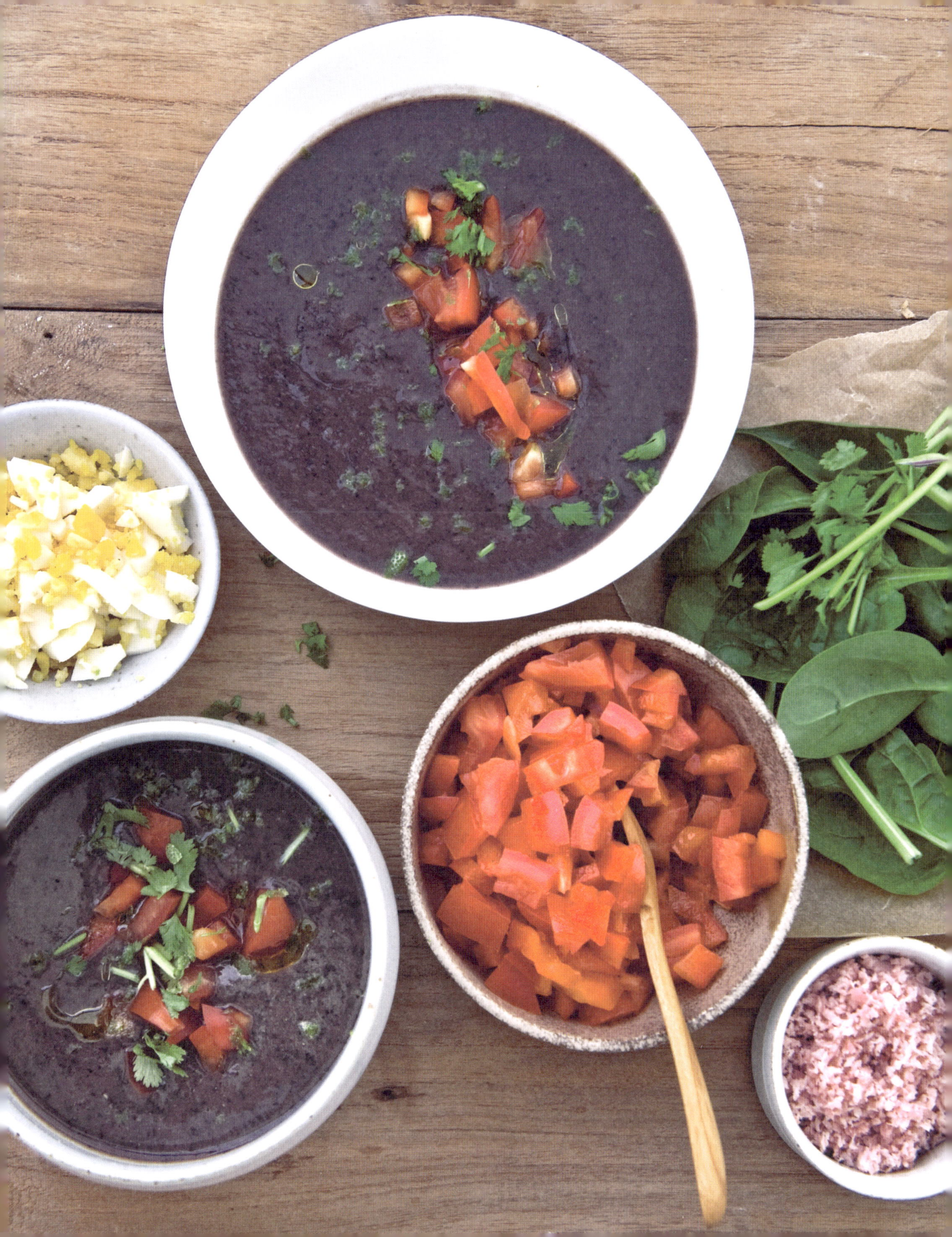

MA RATATOUILLE

POUR UNE JOURNÉE

Super 500 calories

POUR 1 PERSONNE
PRÉPARATION : 20 MN
CUISSON : 4 H

INGRÉDIENTS	CALORIES
1 GROS ŒUF	90
2 COURGETTES (500 G)	84
1 GROSSE AUBERGINE (300 G)	72
1 OIGNON (100 G)	28
2/3 D'UNE BOÎTE DE TOMATES PELÉES (240 G)	50
1 BEAU POIVRON ROUGE (200 G)	62
1 BEAU POIVRON JAUNE (200 G)	62
1 PINCÉE DE CUMIN MOULU	1
1 PINCÉE DE PIMENT DOUX, MOULU	1
1/3 DE BOUQUET DE CORIANDRE FRAÎCHE	4
1 C. À CAFÉ D'HUILE D'OLIVE	45
SEL ET POIVRE	
TOTAL	499

VERSION HOMME	
2 GROS ŒUFS	180
TOTAL	589

SANS GLUTEN ♦

Je cuisine mon plat

Dans une cocotte, verser 1 c. à café d'huile d'olive et faites-y dorer l'oignon pelé et coupé en quartiers sur feu vif pendant 5 mn. Dès que l'oignon est doré, verser les tomates avec leur jus, les courgettes lavées et tranchées en gros cubes, l'aubergine lavée et coupée en morceaux. Saler, poivrer, ajouter le cumin, la coriandre lavée et grossièrement hachée et le piment doux. Laisser cuire à feu très doux, à couvert, pendant 2 h. Pendant ce temps, faire chauffer le gril du four et mettre les poivrons à griller jusqu'à ce qu'ils soient bien noirs de tous les côtés. Les enfermer dans un sac hermétique ou dans une boîte en plastique et les laisser refroidir. Puis enlever la peau et les grains. Couper en lanières. Après les deux premières heures de cuisson de la ratatouille, ajouter les poivrons et poursuivre la cuisson à découvert encore 2 h, à feu très doux. Bien surveiller que cela ne brûle pas, sinon stopper la cuisson.

Second repas : réchauffer tout doucement la ratatouille, servir et ajouter 1 œuf mollet (cuisson 5-6 mn).

Version homme : servir avec 1 œuf mollet à chaque repas.

C'est prêt !

Astuce : préparer la ratatouille la veille et la réchauffer tout doucement.

POINT NUTRITION

Les tomates cuites sont une riche source de lycopène, un puissant antioxydant associé à la prévention de certaines maladies. Les tomates cuites et en conserve contiennent en réalité plus de lycopène que les tomates fraîches!

Perso : je fais souvent cette recette pour toute la famille. Je double les doses et je prélève ma part ! C'est facile, c'est 1/4 du poids total par repas et tout le monde mange la même chose.

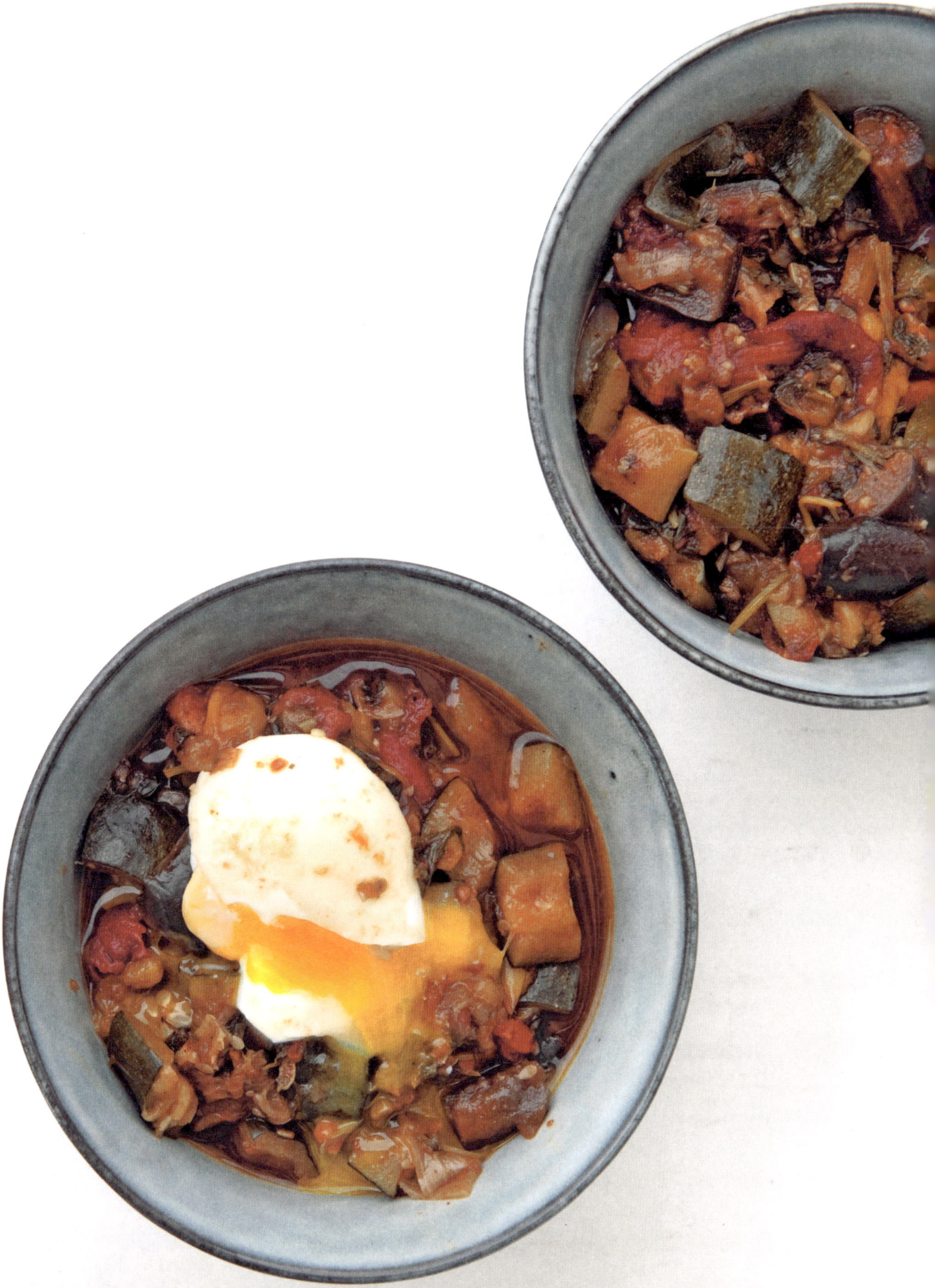

QUINOA

& LÉGUMES D'HIVER

Super 500 calories

POUR 1 PERSONNE
PRÉPARATION : 20 MN
CUISSON : 13 MN

INGRÉDIENTS	CALORIES
80 G DE QUINOA (170 G CUIT)	294
1 COURGETTE (250 G)	42
150 G DE COURGE BUTTERNUT SANS LA PEAU	75
150 G DE CHOU CHINOIS	18
LE ZESTE DE 1 CITRON VERT	2
10 G DE GRAINES DE COURGE	60
1 OU 2 PINCÉES DE CUMIN MOULU	1
SEL ET POIVRE	
TOTAL	492

VERSION HOMME	
105 G DE QUINOA (220 G CUIT)	386
TOTAL	584

SANS GLUTEN ♦

Je cuisine mon plat

Rincer le quinoa et le faire cuire dans 1,5 fois son volume d'eau salée mais sans huile. Verser le quinoa quand l'eau est bouillante et compter 7 mn pour une cuisson « al dente » afin de le réchauffer un peu plus tard sans trop le cuire. Couper le feu et laisser gonfler pendant 5 mn. Passer le quinoa sous l'eau froide pour arrêter sa cuisson et égoutter. Pendant ce temps, nettoyer tous les légumes, trancher la courgette et la courge en petits cubes et le chou en lanières. Faire chauffer une grande sauteuse à sec et cuire les légumes à feu vif pendant 5 mn en remuant souvent. Baisser le feu, ajouter 3 c. à soupe d'eau et le cumin, et laisser cuire encore 2 mn en remuant, saler et poivrer. Mélanger les légumes avec le quinoa, ajouter les graines de courge concassées. Au moment des repas, réchauffer tout doucement une portion en ajoutant 1 à 2 c. à soupe d'eau, si nécessaire. Avant de déguster, parsemer de zeste de citron vert.

C'est prêt !

Variante :

Remplacer la courge butternut et le chou chinois par

150 G DE POTIRON	47
150 G CHOU FRISÉ	39
TOTAL	485
VERSION HOMME	577

POINT NUTRITION

Le quinoa n'est pas une céréale mais une graine ! C'est un « super aliment » riche en protéines (14 %), source de fibres, de magnésium et de fer.

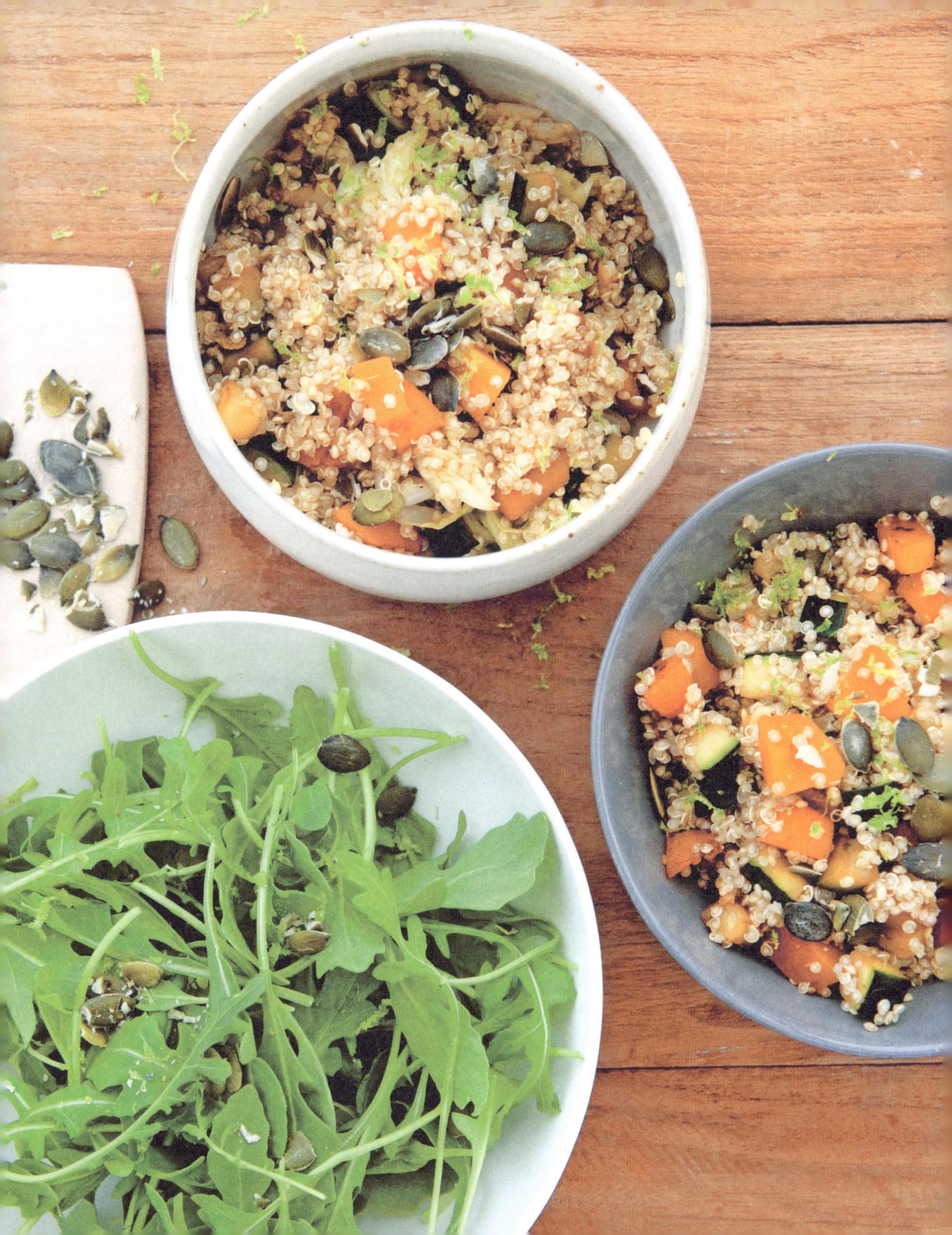

RISOTTO
D'ÉPEAUTRE

Super 500 calories

POUR 1 PERSONNE
PRÉPARATION : 15 MN
CUISSON : 35 MN

INGRÉDIENTS	CALORIES
85 G DE GRAND ÉPEAUTRE	287
50 CL DE BOUILLON DE VOLAILLE DÉGRAISSÉ	8
2 TRANCHES DE VIANDE DES GRISONS (16 G)	24
1 OIGNON NOUVEAU	3
120 DE CHAMPIGNONS DE PARIS	26
90 G DE PETITS POIS ÉCOSSÉS (225 G AVEC COSSE)	72
1 POIGNÉE DE ROQUETTE (25 G)	6
5 G DE PARMESAN RÂPÉ	22
2 BRINS DE BASILIC	2
1 C. À CAFÉ D'HUILE D'OLIVE	45
SEL ET POIVRE	
TOTAL	495

VERSION HOMME	
115 G DE GRAND ÉPEAUTRE	388
70 CL DE BOUILLON DE VOLAILLE DÉGRAISSÉ	11
TOTAL	599

Je cuisine mon plat

Faire chauffer l'huile dans une grande sauteuse, ajouter l'oignon coupé en petits morceaux (tige et bulbe) et laisser dorer pendant 2 mn. Ajouter l'épeautre et mélanger pour bien enrober les grains. Saler, poivrer légèrement et verser le bouillon chaud. Laisser mijoter, à petit feu, pendant 15 mn à couvert, ajouter les petits pois, couvrir et laisser cuire encore 15 mn. Nettoyer et couper les champignons en morceaux, puis les ajouter 5 mn avant la fin. Mélanger de temps en temps pour obtenir une consistance crémeuse. Servir chaque portion avec la viande des Grisons tranchée en petits morceaux, la roquette, un peu de parmesan et des feuilles de basilic. Saler et poivrer, si nécessaire.

C'est prêt !

Mon conseil : après avoir servi la première portion, je vous conseille d'étaler le reste du risotto dans un grand plat froid pour stopper la cuisson. Réchauffez-le avec 10 cl d'eau bouillante dans une casserole tout doucement quelques minutes pour la seconde portion.

Variante Veggie : doubler les quantités de parmesan et supprimer la viande des Grisons.

TOTAL FEMME	493
TOTAL HOMME	597

Shopping : vous trouverez facilement le grand épeautre dans les magasins bio.

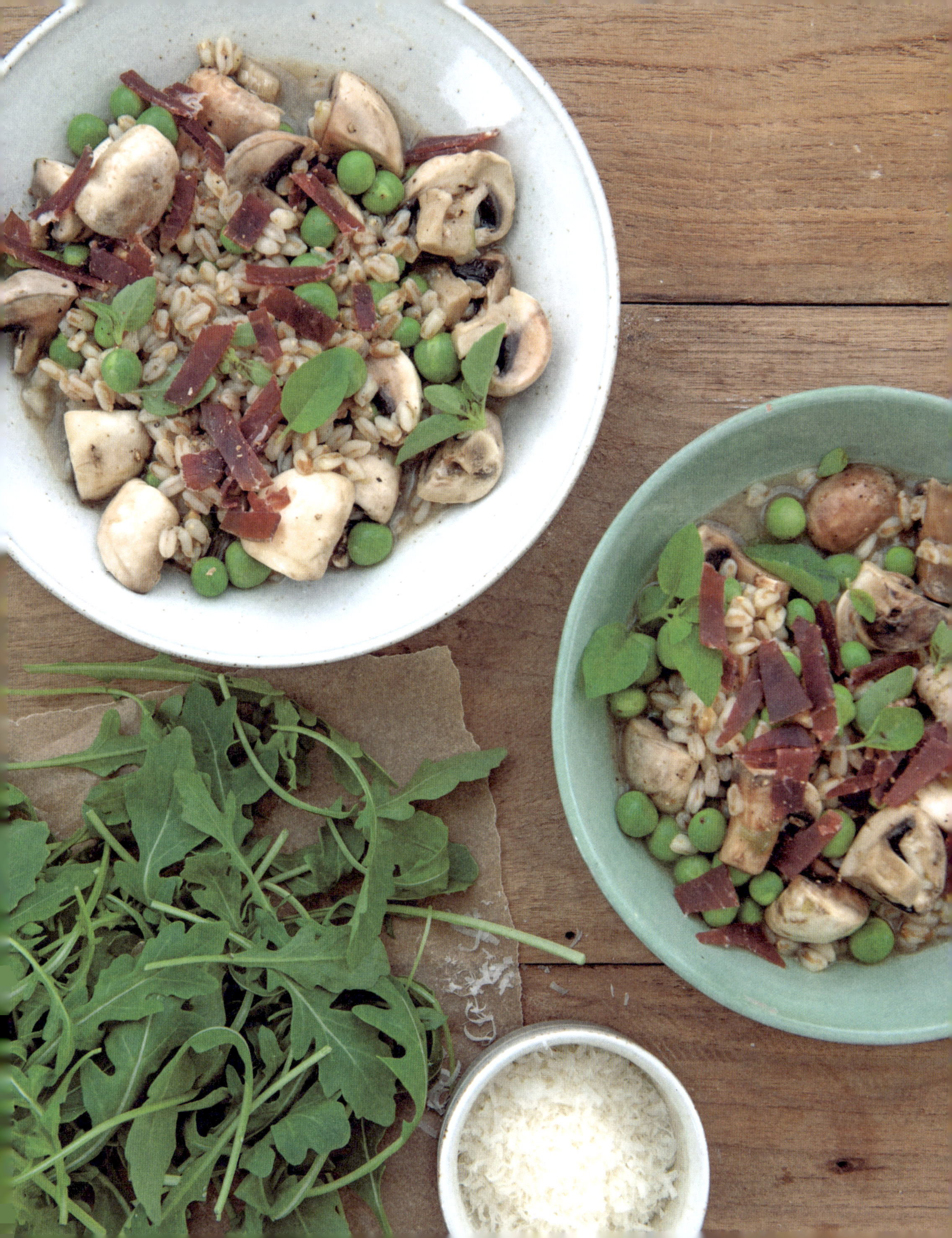

SOUPE
D'ÉTÉ

Super 500 calories

POUR 1 PERSONNE
PRÉPARATION : 25 MN
CUISSON : 40 MN

INGRÉDIENTS	CALORIES
80 G DE NOIX DE SAINT-JACQUES SANS CORAIL	70
25 G DE QUINOA (55 G CUIT)	92
100 G D'ASPERGES VERTES	22
1 COURGETTE (250 G)	42
50 G DE PETITS POIS ÉCOSSÉS (125 G AVEC COSSE)	40
2 CAROTTES (200 G)	82
1/2 BULBE DE FENOUIL (150 G)	47
1 BOUQUET DE PERSIL	10
25 G DE POUSSES D'ÉPINARD	6
50 G DE POMMES DE TERRE	40
1 FEUILLE DE LAURIER	1
1 C. À CAFÉ D'HUILE DE COLZA	45
LE ZESTE DE 1 CITRON VERT	2
SEL ET POIVRE	
TOTAL	499

VERSION HOMME	
50 G DE QUINOA (105 G CUIT)	184
TOTAL	591

SANS GLUTEN ♦

Je cuisine mon plat

Acheter des noix de Saint-Jacques très fraîches pour manger crues (préparer sans corail). Les couper en petits morceaux et les faire mariner au frigo, dans l'huile de colza avec la moitié du zeste de citron vert, du sel et du poivre. Préparer la soupe : faire chauffer 75 cl d'eau salée, ajouter tous les légumes préparés et coupés en petits cubes (asperges, courgette, carottes, fenouil, pomme de terre), les petits pois écossés, les feuilles de persil, les pousses d'épinard et la feuille de laurier. Poivrer un peu. Laisser cuire 30 mn à petits bouillons.

Premier repas : déposer les noix de Saint-Jacques dans le fond d'une assiette creuse et verser une portion de bouillon et de légumes chauds sur le dessus.

Second repas : rincer le quinoa puis le faire cuire dans 1,5 fois son volume d'eau salée mais sans huile pendant 7 mn, stopper la cuisson et laisser gonfler hors du feu 5 mn sans couvrir. Verser le quinoa dans la soupe réchauffée, saupoudrer le reste du zeste de citron vert et déguster immédiatement.

C'est prêt !

Variante Veggie :

supprimer les noix de Saint-Jacques et compter,

40 G DE QUINOA (85 G CUIT)	147
TOTAL	484
VERSION HOMME	
70 G DE QUINOA (150 G CUIT)	258
TOTAL	595

Répartir le quinoa sur les deux repas.

POINT NUTRITION

Les coquilles Saint-Jacques sont riches en source de tryptophane aminé qui aide à gérer les sautes d'humeur et à mieux dormir.

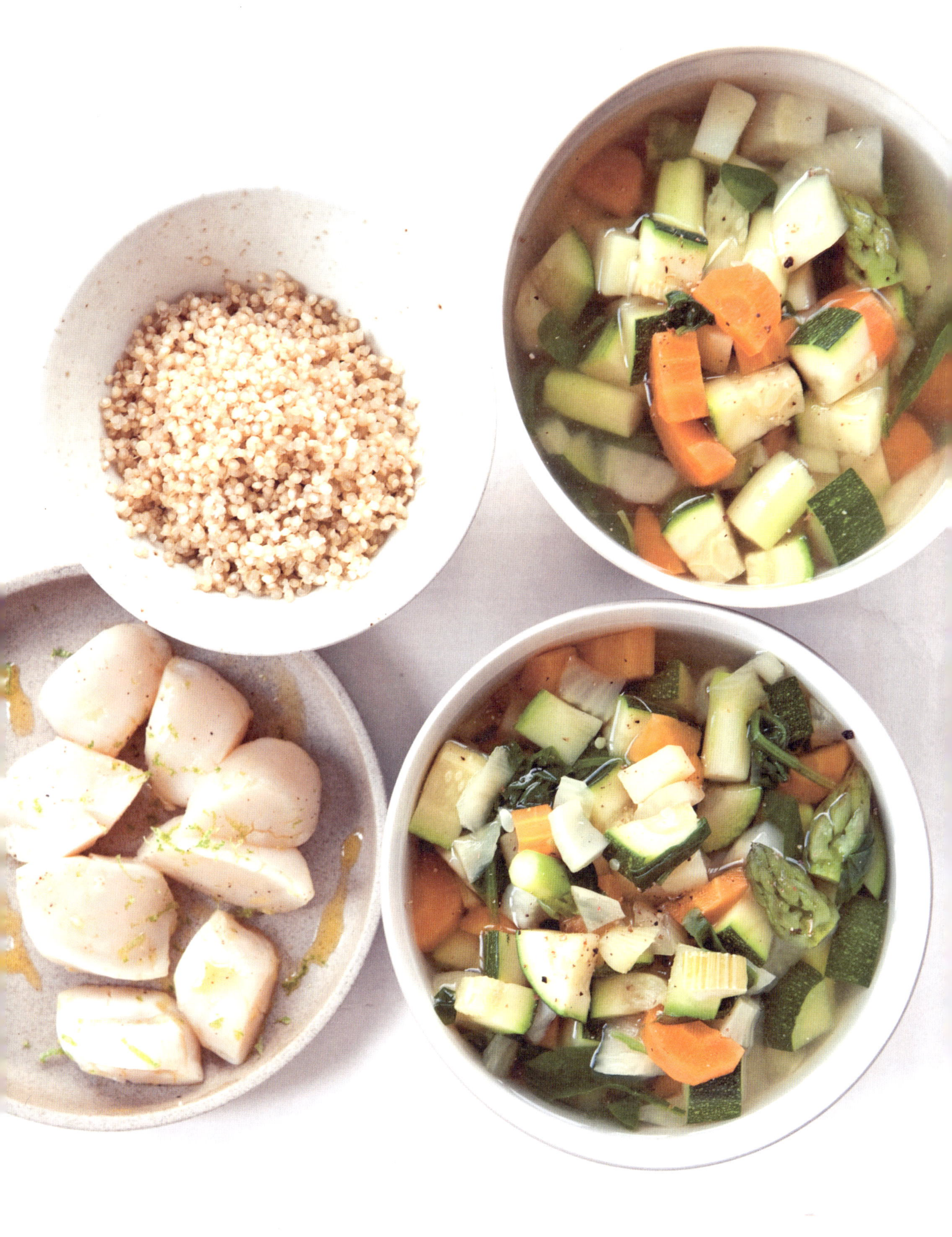

RIZ NOIR, PETITS POIS,

ASPERGES & MENTHE

Super 500 calories

POUR 1 PERSONNE

PRÉPARATION : 20 MN

CUISSON : 1 H

INGRÉDIENTS	CALORIES
40 G DE THON AU NATUREL	48
1 ŒUF MOLLET DE TAILLE MOYENNE	71
55 G DE RIZ NOIR COMPLET (110 G CUIT)	193
80 G DE PETITS POIS SANS COSSE (200 G AVEC COSSE)	64
150 G D'ASPERGES BLANCHES	36
12 TOMATES CERISES (150 G)	24
8 FEUILLES DE MENTHE FRAÎCHE	1
1 POIGNÉE DE ROQUETTE (25 G)	6
1 C. À CAFÉ D'HUILE D'OLIVE	45
SEL ET POIVRE	
TOTAL	488

VERSION HOMME

85 G DE RIZ (170 G CUIT)	298
TOTAL	593

SANS GLUTEN ♦

Je cuisine mon plat

Verser le riz dans 2,5 fois son volume d'eau froide. Ajouter du sel et faire cuire 45 mn à petits bouillons (voir page 124). Éplucher les asperges et couper les bouts secs, laver les petits pois et faire cuire le tout à la vapeur pendant 10 mn. Une fois le riz cuit, le passer sous l'eau froide et l'égoutter. Laisser tiédir les légumes, couper les asperges en tronçons et les verser sur le riz avec les petits pois. Ajouter la roquette et la menthe ciselée, les tomates coupées en petits morceaux, l'huile d'olive, du sel et du poivre. Garder au frais avant de consommer.

Premier repas : prélever une part et ajouter le thon émietté.

Second repas : faire cuire un œuf mollet 5-6 mn, l'écaler sous un filet d'eau froide et le déposer sur la préparation.

C'est prêt !

Mon conseil : si la salade est un peu sèche avec le thon, ajouter 1 à 2 c. à soupe d'eau tiède et mélanger intimement ou mixer la moitié des tomates pour donner un petit jus.

Shopping : vous trouverez le riz noir complet dans les épiceries bio.

POINT NUTRITION

Le riz noir est une source riche en antioxydants anthocyanes qui aident à protéger des risques de maladies cardio-vasculaires entre autres.

Variante :

Remplacer le thon par,

45 G DE TOFU	54
TOTAL	494
VERSION HOMME	599

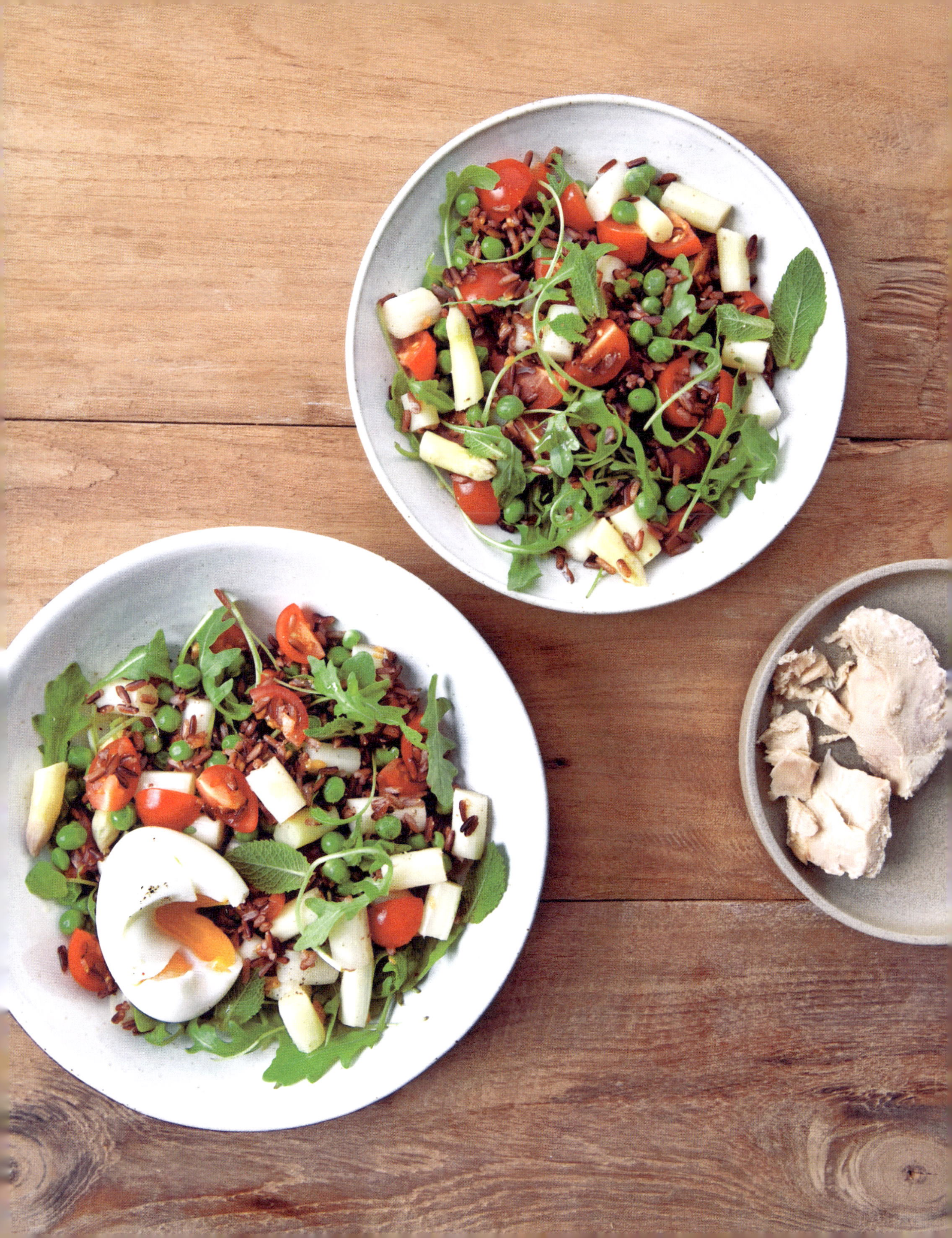

SAINT-JACQUES
AU PESTO

Super 500 calories

POUR 1 PERSONNE

PRÉPARATION : 15 MN

CUISSON : 7 MN

INGRÉDIENTS	CALORIES
180 G DE NOIX DE SAINT-JACQUES (SANS CORAIL) (5-6 PIÈCES)	157
140 G DE FÈVES D'ÉDAMAME ÉCOSSÉES	178
75 G DE POIS CHICHES CUITS	84
50 G DE COURGETTE	9
1 POIGNÉE DE ROQUETTE (25 G)	6
1 FEUILLE DE KALE (10 G)	5
1 BRIN DE MENTHE	1
LE JUS ET LE ZESTE DE 1 CITRON VERT	10
1 C. À CAFÉ D'HUILE D'OLIVE	45
SEL ET POIVRE	
TOTAL	495

VERSION HOMME	
210 G DE NOIX DE SAINT-JACQUES (6-7 PIÈCES)	183
160 G DE FÈVES D'EDAMAME ÉCOSSÉES	203
115 G DE POIS CHICHES CUITS	128
TOTAL	590

SANS GLUTEN ♦

Je cuisine mon plat

Déposer les noix de Saint-Jacques nettoyées dans une petite assiette et les assaisonner de sel et de poivre. Couvrir et mettre au frais le temps de réaliser la recette. Cuire la courgette 10 mn à la vapeur. La mixer avec la moitié de la roquette, la moitié du jus de citron vert, la moitié de la menthe, l'huile d'olive et 2,5 cl d'eau, du sel et du poivre. Porter à ébullition une casserole d'eau salée et plonger les fèves d'édamame pendant 2 à 3 mn si elles sont encore congelées, 45 sec si elles sont déjà décongelées et 8 à 9 mn si elles sont fraîches : elles doivent rester assez croquantes. Égoutter et sortir les fèves de leur cosse, en récupérer le poids indiqué pour la recette et « donner les autres à vos enfants, amis, voisins… arrosées d'un filet de sauce soja sucrée… ». Ôter la tige épaisse de la feuille de kale et la couper en morceaux. Rincer et égoutter les pois chiches et les mélanger aux fèves, au kale et à la salade. Ajouter le zeste de citron vert, les feuilles de menthe restantes ciselées, du sel et du poivre.

Premier repas : servir la moitié des Saint-Jacques crues, surtout si elles sont très fraîches, avec la salade et le pesto.

Second repas : saisir les Saint-Jacques 1 mn de chaque côté et servir immédiatement avec le reste de la salade et du pesto.

C'est prêt !

Variante : vous pouvez aussi manger toutes les Saint-Jacques cuites ou crues ! À vous de voir, les deux options sont vraiment bonnes.

Shopping : les fèves d'édamame sont une variété de fèves de soja qu'on trouve de plus en plus sur les étalages ou au rayon surgelés.
Le kale est une sorte de chou frisé très nutritif, bourré de vitamines mais un peu amer ! À consommer sans modération. Vous aurez peut-être un peu de mal à en trouver, mais il va se faire de plus en plus présent sur les étalages.

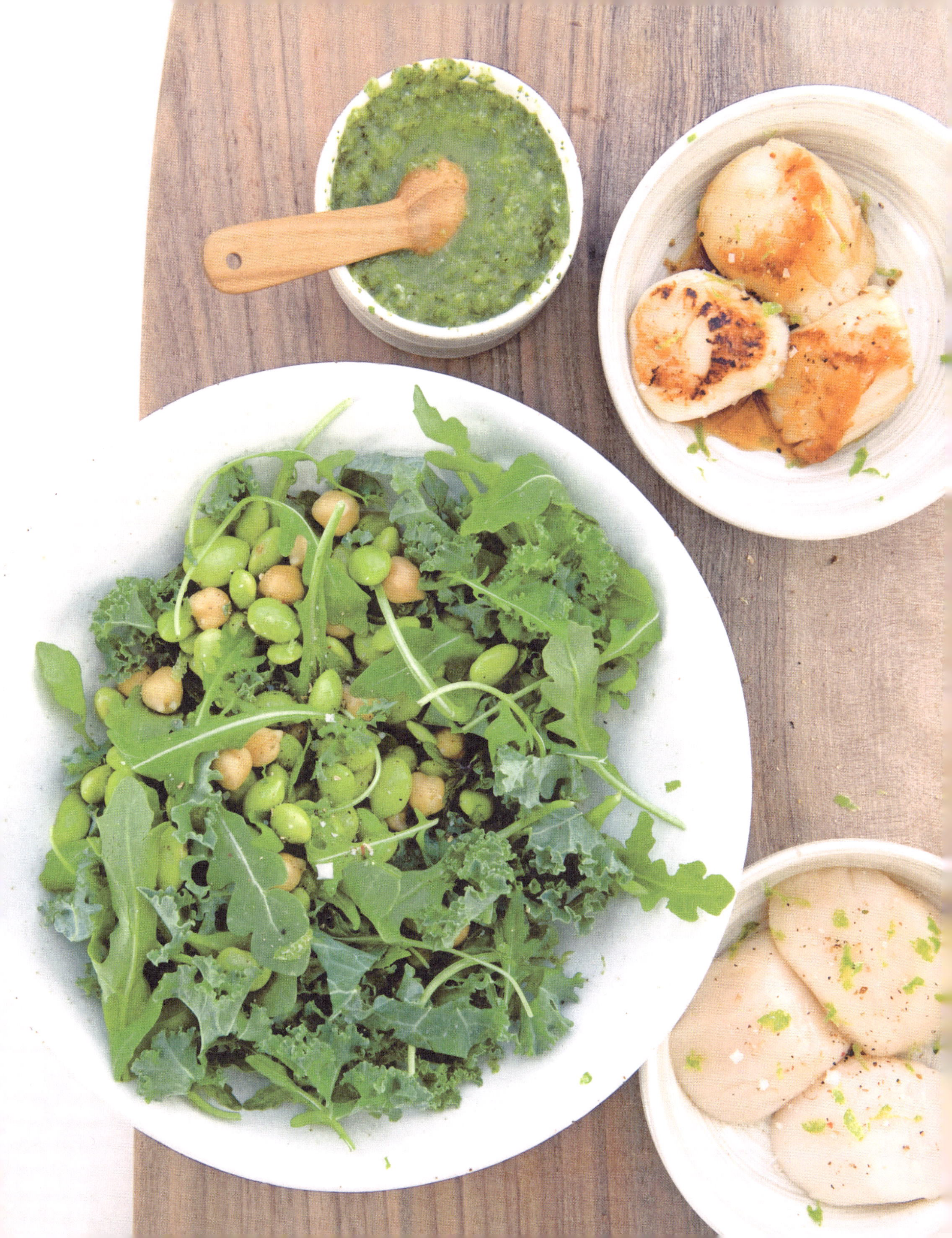

SALADE THAÏE

Super 500 calories

POUR 1 PERSONNE

PRÉPARATION : 15 MN

CUISSON : 5 MN

INGRÉDIENTS	CALORIES
60 G DE VERMICELLES DE SOJA	199
50 G DE MANGUE	32
2 OIGNONS NOUVEAUX (10 G)	5
1 CM DE GINGEMBRE RÂPÉ	2
1/2 PIMENT ROUGE FRAIS	1
1 C. À SOUPE DE SAUCE SOJA	10
40 G DE POUSSES DE SOJA	12
1/2 PETITE ÉCHALOTE HACHÉE	3
8 BRINS DE CORIANDRE + 2 BRINS DE MENTHE	3
LE ZESTE ET LE JUS DE 1 CITRON VERT	10
1 C. À CAFÉ D'HUILE DE PÉPINS DE RAISIN	45
5 CL D'EAU DE COCO	10
1 POIGNÉE DE POUSSES DE SALADE (25 G)	6
100 G DE CREVETTES ROSES, CUITES	80
75 G DE THON ROUGE, CRU	81
SEL ET POIVRE	
TOTAL	499

VERSION HOMME	
80 G DE VERMICELLES DE SOJA	265
100 G DE THON ROUGE, CRU	108
TOTAL	592

Je cuisine mon plat

Déposer les vermicelles de soja dans un saladier et verser de l'eau bouillante dessus. Laisser gonfler pendant 5 mn puis égoutter. Remettre les vermicelles dans le saladier en les coupant grossièrement avec des ciseaux. Trancher la mangue en petits morceaux, émincer les oignons finement (bulbes et tiges) et hacher le piment rouge (enlever les pépins). Nettoyer les pousses de soja, égoutter.Préparer l'assaisonnement en mélangeant : le gingembre, le piment, la sauce soja, l'échalote,le zeste et le jus de citron vert, l'huile de pépins de raisin et l'eau de coco. Goûter, saler et poivrer, si nécessaire. Verser la sauce sur les vermicelles et bien mélanger. Ajouter la mangue, les oignons, les pousses de soja et les herbes ciselées, mélanger.

Premier repas : ajouter les crevettes décortiquées et coupées en tronçons à une portion.

Second repas : ajouter le thon cru coupé en petits cubes et mélangés avec le reste des vermicelles.

Servir chaque repas avec quelques pousses de salade.

C'est prêt !

Astuce : cette recette est encore meilleure après avoir mariné quelques heures au frigo. Préparez-la la veille, c'est encore mieux et intégrez les herbes et la salade au moment de déguster.

POINT NUTRITION

Les crevettes sont une source faible en gras et riche en protéines. 100 g de crevettes contiennent environ 20 g de protéines et moins de 2 g de matières grasses.

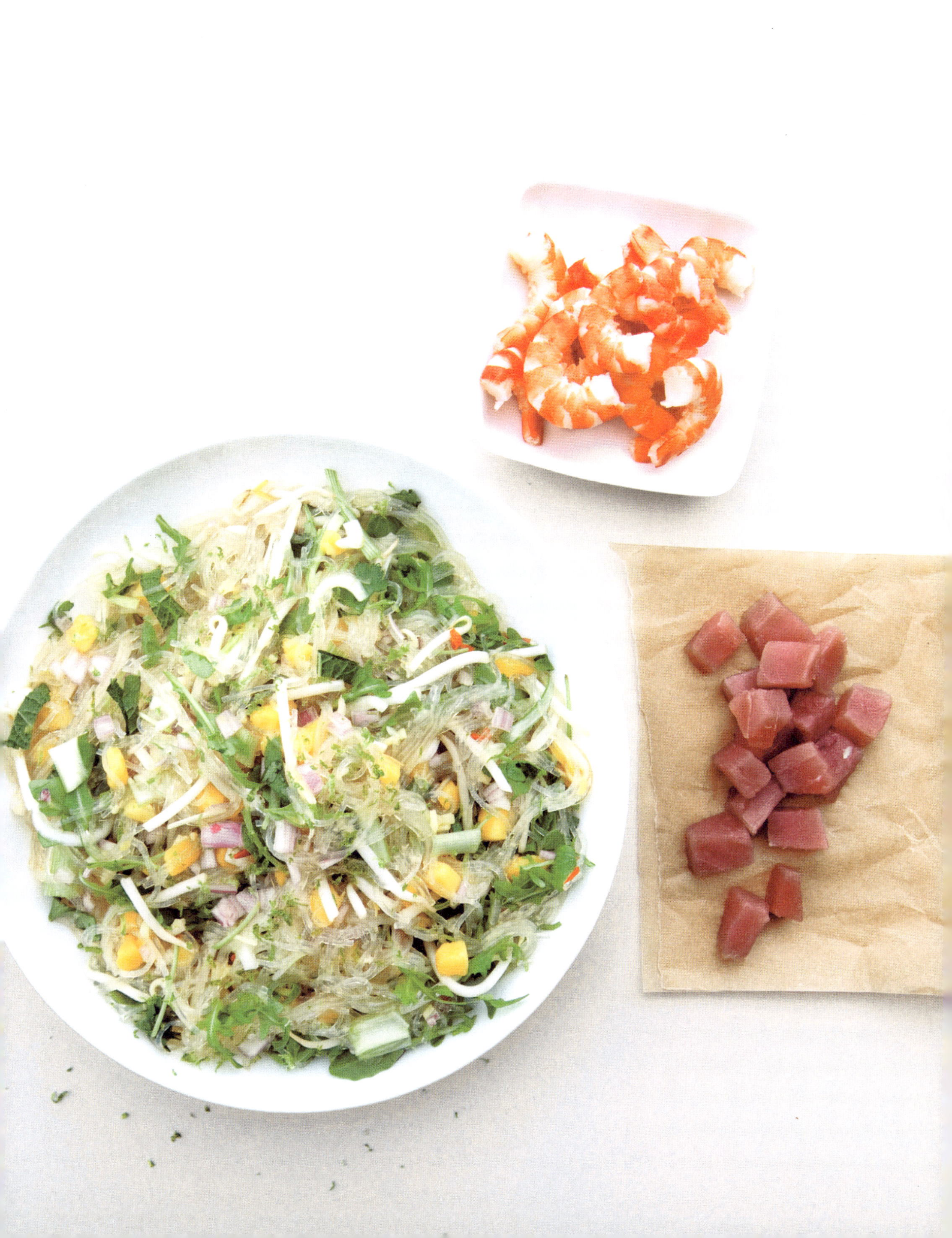

BOULGOUR
& SAUMON CRU

Super **500** calories

POUR 1 PERSONNE
PRÉPARATION : 15 MN
CUISSON : 7 MN
REPOS : 5 MN

INGRÉDIENTS	CALORIES
70 G DE BOULGOUR CRU (280 G CUIT)	240
90 G DE SAUMON	150
1/2 CONCOMBRE (300 G)	36
1 PETITE BOTTE D'OSEILLE (75 G)	19
1/3 DE BOUQUET DE CIBOULETTE	3
1 C. À CAFÉ D'HUILE D'OLIVE	45
1/2 C. À CAFÉ DE VINAIGRE DE CIDRE	5
SEL ET POIVRE	
TOTAL	498

VERSION HOMME	
90 G DE BOULGOUR CRU (360 G CUIT)	309
110 G DE SAUMON	183
TOTAL	600

Je cuisine mon plat

Faire cuire le boulgour dans 2,5 fois son volume d'eau bouillante salée à découvert, à feu moyen pendant 7 mn. Laisser gonfler hors du feu pendant 5 mn. Égoutter et réserver. Arroser le boulgour avec le vinaigre et l'huile d'olive, saler et poivrer. Ajouter le concombre pelé et débité en petits cubes et la ciboulette ciselée. Garder au frais. Nettoyer et trancher le saumon en petits cubes, les assaisonner de sel et de poivre, et réserver au frigo. Au dernier moment, mélanger le boulgour avec l'oseille lavée et ciselée grossièrement. Servir avec les cubes de saumon sur le dessus.

C'est prêt !

À noter : le saumon est bien plus calorique qu'un poisson blanc.

Variante : remplacer le saumon par du cabillaud et rajouter du boulgour.

150 G DE CABILLAUD	120
75 G DE BOULGOUR (300 G CUIT)	257
TOTAL	485
VERSION HOMME	
105 G DE BOULGOUR (420 G CUIT)	360
TOTAL	588

Variante + : remplacer l'oseille par des pousses d'épinard.

Perso : merci à Charlotte pour tes photos mais aussi pour cette recette extra !

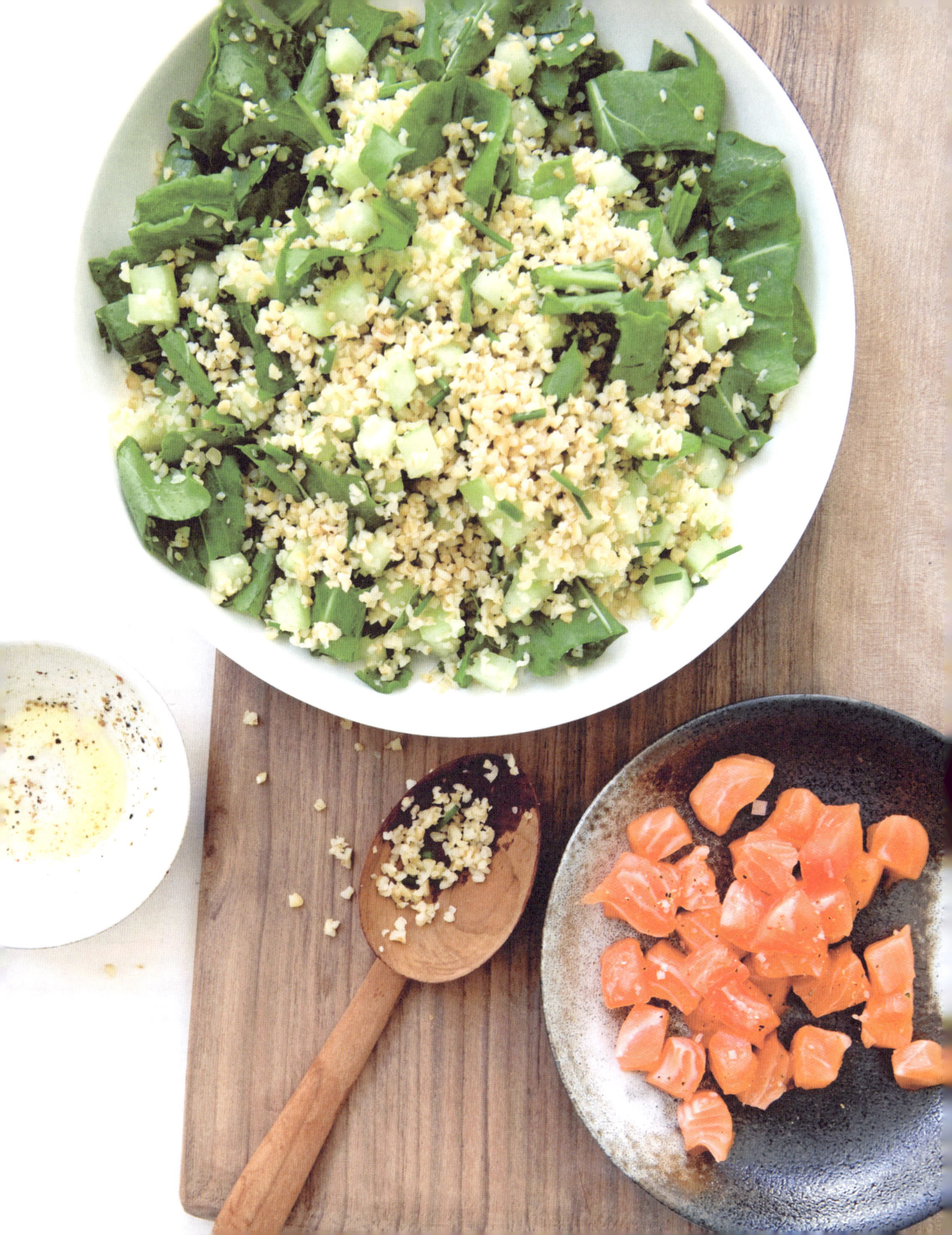

SALADE

DE LENTILLES VERTES

POUR 1 PERSONNE

PRÉPARATION : 15 MN

CUISSON : 20 MN

INGRÉDIENTS	CALORIES
110 G DE LENTILLES VERTES (270 G CUITES)	387
1 OIGNON NOUVEAU	3
1/2 BOUQUET DE CORIANDRE FRAÎCHE, CISELÉE	5
LE JUS (2,5 CL) ET LE ZESTE DE 1 CITRON	12
1 C. À SOUPE DE MOUTARDE	10
1 C. À CAFÉ D'HUILE D'OLIVE	45
40 G DE HADDOCK FUMÉ, CRU	38
SEL ET POIVRE	
TOTAL	500

VERSION HOMME	
100 G DE HADDOCK FUMÉ, CRU	95
1 C. À SOUPE DE CRÈME FRAÎCHE À 30 % DE MG	30
TOTAL	587

Je cuisine mon plat

Faire cuire les lentilles le temps indiqué sur le paquet et les laisser refroidir (ou les passer sous l'eau froide pour stopper la cuisson, puis égoutter). Dans un saladier, déposer l'oignon tranché fin (bulbe et tige), la coriandre, le zeste et le jus du citron. Mélanger, ajouter la moutarde et l'huile, saler légèrement, poivrer et mélanger de nouveau. Verser les lentilles, mélanger, goûter, rectifier l'assaisonnement et laisser reposer au frigo avant de servir.

Second repas : pour varier les plaisirs, ajouter le haddock fumé cru coupé en petits morceaux.

Version homme : ajouter la cuillère à soupe de crème fraîche au même moment que la moutarde.

C'est prêt !

Variante Veggie : supprimer le haddock et compter,

120 G DE LENTILLES (295 G CUITES)	423
TOTAL	498
VERSION HOMME	
130 G DE LENTILLES (320 G CUITES)	458
TOTAL	563

POINT NUTRITION

Les lentilles sont une excellente source de protéines pour les végétariens et les végétaliens. Ils sont une bonne source de fer, environ 7,5 mg pour 100 g.

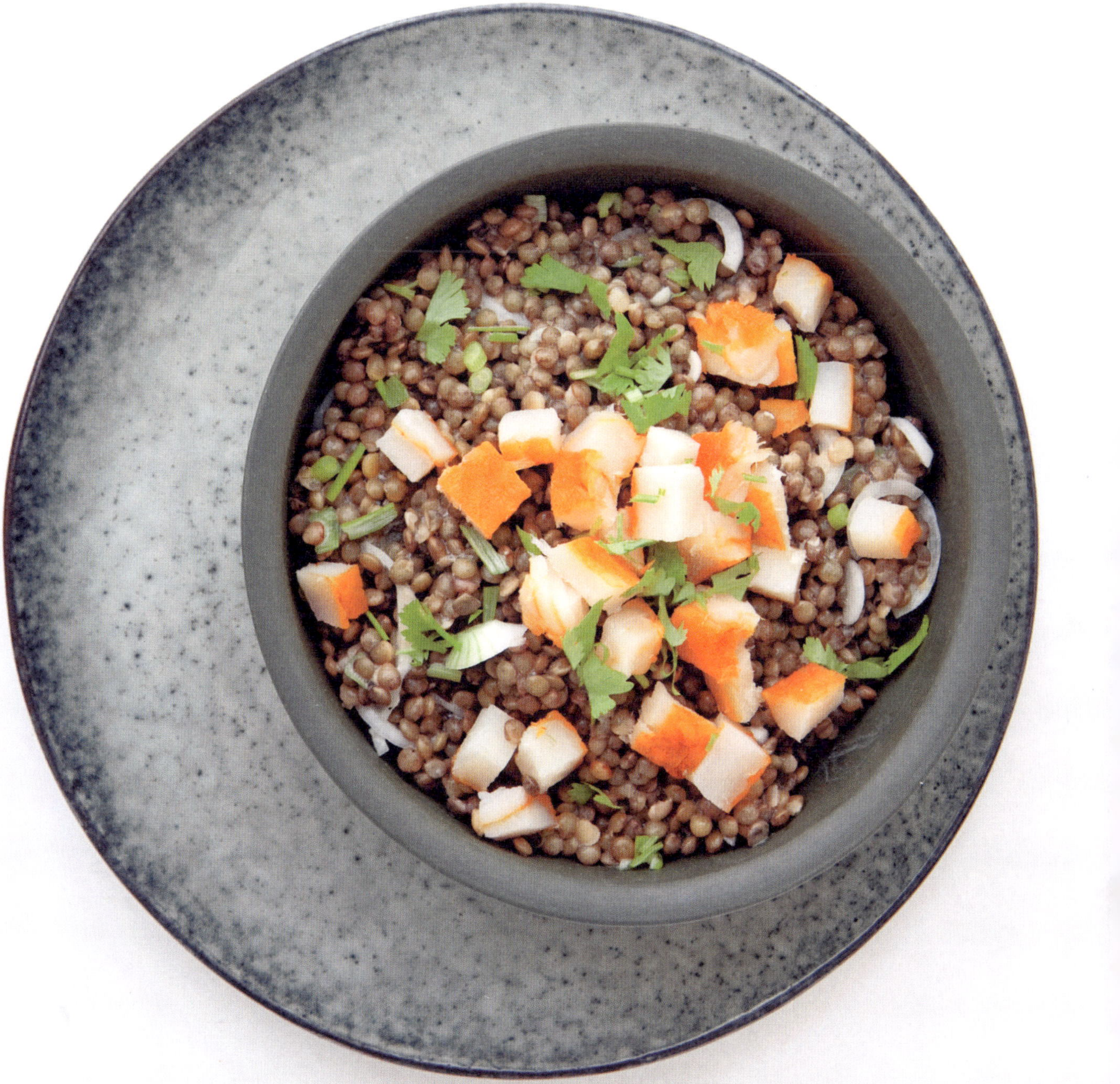

CURRY DE POISSON
& LÉGUMES

POUR 1 PERSONNE

PRÉPARATION : 25 MN

CUISSON : 40 MN

INGRÉDIENTS	CALORIES
100 G DE CREVETTES ROSES, CUITES	80
100 G DE CABILLAUD	80
50 G DE RIZ BASMATI COMPLET (90 G CUIT)	174
100 G DE HARICOTS VERTS	31
100 G DE BROCOLI	34
100 G DE POUSSES D'ÉPINARD	24
1/2 OIGNON (50 G)	14
100 G DE TOMATE	18
1 GOUSSE D'AIL ÉCRASÉE	4
4 FEUILLES DE LIME OU 1 TIGE DE CITRONNELLE	2
2 CM DE GINGEMBRE RÂPÉ	3
1 C. À CAFÉ DE CURRY EN POUDRE	6
1 C. À SOUPE DE SAUCE SOJA	10
6 BRINS DE CORIANDRE	2
1/2 C. À CAFÉ DE GRAINES DE SÉSAME NOIR	13
SEL ET POIVRE	
TOTAL	495

VERSION HOMME	
120 G DE CREVETTES ROSES CUITES	96
120 G DE CABILLAUD	96
70 G DE RIZ BASMATI COMPLET (125 G CUIT)	244
TOTAL	597

Je cuisine mon plat

Porter à ébullition dans une casserole 50 cl d'eau avec l'oignon, la tomate, l'ail, les feuilles de lime, le gingembre râpé, les tiges de coriandre (sans les feuilles), la sauce soja et le curry. Poivrer et saler légèrement. Dès l'ébullition, découvrir et laisser cuire à petits bouillons pendant 30 mn. Préparer les légumes : laver et équeuter les haricots verts. Nettoyer le brocoli. Nettoyer les pousses d'épinard. Faire cuire les haricots verts à la vapeur pendant 15 mn ; 7 mn avant la fin, ajouter le brocoli. Mixer la sauce au curry en veillant à enlever les feuilles de lime. Faire cuire le riz dans une casserole d'eau bouillante salée le temps indiqué sur le paquet. Réserver au chaud. Dans une grande sauteuse (ou un wok) verser la sauce au curry (rallonger avec un peu d'eau bouillante, si nécessaire), ajouter les légumes, remuer et laisser chauffer doucement pendant 2 mn. Ajouter le poisson coupé en morceaux et les crevettes décortiquées, mélanger délicatement et poursuivre la cuisson 3 mn. Servir immédiatement parsemé de feuilles de coriandre ciselées, de graines de sésame et accompagné du riz.

C'est prêt !

Shopping : vous trouverez les feuilles de lime dans les épiceries asiatiques au rayon surgelés. Vous pouvez les remplacer par 1 tige de citronnelle débitée en tronçons.

Astuce : n'hésitez pas à doubler les portions les jours « OFF » pour un repas familial ou un dîner entre amis. Dans ce cas, augmentez légèrement la portion de riz et ajoutez 10 cl de lait de coco dans la sauce.

POINT NUTRITION

Les graines de sésame sont un autre «super aliment» et une source riche d'acides gras oméga-3.

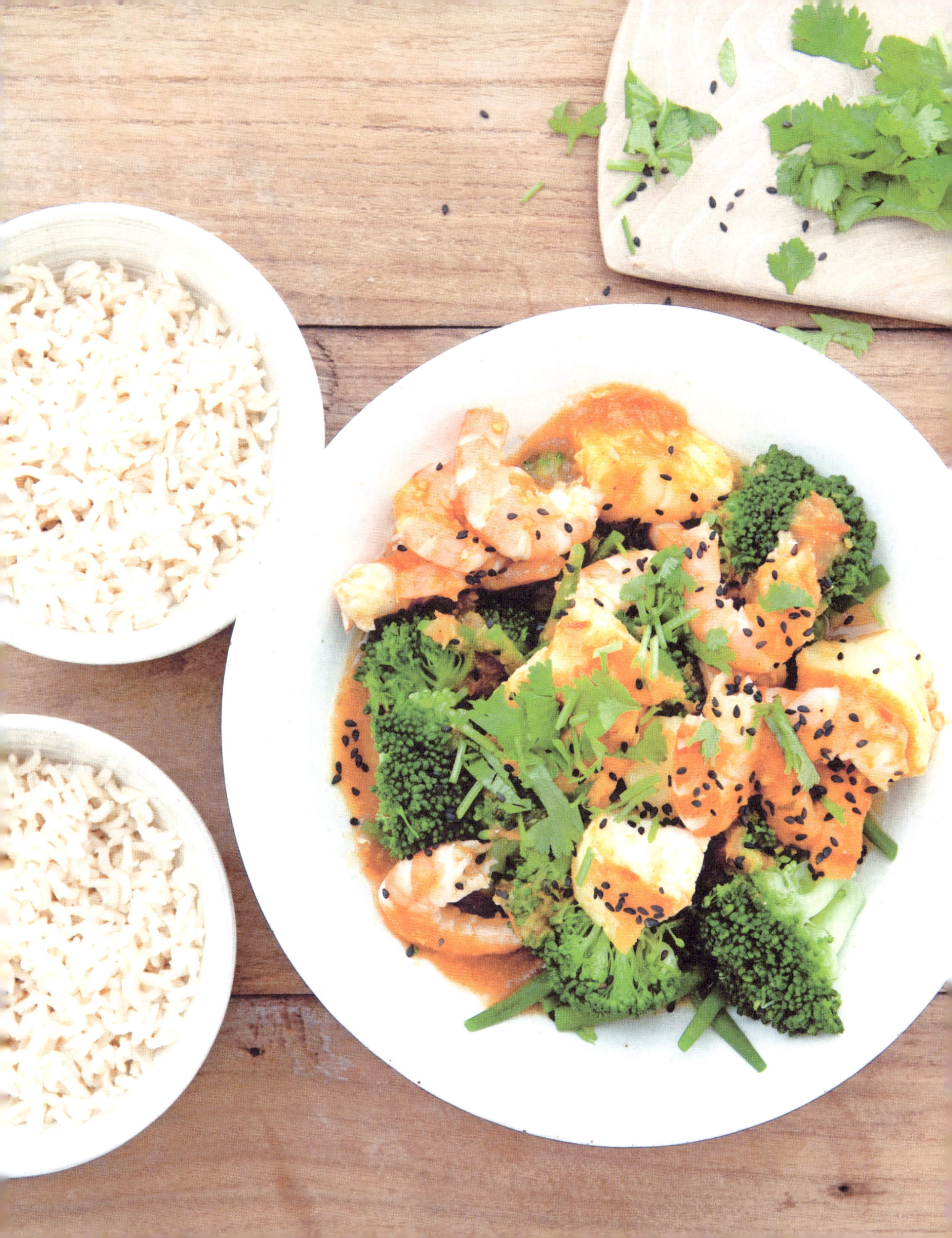

SALADE COMPLÈTE,

FROIDE OU CHAUDE !

Super 500 calories

POUR 1 PERSONNE
PRÉPARATION : 15 MN
CUISSON : 10 MN

INGRÉDIENTS	CALORIES
80 G DE PAVÉ DE CABILLAUD	64
140 G DE HARICOTS ROUGES, CUITS OU 60 G DE HARICOTS ROUGES, SECS	204
90 G DE POIS CHICHES, CUITS OU 25 G DE POIS CHICHES, SECS	100
1 PETIT BULBE FENOUIL (150 G)	47
2 OIGNONS NOUVEAUX (10 G)	5
12 TOMATES CERISES (150 G)	24
2 BRINS DE PERSIL PLAT + 2 BRINS D'ESTRAGON	2
1 POIGNÉE DE ROQUETTE (25 G)	6
1 C. À CAFÉ D'HUILE DE NOISETTE	45
SEL ET POIVRE	
TOTAL	497
VERSION HOMME	
1 GROS ŒUF MOLLET	90
TOTAL	587

SANS GLUTEN ♦

Je cuisine mon plat

Rincer les haricots rouges et les pois chiches puis les verser dans un saladier. Ajouter le fenouil et les oignons (tiges et bulbes) émincés très finement, la roquette ciselée, les tomates coupées en petits morceaux et les herbes ciselées. Assaisonner avec l'huile de noisette, du sel et du poivre. Pour le premier repas : faire cuire le morceau de poisson 6 mn à la vapeur, le laisser refroidir et le mélanger délicatement à une portion de salade. ***Second repas*** : ajouter 3 c. à soupe d'eau et réchauffer tout doucement dans une casserole pour consommer chaud. ***Version homme*** : ajouter 1 œuf mollet (cuisson 5-6 mn) à la version chaude du soir.

C'est prêt !

Astuce : cette salade est très nourrissante et copieuse ; elle est idéale pour les premiers jours de fasting. Vous pouvez choisir de consommer le poisson le midi ou le soir…

Option haricots et pois chiches secs : pour les cuire, procéder comme indiqué sur le paquet avant de les utiliser. Attention, il faudra les faire tremper quelques heures avant de les cuire. Cuisson des haricots rouges en page 124.

Option « rapido » : prendre des haricots et des pois chiches en boîte ! Il y en a de très bons dans le commerce.

Variante Veggie : supprimer le cabillaud et compter,

180 G DE HARICOTS ROUGES, CUITS (75 G SECS)	263
TOTAL	492
VERSION HOMME	582

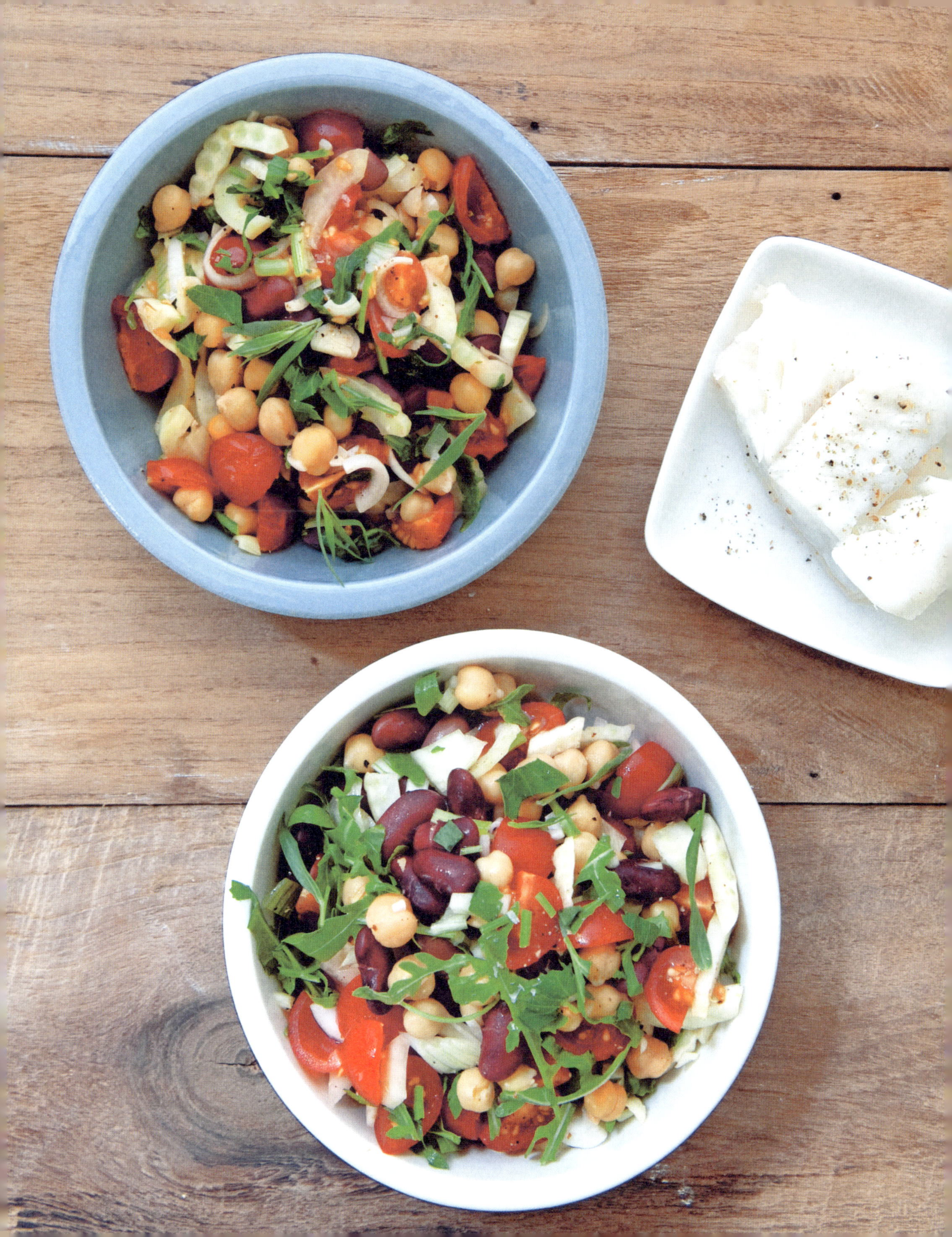

SALADE
DE PÂTES

Super 500 calories

POUR 1 PERSONNE
PRÉPARATION : 15 MN
CUISSON : 10 MN ENVIRON

INGRÉDIENTS	CALORIES
100 G DE PÂTES (SPAGHETTIS, PENNES…)	345
35 G DE THON AU NATUREL	41
1 POIGNÉE DE ROQUETTE (25 G)	6
8 TOMATES CERISES (100 G)	18
1/2 COURGETTE (125 G)	21
30 G DE GROSSES CÂPRES (CÂPRES CERISES)	8
1/2 GOUSSE D'AIL	2
LE ZESTE ET LE JUS DE 1/2 CITRON VERT NON TRAITÉ	5
3 BRINS DE BASILIC	3
1 C. À CAFÉ D'HUILE D'OLIVE	45
SEL ET POIVRE	
TOTAL	494

VERSION HOMME	
120 G DE PÂTES	414
60 G DE THON AU NATUREL	69
TOTAL	591

Je cuisine mon plat

Faire cuire les pâtes « al dente ». Les passer tout de suite sous l'eau froide pour stopper la cuisson, égoutter. Mixer la moitié des tomates avec l'huile d'olive, 2 c. à soupe d'eau, l'ail, du sel, du poivre et le jus de citron. Verser sur les pâtes et mélanger. Ajouter la poignée de roquette grossièrement ciselée, le reste des tomates (50 g) coupées en morceaux, la courgette en petits cubes, les grosses câpres, le zeste de citron, les feuilles de basilic. Mélanger de nouveau.
Second repas : ajouter le thon émietté et mélanger.
C'est prêt !

Astuce : pour éviter de cuire les herbes et la roquette avec le citron, verser le jus de citron au dernier moment, avant de déguster l'une et l'autre portion.

Shopping : si vous ne trouvez pas de grosses câpres, prenez des petites en bocal.

Variante Veggie : supprimer le thon et compter,

110 G DE PÂTES	380
TOTAL	488
VERSION HOMME	
140 G DE PÂTES	483
TOTAL	591

POINT NUTRITION
Vous pouvez prendre des pâtes complètes ou demi-complètes, cela ne change rien au niveau des calories mais c'est meilleur pour la santé : plus de fibres, de vitamines et de minéraux.

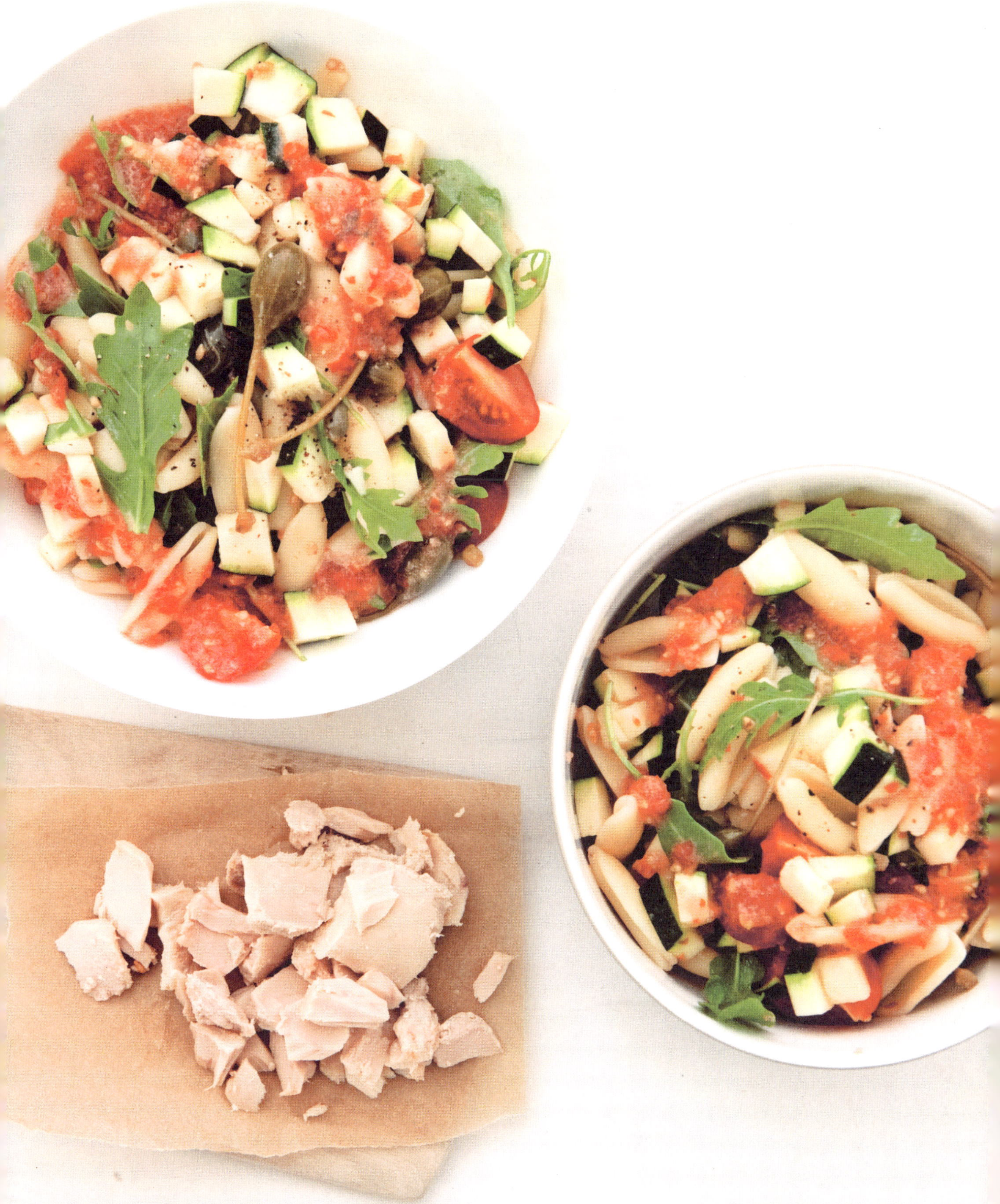

POULET, ENDIVE,

SUCRINE & ARTICHAUTS

Super 500 calories

POUR 1 PERSONNE

PRÉPARATION : 25 MN

CUISSON : 40 MN

INGRÉDIENTS	CALORIES
180 G DE BLANC DE POULET	216
20 G DE COUSCOUS	75
150 G D'ENDIVE	26
1 CŒUR DE SUCRINE (50 G)	8
4 FONDS D'ARTICHAUT CUITS (100 G)	34
2 OIGNONS NOUVEAUX (10 G)	5
2 BRINS D'ESTRAGON	2
LE JUS DE 1/2 ORANGE (5 CL)	23
LE ZESTE DE 1/2 ORANGE	2
1 PETITE C. À CAFÉ DE SIROP D'AGAVE (5 G)	16
1 C. À CAFÉ D'HUILE D'OLIVE	45
1 C. À CAFÉ DE GRAINES DE CHANVRE	33
SEL ET POIVRE	
TOTAL	485

VERSION HOMME	
230 G DE BLANC DE POULET	276
30 G DE COUSCOUS	112
TOTAL	582

Je cuisine mon plat

Préparer une marinade avec le jus d'orange, l'huile d'olive, le sirop d'agave, un peu de sel et de poivre. Trancher en deux le filet de poulet dans l'épaisseur et le faire mariner au frais pendant 30 mn. Préparer le couscous comme indiqué sur le paquet en veillant à ne pas le cuire trop et surtout à ne pas mettre d'huile ni de beurre. Une fois cuit, l'égrainer avec une fourchette. Réserver. Nettoyer et trancher l'endive et la sucrine en lanières. Émincer les oignons (tiges et bulbes). Égoutter les filets de poulet (garder la marinade). Saisir les filets dans une poêle bien chaude pendant 2 mn de chaque côté : ils doivent être un peu grillés. Trancher les filet en lamelles, réserver. Dans la même poêle, faire dorer la moitié des légumes pendant 5 mn à feu vif, en remuant de temps en temps. Au dernier moment, ajouter les fonds d'artichaut coupés en petits morceaux, les brins d'estragon, le poulet, la marinade et le couscous, mélanger et poursuivre la cuisson 2 mn. Verser le tout dans un saladier puis ajouter l'autre moitié des légumes. Mélanger et servir saupoudré de graines de chanvre et de zeste d'orange.

Second repas : réchauffer tout doucement dans la poêle ou déguster froid, c'est aussi très bon.

C'est prêt !

Variante Veggie : supprimer le poulet et compter,

50 G DE TOFU FUMÉ (COUPÉ EN PETITS CUBES AU DERNIER MOMENT)	60
60 G DE COUSCOUS	225
TOTAL	479

VERSION HOMME	
90 G DE COUSCOUS	336
TOTAL	590

Shopping : vous trouverez les graines de chanvre dans les supermarchés bio. Vous pouvez les remplacer par 1 c. à café de graines de sésame (26 cal).

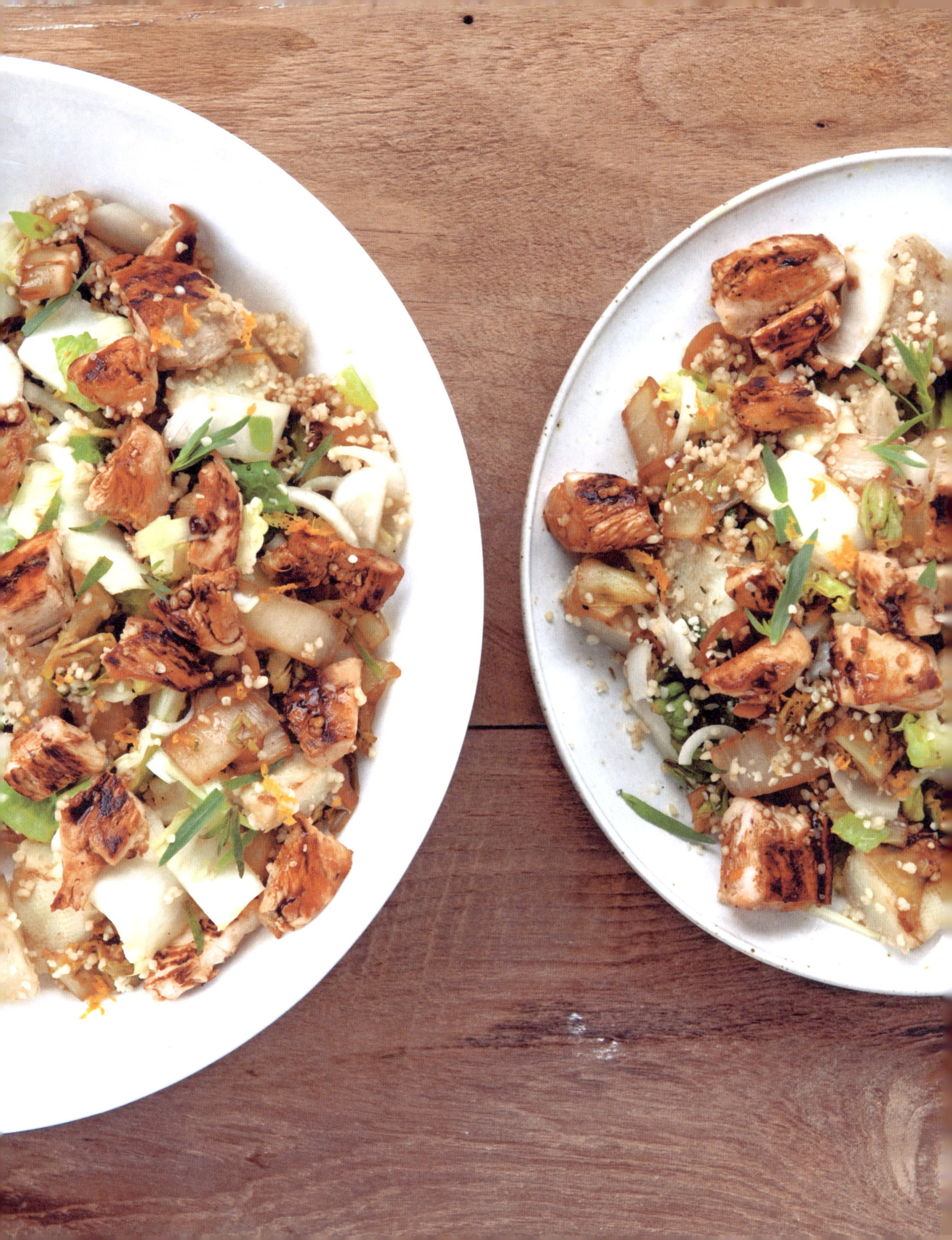

WOK DE POULET

AU SOJA

POUR 1 PERSONNE

PRÉPARATION : 20 MN

CUISSON : 25 MN

INGRÉDIENTS	CALORIES
100 G DE BLANC DE POULET FERMIER	120
60 G DE BOULGOUR CRU (240 G CUIT)	206
250 G DE POUSSES DE SOJA	75
150 G DE CHOU CHINOIS	18
1/2 GOUSSE D'AIL ÉCRASÉE	2
1 PETITE ÉCHALOTE HACHÉE	7
1 CM DE GINGEMBRE RÂPÉ	2
1 OIGNON NOUVEAU ÉMINCÉ (BULBE ET TIGE)	3
8 BRINS DE CORIANDRE CISELÉS	3
1 C. À CAFÉ D'HUILE D'OLIVE	45
1 C. À CAFÉ DE SAUCE SOJA	5
2 C. À SOUPE D'EAU DE COCO	5
1/2 CITRON VERT	4
SEL ET POIVRE	
TOTAL	495

VERSION HOMME	
130 G DE BLANC DE POULET	156
80 G DE BOULGOUR	274
TOTAL	599

Je cuisine mon plat

Faire cuire le boulgour dans 2,5 fois son volume d'eau bouillante salée à découvert, à feu moyen, pendant 7 mn. Laisser gonfler hors du feu pendant 5 mn. Égoutter et réserver. Laver les pousses de soja et les égoutter. Laver les feuilles de chou et les trancher en lanières assez larges. Couper le blanc de poulet en petits morceaux.

Jeter les morceaux de poulet dans un wok chaud avec le gingembre, l'échalote, l'oignon et faire revenir dans l'huile d'olive pendant 2 mn à feu vif : tous les morceaux doivent être bien dorés de tous les côtés. Ajouter l'ail, le chou, la moitié des pousses de soja et 5 cl d'eau. Poursuivre la cuisson à feu moyen pendant 8 mn, en remuant souvent.

Une fois cuit, verser l'eau de coco, la sauce soja, saler un peu et bien poivrer. Mélanger et servir parsemé de coriandre ciselée avec le boulgour réchauffé, le reste des pousses de soja à volonté et des quartiers de citron vert.

C'est prêt !

Variante fish : Remplacer le poulet par des crevettes. Pour ces quantités les calories sont inchangées.

150 G DE CREVETTES ROSES (CRUES ET DÉCORTIQUÉES)	120
VERSION HOMME	
195 G DE CREVETTES	156

Astuce : tripler les quantités et faire de cette recette un plat familial pour les jours « OFF » !

POINT NUTRITION

Les pousses de soja sont une bonne source de folate, nécessaire à la production d'ADN et de globules rouges.

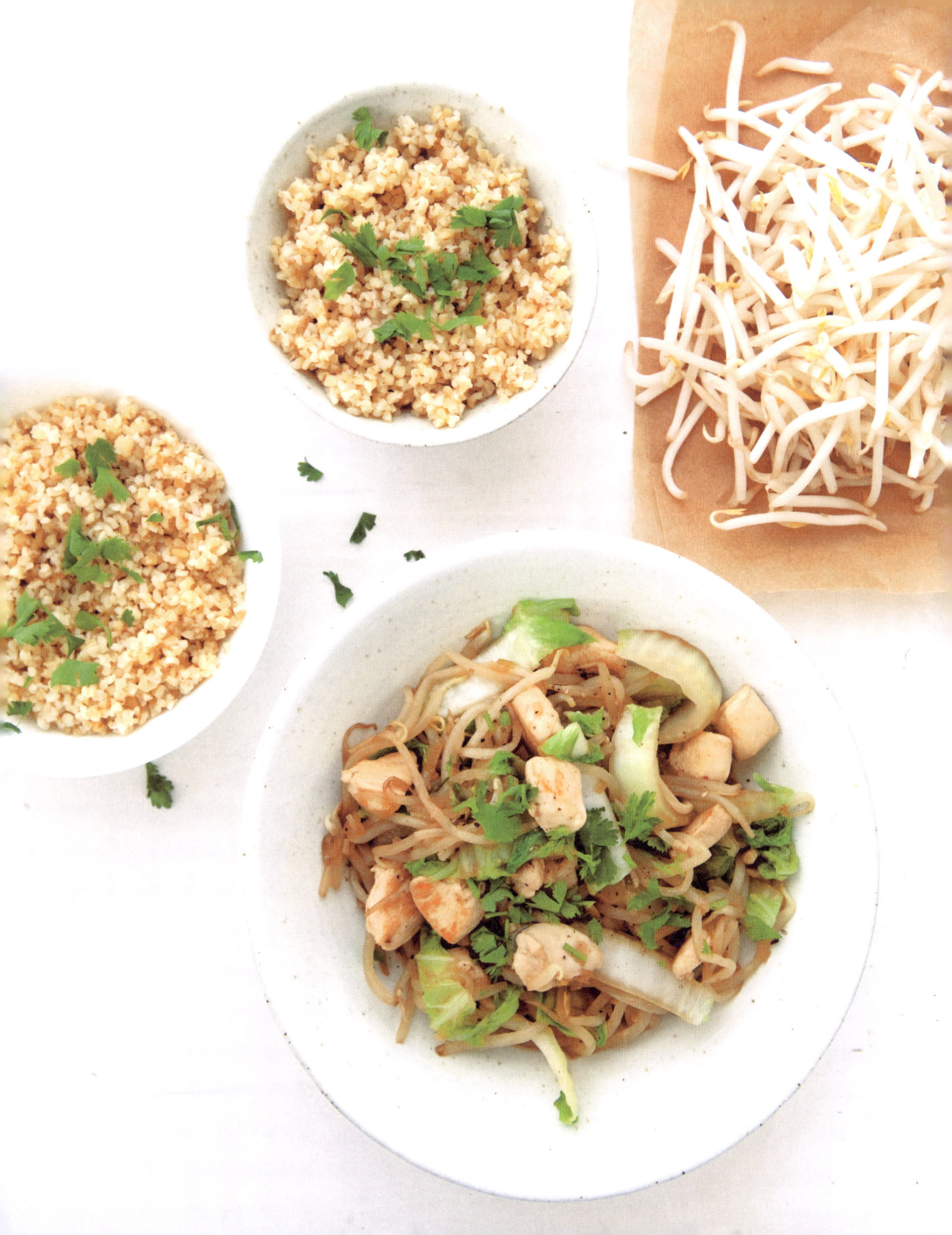

VEAU

AU CITRON CONFIT

Super 500 calories

POUR 1 PERSONNE

PRÉPARATION : 10 MN

CUISSON : 3 H

MARINADE : 1 H

INGRÉDIENTS	CALORIES
100 G DE FILET DE VEAU EN MORCEAUX	140
55 G DE COUSCOUS D'ÉPEAUTRE (110 G CUIT)	188
50 G DE PETITS POIS ÉCOSSÉS (125 G AVEC COSSE)	40
50 G DE FONDS D'ARTICHAUT CUITS	17
50 G DE POUSSES D'ÉPINARD	12
8 TOMATES CERISES (100 G)	18
1/2 GOUSSE D'AIL ÉCRASÉE	2
1/2 OIGNON ÉMINCÉ (50 G)	14
1/2 CITRON CONFIT	9
1/3 DE BOTTE DE CORIANDRE	4
LE JUS DE 1 CITRON	10
1 C. À CAFÉ D'HUILE D'OLIVE	45
SEL ET POIVRE	
TOTAL	499

VERSION HOMME	
120 G DE FILET DE VEAU	168
75 G DE COUSCOUS D'ÉPEAUTRE (150 G CUIT)	257
TOTAL	596

Je cuisine mon plat

Rincer et trancher le citron confit (enlever les pépins). Couper les tomates en petits morceaux. Dans une petite cocotte, mélanger l'ail, l'oignon, le citron confit, les tomates, la moitié de la coriandre ciselée, le jus de citron, l'huile d'olive et du poivre. Déposer les morceaux de viande dans cette marinade, mélanger et laisser macérer pendant 1 h au frigo. Préchauffer le four à 150 °C. Couvrir la viande d'eau, porter à ébullition sur une plaque de cuisson puis fermer la cocotte et mettre au four au moins 3 h. Surveiller de temps en temps en ajoutant un peu d'eau, si nécessaire. Quinze minutes avant la fin, ajouter les petits pois et les fonds d'artichaut tranchés en morceaux. Faire cuire le couscous dans 3 fois son volume d'eau bouillante salée pendant 8 mn à feu moyen puis laisser gonfler hors du feu pendant 5 mn. Servir le veau accompagné du couscous, des pousses d'épinard nettoyées et du reste de coriandre ciselée. Attention, surtout ne pas saler ce plat qui l'est déjà avec le citron confit.

C'est prêt !

Variante fish : remplacer le veau par de la dorade.

140 G DE FILET DE DORADE	140
TOTAL	499
VERSION HOMME	
165 G DE FILET DE DORADE	165
TOTAL	593

Déroulé : faire cuire la marinade dans la cocotte avec un verre d'eau au four pendant 1 h. Ajouter les légumes et le poisson coupé en gros morceaux et laisser cuire 15 mn. C'est plus simple, beaucoup plus rapide et hyper bon.

Astuce : ce plat est aussi très bien pour les jours « OFF ». Augmenter légèrement les quantités de viande, ajouter d'autres légumes, carottes, navets…

POINT NUTRITION

L'épeautre est une céréale complète très nutritive, ce qui est parfait pour les jours «FAST»! Il s'agit d'une forme de blé, mais comme il a une teneur en gluten plus faible que le blé conventionnel, il peut parfois être toléré par les personnes sensibles au gluten.

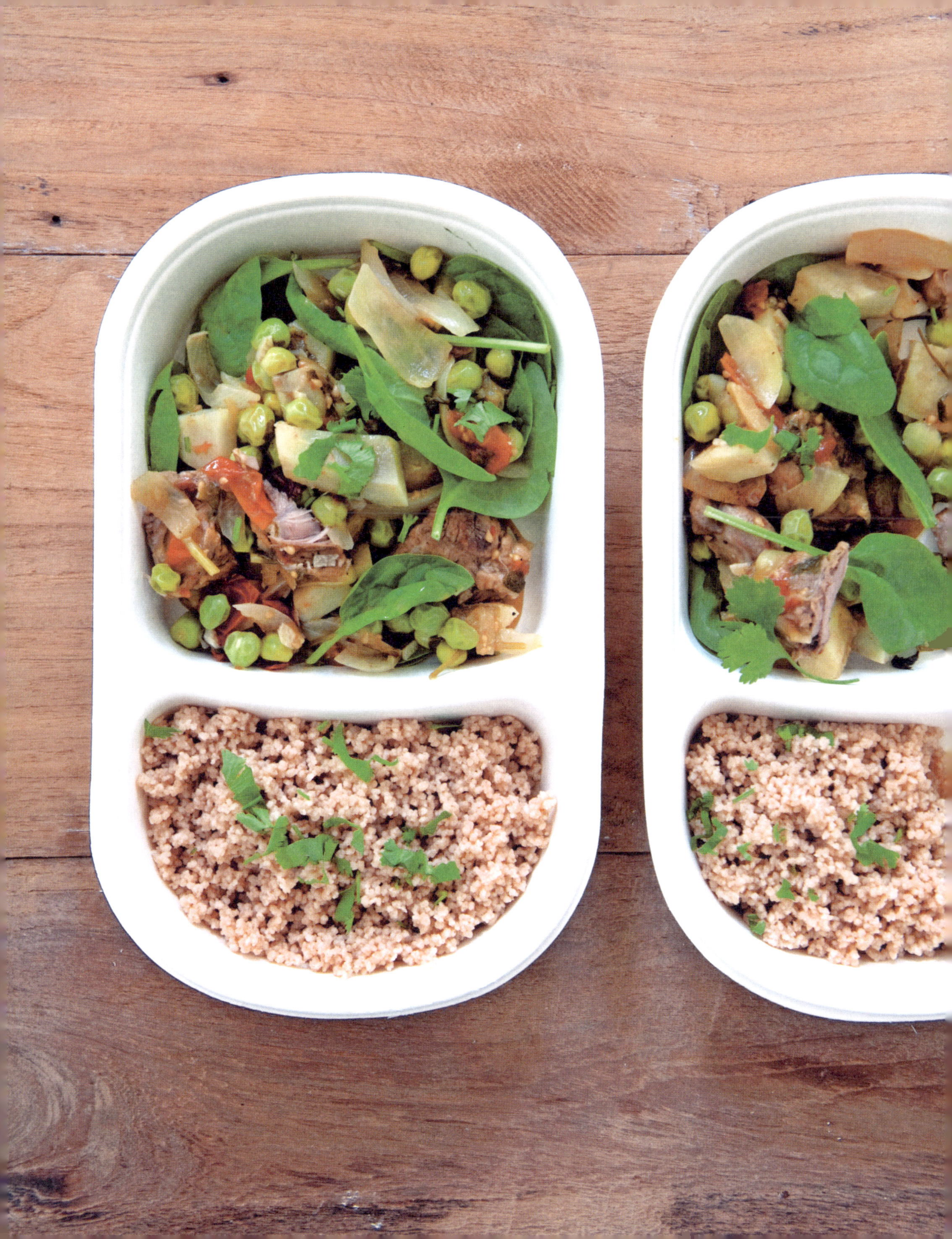

COMME UN CHILI

POUR 1 PERSONNE
PRÉPARATION : 15 MN
CUISSON : 30 MN
+ 45 MN POUR LE RIZ (VERSION HOMME)

INGRÉDIENTS	CALORIES
330 G DE HARICOTS ROUGES, CUITS	
OU 95 G DE HARICOTS ROUGES, SECS	323
50 G DE STEAK HACHÉ À 5 % DE MG	64
150 G DE TOMATES	24
50 G DE POUSSES D'ÉPINARD	12
1/2 OIGNON ROUGE	15
3 BRINS DE PERSIL PLAT	2
1 PINCÉE DE PIMENT DE CAYENNE	1
1 PINCÉE DE CUMIN MOULU	1
1 C. À CAFÉ D'ORIGAN	1
1 GOUSSE D'AIL HACHÉE	4
1 C. À CAFÉ D'HUILE D'OLIVE	45
SEL ET POIVRE	
TOTAL	492

VERSION HOMME	
30 G DE RIZ COMPLET (80 G DE RIZ CUIT)	104
TOTAL	596

SANS GLUTEN ♦

Je cuisine mon plat

Faire chauffer l'huile d'olive dans une petite cocotte. Ajouter l'oignon émincé et le cumin. Faire cuire à feu moyen pendant 5 mn. Augmenter la chaleur, ajouter la viande et la faire dorer en l'écrasant à la fourchette pour faire des petits morceaux. Attention à ne pas la faire bouillir, la cocotte doit être très chaude pour que la viande saisisse. Ajouter 10 cl d'eau, les tomates coupées en morceaux, l'origan, la moitié des pousses d'épinard ciselées, le piment, l'ail haché, du sel et du poivre. Laisser cuire pendant 15 mn à petits bouillons. Verser les haricots cuits, ajouter le persil ciselé, couvrir et laisser mijoter pendant 10 mn. Au moment de servir, ajouter le reste des pousses d'épinard et mélanger.

Version homme : servir avec du riz complet. Verser le riz dans 2,5 fois son volume d'eau froide. Ajouter du sel et faire cuire 45 mn à petits bouillons.

C'est prêt !

***Perso** : ma fille Maë raffole du chili. Je double les doses et hop. Je ne suis pas toute seule avec mon « super 500 » et je lui fais plaisir.*

Variante Veggie : supprimer le steak haché et compter,

20 G DE RIZ COMPLET (55 G CUITS)	69
TOTAL	497
VERSION HOMME	
45 G DE RIZ COMPLET (120 G CUITS)	156
TOTAL	584

Option haricots secs : vous pouvez réaliser cette recette avec des haricots secs. Retrouvez toutes les explications pour une bonne préparation page 124.

POINT NUTRITION

Peut-on manger des aliments épicés comme le piment pour perdre du poids ? Certaines études ont établi que la capsaïcine, un composé trouvé dans les piments, accroît la sensation de satiété et stimule le métabolisme.

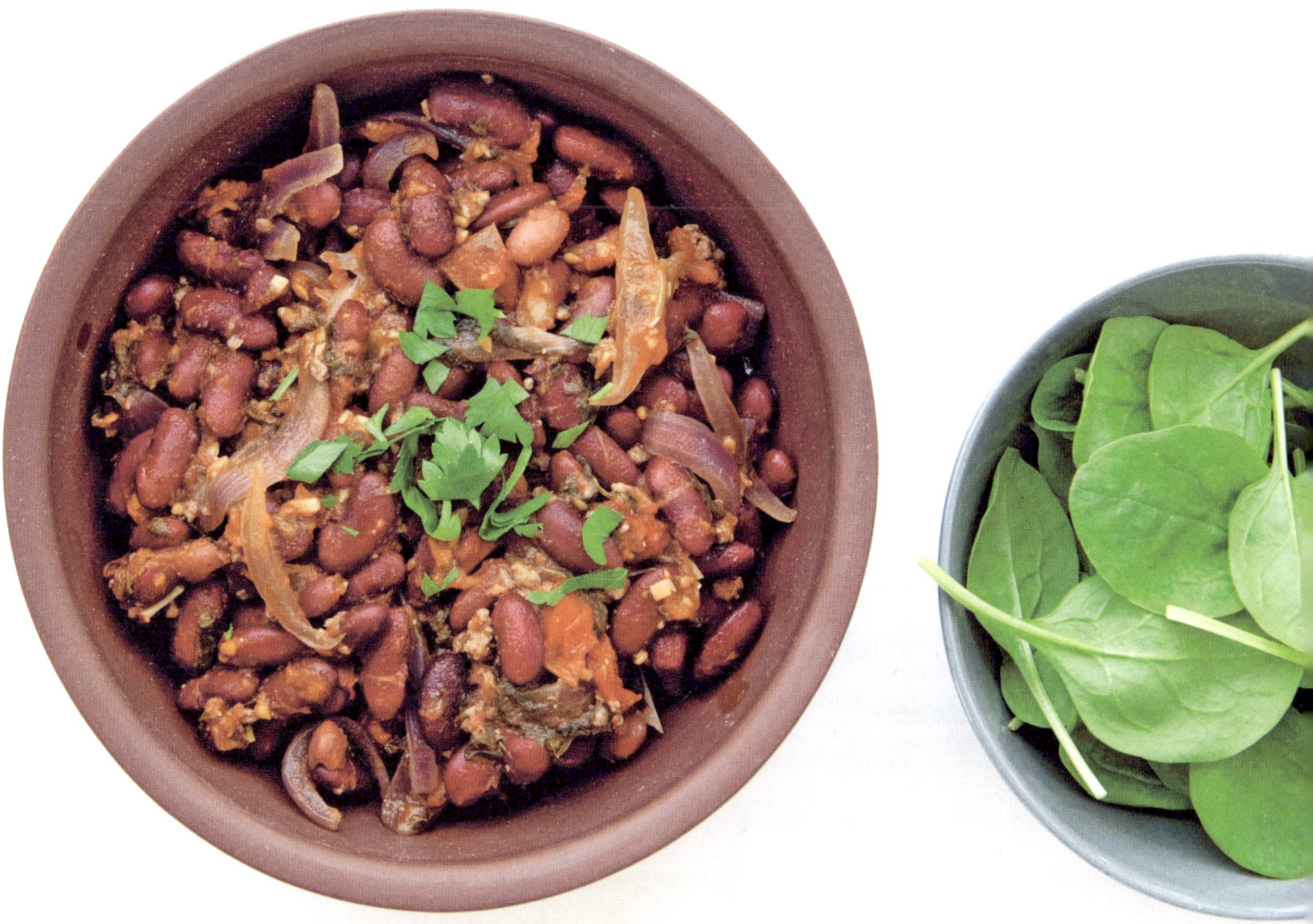

SOUPE DE LÉGUMES

THAÏ

Super 500 calories

POUR 1 PERSONNE

PRÉPARATION : 25 MN

CUISSON : 30 MN

INGRÉDIENTS	CALORIES
55 G DE VERMICELLES DE SOJA	183
100 G DE MINI-AUBERGINES	24
8 TOMATES CERISES (100 G)	18
100 G DE CHAMPIGNONS DE PARIS	22
50 G DE POUSSES DE SOJA	15
100 G DE HARICOTS VERTS	31
100 G DE BLANC DE POULET	120
1 C. À CAFÉ DE PÂTE DE CURRY ROUGE	7
4 FEUILLES DE LIME	2
1 TIGE DE CITRONNELLE	2
1/2 BOUQUET DE CORIANDRE CISELÉE	5
1/2 GOUSSE D'AIL ÉCRASÉE	2
5 G DE GINGEMBRE RÂPÉ	4
LE JUS DE 1 CITRON VERT	8
75 CL DE BOUILLON DE VOLAILLE ET DÉGRAISSÉ	12
1 C. À CAFÉ D'HUILE DE SÉSAME	45
SEL ET POIVRE	
TOTAL	500

VERSION HOMME	
70 G DE VERMICELLES DE SOJA	233
140 G DE BLANC DE POULET	168
TOTAL	598

Je cuisine mon plat

Laver et préparer tous les légumes : couper les aubergines en quatre, les champignons en morceaux, les haricots verts en gros tronçons. Détailler le blanc de poulet en cubes. Faire chauffer une poêle pour y dorer le poulet à feu vif pendant 5 mn avec le gingembre et l'ail. Attention à ne pas laisser brûler et réduire le feu, si nécessaire. Garder le poulet au chaud. Faire chauffer le bouillon de volaille avec la pâte de curry rouge, le jus de citron, les feuilles de lime et la citronnelle débitée en tronçons, porter à ébullition. Incorporer les aubergines, le poulet, les haricots verts et la moitié de la coriandre. Baisser le feu et laisser mijoter 20 mn. Avant de servir, ajouter les champignons, les tomates, les vermicelles et les pousses de soja, laisser cuire encore 5 mn. Arroser d'un filet d'huile de sésame et saupoudrer du reste de coriandre avant de déguster.

C'est prêt !

Variante Veggie : supprimer le poulet et compter,

90 G DE VERMICELLES	299
TOTAL	496
VERSION HOMME	
120 G DE VERMICELLES	399
TOTAL	596

Mon conseil : pour un meilleur résultat, je vous conseille de mettre de côté la moitié des tomates, des vermicelles de soja et des pousses de soja pour le second repas afin de les cuire tout en réchauffant la soupe.

Shopping : si vous passez devant un traiteur asiatique, achetez quelques feuilles de basilic thaï qui viendront parfumer avec bonheur cette délicieuse soupe. Si vous ne trouvez pas de mini-aubergines, prenez 100 g d'aubergines classiques coupées en gros cubes.

Les feuilles de lime sont des feuilles de citronnelle. Elles sont vendues dans les magasins asiatiques au rayon surgelés. Remplacer les feuilles de lime par une tige supplémentaire de citronnelle.

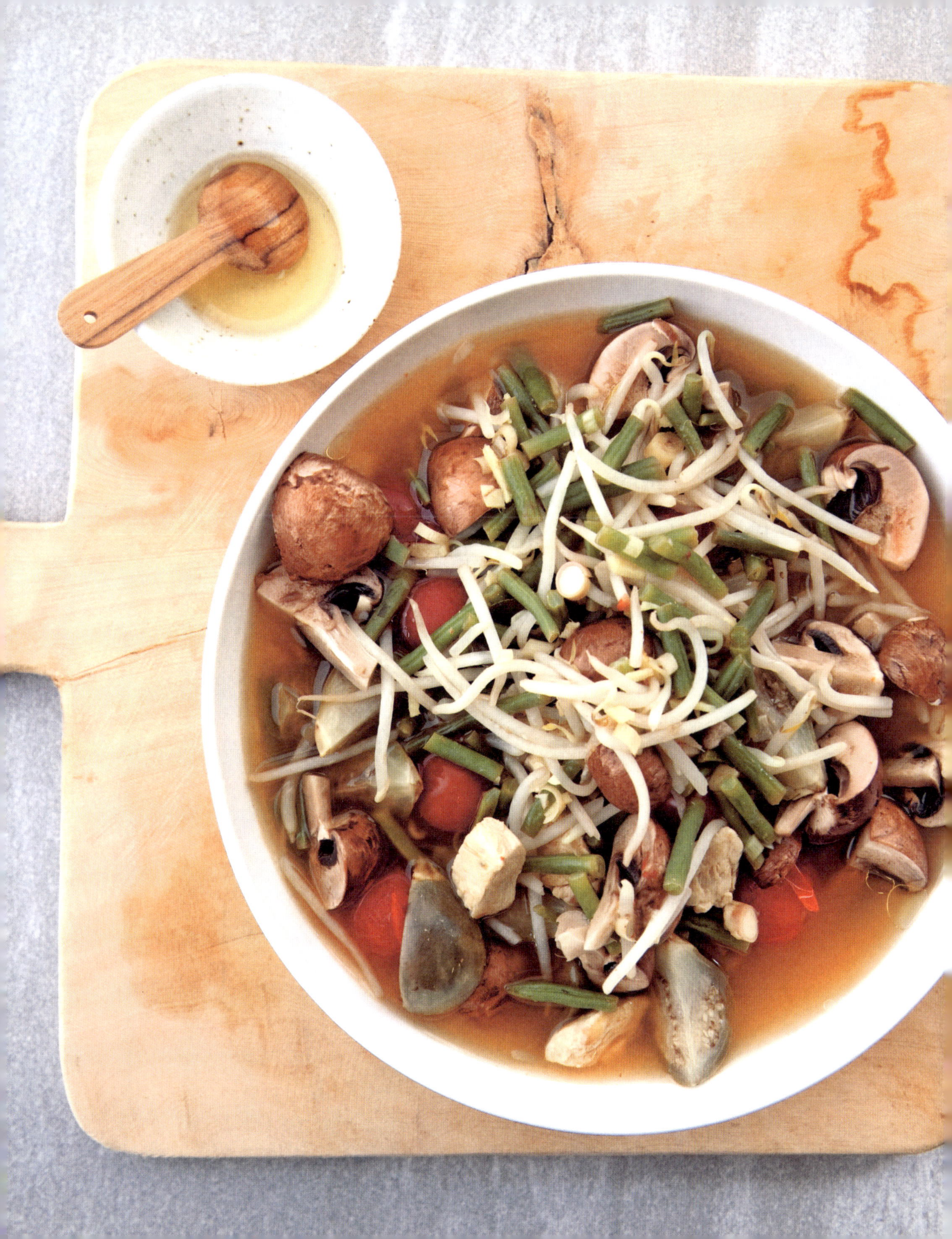

BŒUF CAROTTE

POUR 1 PERSONNE

PRÉPARATION : 10 MN

CUISSON : 3 H

INGRÉDIENTS	CALORIES
100 G DE NOIX DE BŒUF	160
250 G DE CAROTTES	103
60 G DE RIZ BASMATI COMPLET (135 G CUIT)	207
2 PETITES ÉCHALOTES	15
LE ZESTE DE 1/2 ORANGE NON TRAITÉE	2
1 POIGNÉE DE ROQUETTE (25 G)	6
2 BRINS DE PERSIL PLAT	2
1/2 C. À CAFÉ DE GRAINES DE FENOUIL	3
SEL ET POIVRE	
TOTAL	498

VERSION HOMME	
140 G DE NOIX DE BŒUF	224
70 G DE RIZ BASMATI COMPLET (160 G CUIT)	244
TOTAL	599

SANS GLUTEN ♦

Je cuisine mon plat

Dans une petite cocotte, déposer la viande coupée en morceaux, les carottes pelées et coupées en gros morceaux, les échalotes pelées, le zeste d'orange, les graines de fenouil, du sel et du poivre. Préchauffer le four à 150 °C. Couvrir la viande d'eau et porter à ébullition sur une plaque de cuisson puis couvrir et mettre au four au moins 3 h. Faire cuire le riz dans une casserole d'eau bouillante salée, à découvert, pendant 11 mn à feu moyen. Servir le bœuf-carotte parsemé de persil ciselé et accompagné du riz, du bouillon et de la roquette.

C'est prêt !

Variante : remplacer le zeste de la 1/2 orange par le zeste de 1 citron non traité.

Astuce : ce plat est aussi très bien pour les jours « OFF ». Ajouter quelques pommes de terre charlotte et augmenter légèrement les quantités de viande.

Perso : Houps ! Des copains s'invitent à dîner alors que je voulais faire mon jour « FAST ». Pas de problème, je double ou triple les doses et je fais bien attention à ne prélever que ma part !

POINT NUTRITION

Le bœuf est une excellente source de vitamine B et de zinc qui jouent un rôle dans le maintien d'un système immunitaire sain. Le bœuf maigre est étonnamment faible en gras, vous pouvez en profiter pour vos « FAST » days !

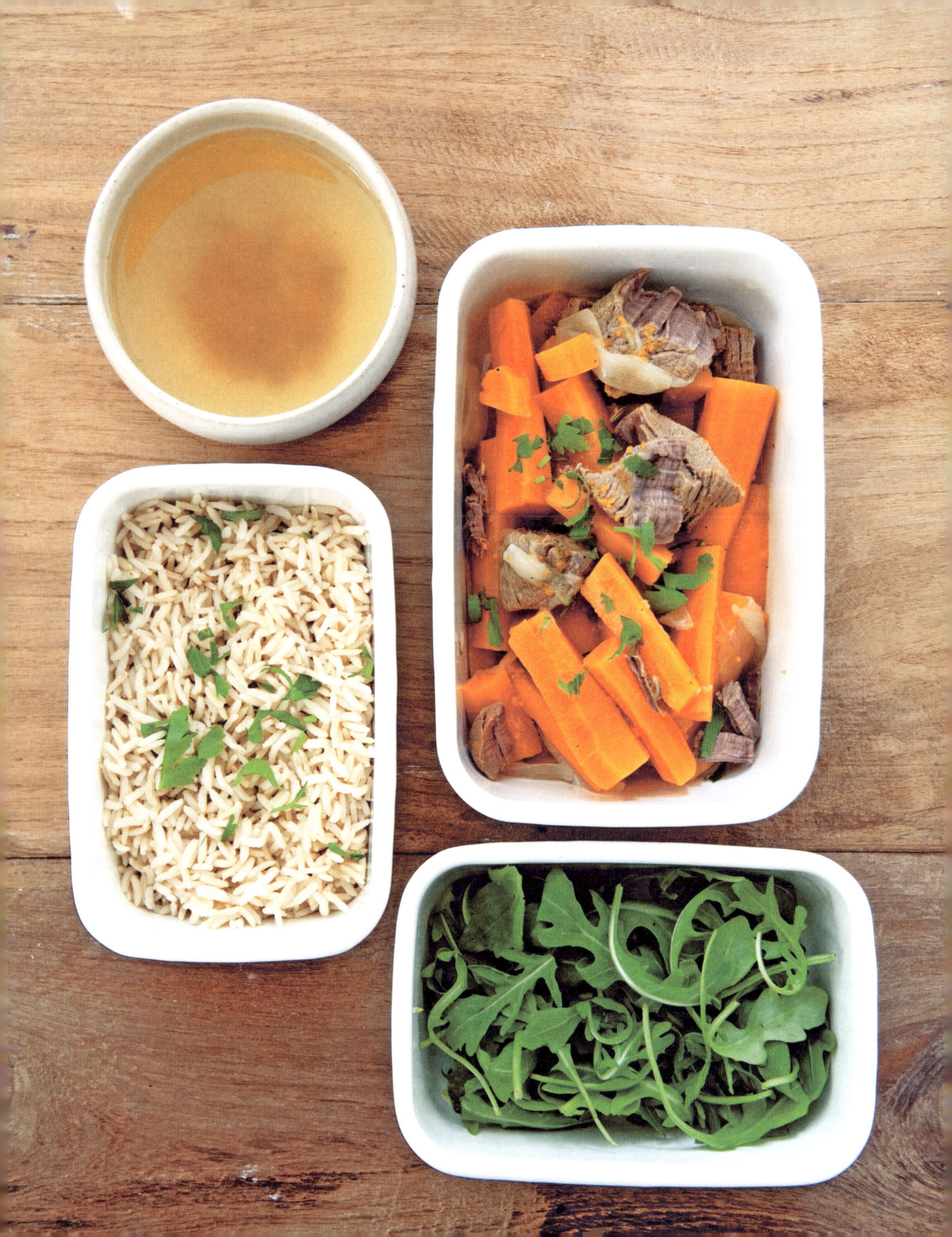

RIZ ROUGE

CHOU-FLEUR & GRAINES GERMÉES

Super 500 calories

POUR 1 PERSONNE

PRÉPARATION : 20 MN

CUISSON : 45 MN

INGRÉDIENTS	CALORIES
80 G DE RIZ ROUGE (216 G CUIT)	290
50 G DE BLANC DE POULET	60
100 G DE GRAINES DE CHOU-FLEUR	25
50 G DE GRAINES GERMÉES (CHOU PAR EXEMPLE)	14
2 OIGNONS NOUVEAUX ÉMINCÉS (BULBES ET TIGES)	5
LE JUS DE 1 CITRON (2,5 CL)	10
4 BRINS DE MENTHE FRAÎCHE + 4 BRINS DE PERSIL	4
1 C. À CAFÉ D'HUILE D'OLIVE	45
1 C. À CAFÉ D'HUILE DE COLZA	45
SEL ET POIVRE	
TOTAL	498

VERSION HOMME	
105 G DE RIZ ROUGE (284 G CUIT)	381
TOTAL	589

SANS GLUTEN ♦

Je cuisine mon plat

Verser le riz dans 3 fois son volume d'eau froide. Ajouter du sel et faire cuire 45 mn à petits bouillons. Laisser refroidir ou stopper la cuisson en le passant sous l'eau froide puis l'égoutter. Faire cuire le poulet à la vapeur pendant 10 mn. Laisser refroidir et trancher en petits cubes.
Préparer les graines de chou-fleur : à l'aide d'une mandoline, râper le haut des petits bouquets pour récupérer une « semoule de chou-fleur ».
Dans un saladier, mélanger le jus de citron, les huiles et 2 ou 3 tours de poivre du moulin. Déposer le poulet, les graines de chou-fleur, les graines germées, les oignons et les herbes ciselées. Bien mélanger et mettre au frais. Au moment de servir, goûter et rectifier l'assaisonnement en poivre et en sel, si nécessaire.

C'est prêt !

Astuce : pour éviter de cuire les herbes dans le citron, les ajouter au dernier moment.

Shopping : vous trouverez le riz rouge dans les épiceries bio.

Variante Veggie :
Supprimer le poulet et compter,

95 G DE RIZ ROUGE (255 G CUIT)	344
TOTAL	492
VERSION HOMME	
120 G DE RIZ ROUGE (325 G CUIT)	435
TOTAL	583

POINT NUTRITION

Le chou-fleur, membre de la famille des crucifères, est un véritable «super aliment». Cette famille de légumes contient des phytonutriments appelés glucosinolates qui aident à optimiser la fonction du foie et qui soutiennent les cycles de désintoxication naturelle du corps.

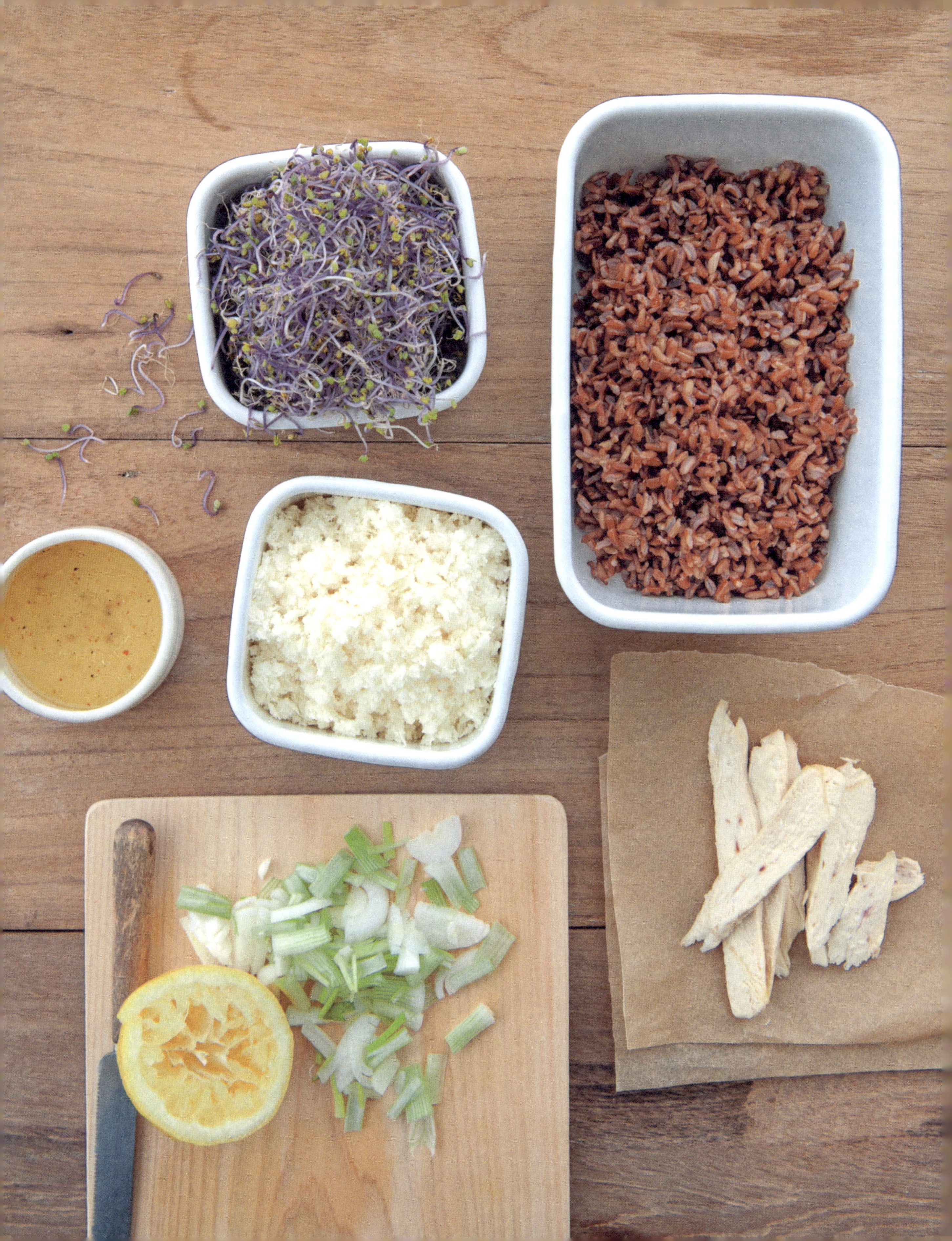

LE PILAF
DE CHARLOTTE

Super 500 calories

POUR 1 PERSONNE
PRÉPARATION : 15 MN
CUISSON : 1 H

INGRÉDIENTS	CALORIES
1 PETITE CUISSE DE POULET (100 G)	95
50 G DE MILLET	189
80 G DE COURGE BUTTERNUT	40
1 GOUSSE D'AIL	4
1/2 OIGNON ROUGE	15
1/2 POIVRON ROUGE (125 G)	31
100 G DE BULBE DE FENOUIL	31
2 POIGNÉES D'ÉPINARD OU DE ROQUETTE (50 G)	12
2 BRINS DE BASILIC	2
4 BRINS DE CIBOULETTE	1
1 C. À CAFÉ DE VINAIGRE BALSAMIQUE	2
1 C. À CAFÉ D'HUILE D'OLIVE	45
5 G DE PARMESAN RÂPÉ	22
SEL ET POIVRE	
TOTAL	489

VERSION HOMME	
70 G DE MILLET	265
10 G DE PARMESAN	44
TOTAL	587

SANS GLUTEN ♦

Je cuisine mon plat

Préchauffer le four à 200 °C. Peler l'oignon et la courge butternut et les trancher en cubes. Nettoyer le poivron et le fenouil puis les couper en morceaux. Mettre tous les légumes dans un plat allant au four, ajouter 2 gouttes d'huile d'olive, du sel et du poivre, mélanger et laisser cuire 1 heure, en remuant de temps en temps. Quinze minutes après le début de cuisson, ajouter la cuisse de poulet et la gousse d'ail. Faire cuire le millet dans une grande quantité d'eau salée pendant 15 mn. Passer sous l'eau froide pour arrêter sa cuisson et égoutter. Récupérer la chair de la gousse d'ail pour préparer l'assaisonnement en mélangeant avec le reste d'huile d'olive, le vinaigre balsamique, du poivre et du sel et 1 c. à café d'eau. Décortiquer la cuisse de poulet pour enlever la peau, le gras et les os, et couper la chair en petits morceaux. Mélanger le millet avec les légumes et les herbes ciselées. Assaisonner la salade avec la sauce.
Premier repas : ajouter le poulet et la moitié de la salade.
Second repas : ajouter le parmesan râpé et l'autre moitié de la salade.
C'est prêt !

Variante : remplacer le millet par du riz basmati complet.

50 G DE RIZ CRU (90 G CUIT)	175
TOTAL	475
VERSION HOMME	
75 G DE RIZ CRU (135 G CUIT)	262
TOTAL	584

Perso : merci à Charlotte « la rousse » pour cette délicieuse recette, originale et complète !

POINT NUTRITION

Le millet n'est pas que pour les oiseaux. Cette petite graine est riche en protéines et en magnésium, avec un goût proche de la noisette.

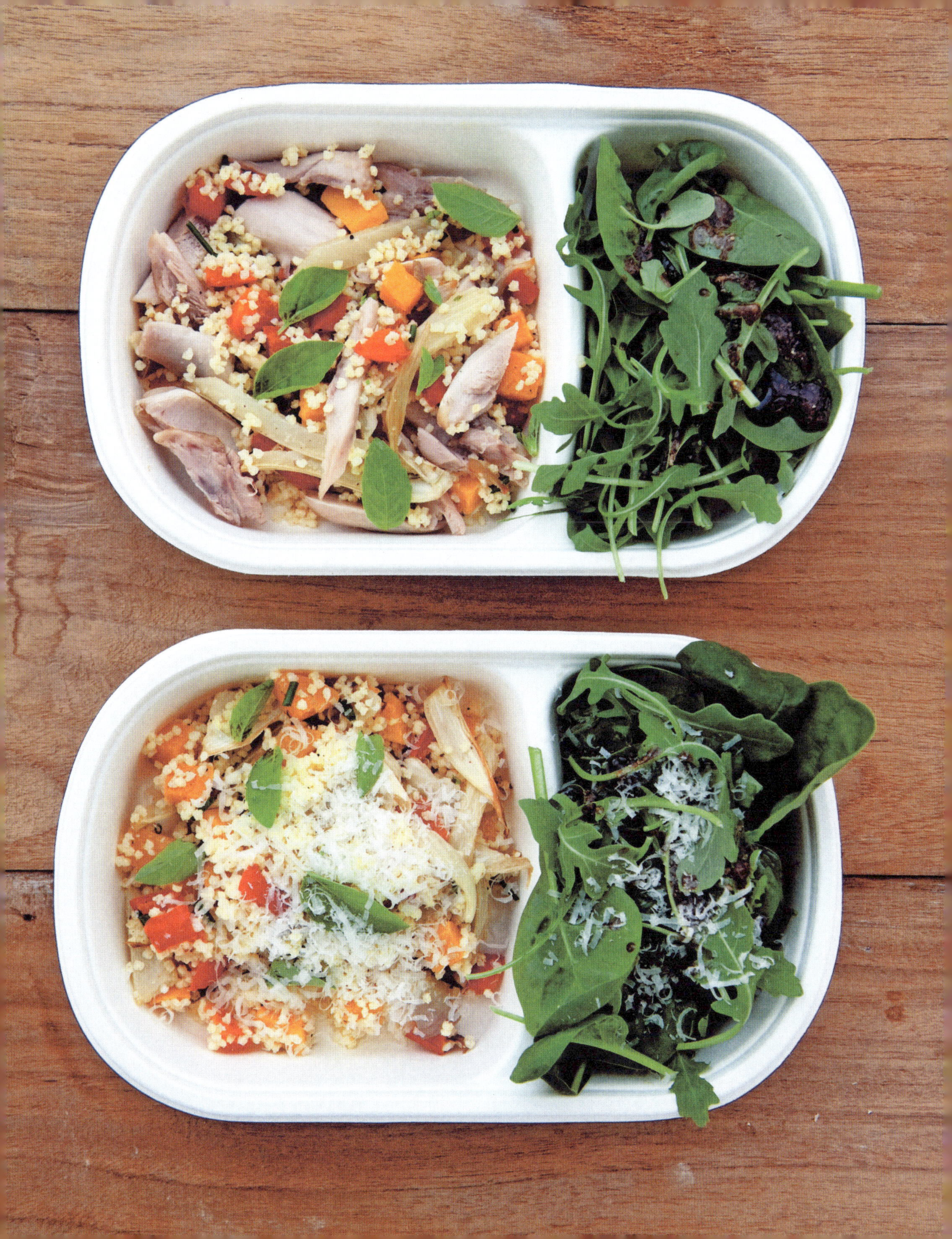

Chapitre 2

RECETTES À LA CARTE

ENDIVES
CROUSTILLANTES

103 *calories*

POUR 1 PERSONNE
PRÉPARATION : 10 MN
CUISSON : 10 MN

INGRÉDIENTS	CALORIES
2 ENDIVES (200 G)	34
2 BRINS DE BASILIC	2
1 BRIN DE PERSIL PLAT	1
2 C. À SOUPE DE JUS DE CITRON	6
1 PETITE C. À CAFÉ DE SIROP D'AGAVE (5 G)	16
10 G DE PARMESAN, FRAÎCHEMENT RÂPÉ	44
SEL ET POIVRE	
TOTAL	103

SANS GLUTEN ♦

Je cuisine mon plat

Couper les endives en deux dans la longueur. Détacher les feuilles de basilic et de persil, et les glisser entre les feuilles d'endive. Faire chauffer le gril du four. Poser les endives dans un plat allant au four, arroser de jus de citron, de sirop d'agave, saupoudrer la moitié du parmesan, du sel et du poivre. Glisser sous le gril (pas trop près) et laisser cuire 10 mn pour les obtenir bien croquantes. Attention à ce qu'elles ne brûlent pas, les éloigner du gril ou poser un papier d'aluminium sur le dessus dès qu'elles sont bien dorées. Déguster avec le reste du parmesan râpé.

C'est prêt !

Version +++ : pour un plat plus complet, servir avec de la viande grillée ou du poisson cuit à la vapeur.

VIANDE	
100 G DE STEAK GRILLÉ	136
TOTAL	239
POISSON	
120 G DE LIEU JAUNE	108
TOTAL	211

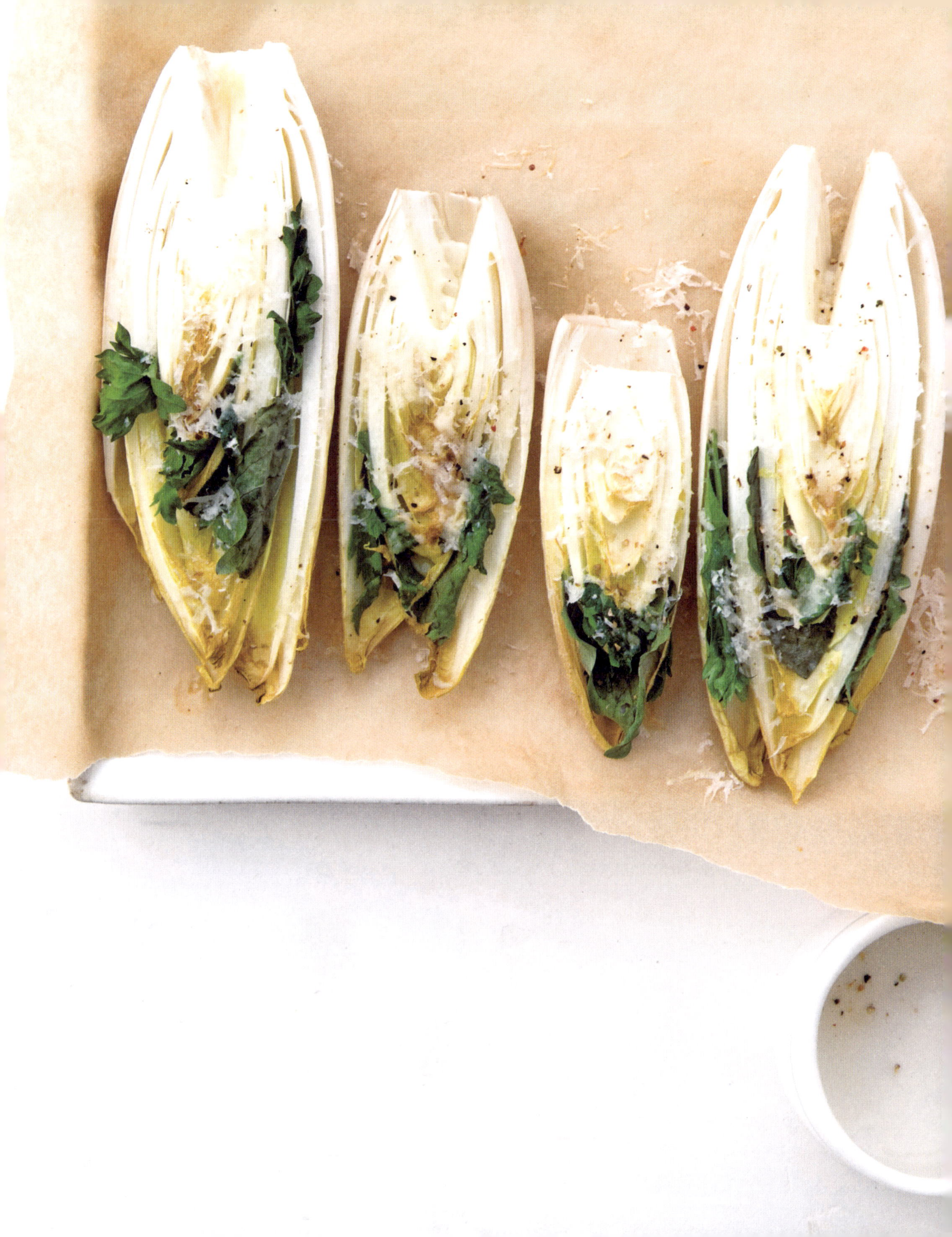

TARTE TOMATE

197 *calories*

POUR 1 PERSONNE
PRÉPARATION : 15 MN
CUISSON : 10 MN

INGRÉDIENTS	CALORIES
40 G DE PÂTE FEUILLETÉE DANS UN ROULEAU DE PÂTE FEUILLETÉE	152
16 TOMATES CERISES (200 G)	36
1 BRIN DE BASILIC	1
1/2 C. À CAFÉ DE CONCENTRÉ DE TOMATES	5
1/2 C. À CAFÉ DE MOUTARDE	3
SEL ET POIVRE	
TOTAL	197

Je cuisine mon plat

Découper un disque de 14 cm de diamètre dans le rouleau de pâte et garder le reste de la pâte pour la famille, des amis, une prochaine fois… Déposer le fond de pâte sur du papier sulfurisé, piquer à la fourchette et mettre au frigo. Préchauffer le four à 210 °C. Laver puis trancher les tomates en fines rondelles. Mélanger la moutarde et le concentré de tomates puis étaler sur la pâte et disposer les tomates dessus. Saler, poivrer et faire cuire 10 mn au milieu du four. Au moment de déguster, parsemer de feuilles de basilic.

C'est prêt !

À noter : choisir la pâte la plus légère possible, les calories sont indiquées sur le paquet. Ne pas aller au-delà de 400 kcal pour 100 g de pâte.

Variante : vous pouvez ajouter une belle poignée de roquette.

25 G DE ROQUETTE	6
TOTAL	203

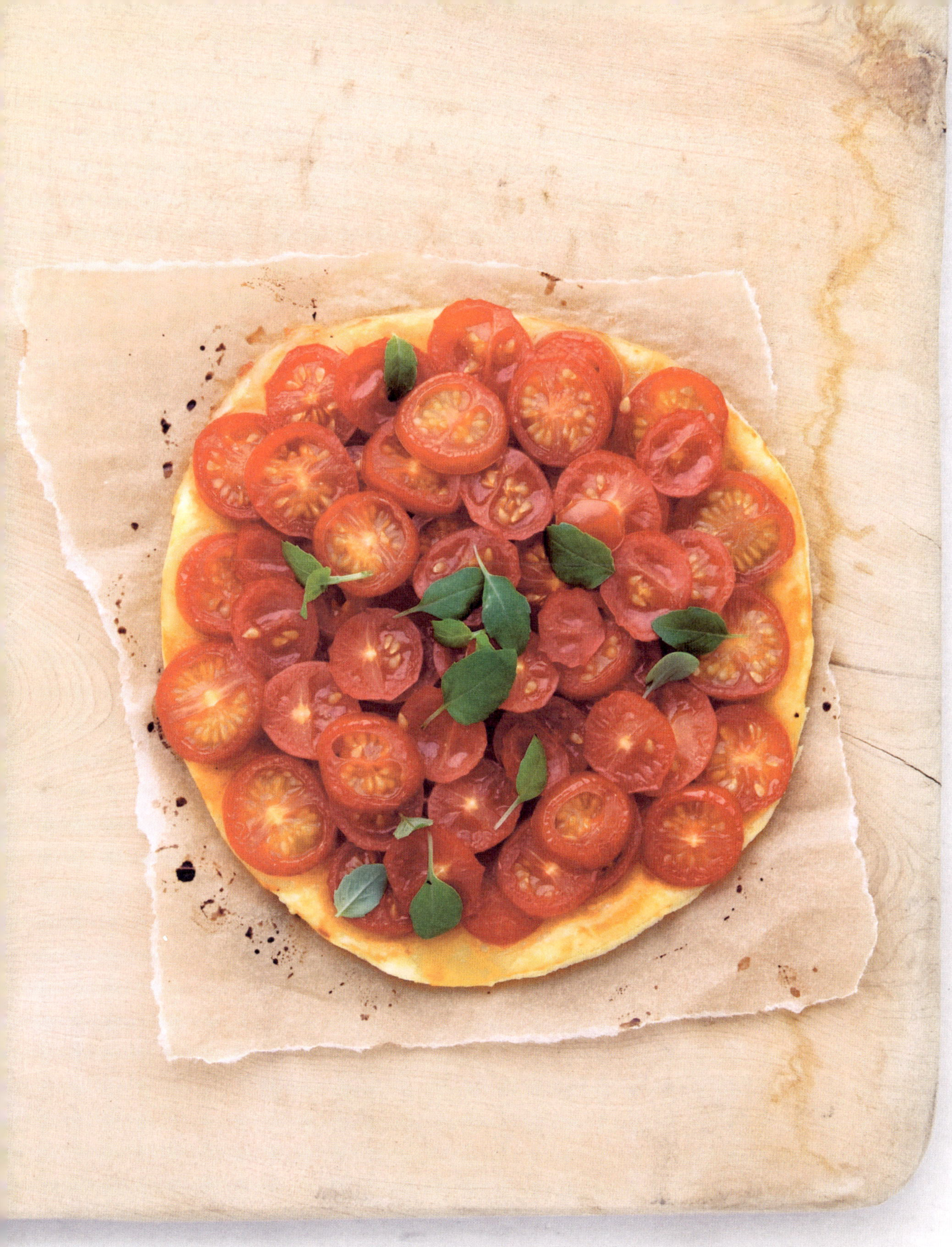

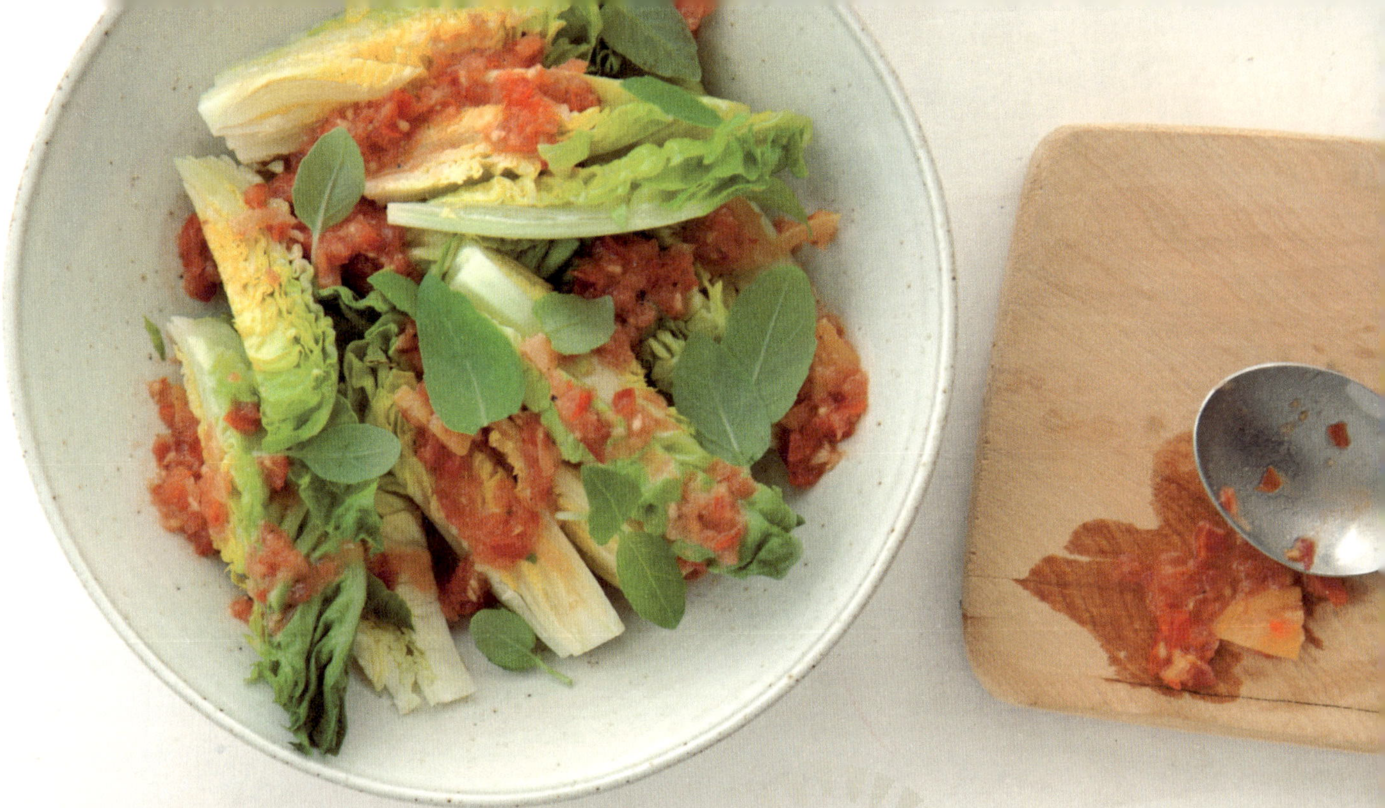

SALADE
CROQUANTE ET ACIDULÉE

87 *calories*

POUR 1 PERSONNE

PRÉPARATION : 10 MN

INGRÉDIENTS	CALORIES
3 SUCRINES (150 G)	23
1/3 DE CITRON CONFIT	7
1/3 DE C. À CAFÉ DE CUMIN, MOULU	2
4 TOMATES CERISES (50 G)	9
1 C. À CAFÉ D'HUILE D'OLIVE	45
1 BRIN DE BASILIC	1
POIVRE	
TOTAL	87

SANS GLUTEN ♦

Je cuisine mon plat

Nettoyer et couper les feuilles des sucrines pour faire une salade. Passer le citron confit sous un filet d'eau et enlever les pépins. Mettre dans le bol du mixeur le citron confit, le cumin, les tomates, l'huile d'olive et le poivre. Mixer et verser sur la salade. Ajouter les feuilles de basilic, mélanger et déguster.

C'est prêt !

Version +++ : ajouter du poulet cuit à la vapeur 15 mn et tranché finement ou des crevettes roses cuites.

POULET	
120 G DE POULET	144
TOTAL	231

CREVETTES	
100 G DE CREVETTES ROSES, CUITES	80
TOTAL	167

CAROTTES

RÂPÉES ET FRUITÉES

86 *calories*

POUR 1 PERSONNE

PRÉPARATION : 10 MN

INGRÉDIENTS	CALORIES
150 G DE CAROTTES DE SABLE	62
1 C. À CAFÉ DE JUS DE CITRON	2
1 C. À SOUPE DE JUS D'ORANGE PRESSÉE	2
1 PETITE C. À CAFÉ DE SIROP D'AGAVE (5 G)	16
1 C. À CAFÉ DE VINAIGRE DE VIN BLANC	2
5 BRINS DE CORIANDRE	2
SEL ET POIVRE	
TOTAL	86

SANS GLUTEN ♦

Je cuisine mon plat

Peler et râper les carottes à la grosse grille. Faire une vinaigrette en mélangeant le jus de citron, le jus d'orange, le sirop d'agave, vinaigre, du sel et du poivre. Laisser reposer au moins 1 h au frigo avant de consommer ; elles seront meilleures et plus juteuses. Au dernier moment, saupoudrer de coriandre ciselée.

Variante sucrée-salée : ajouter de la mangue râpée à la préparation.

50 G DE MANGUE	32
TOTAL	118

Version ++ : ajouter des noisettes grillées et concassées sur la salade au dernier moment.

SANS MANGUE	
10 G DE NOISETTES	63
TOTAL	149
AVEC MANGUE	
10 G DE NOISETTES	63
50 G DE MANGUE	32
TOTAL	181

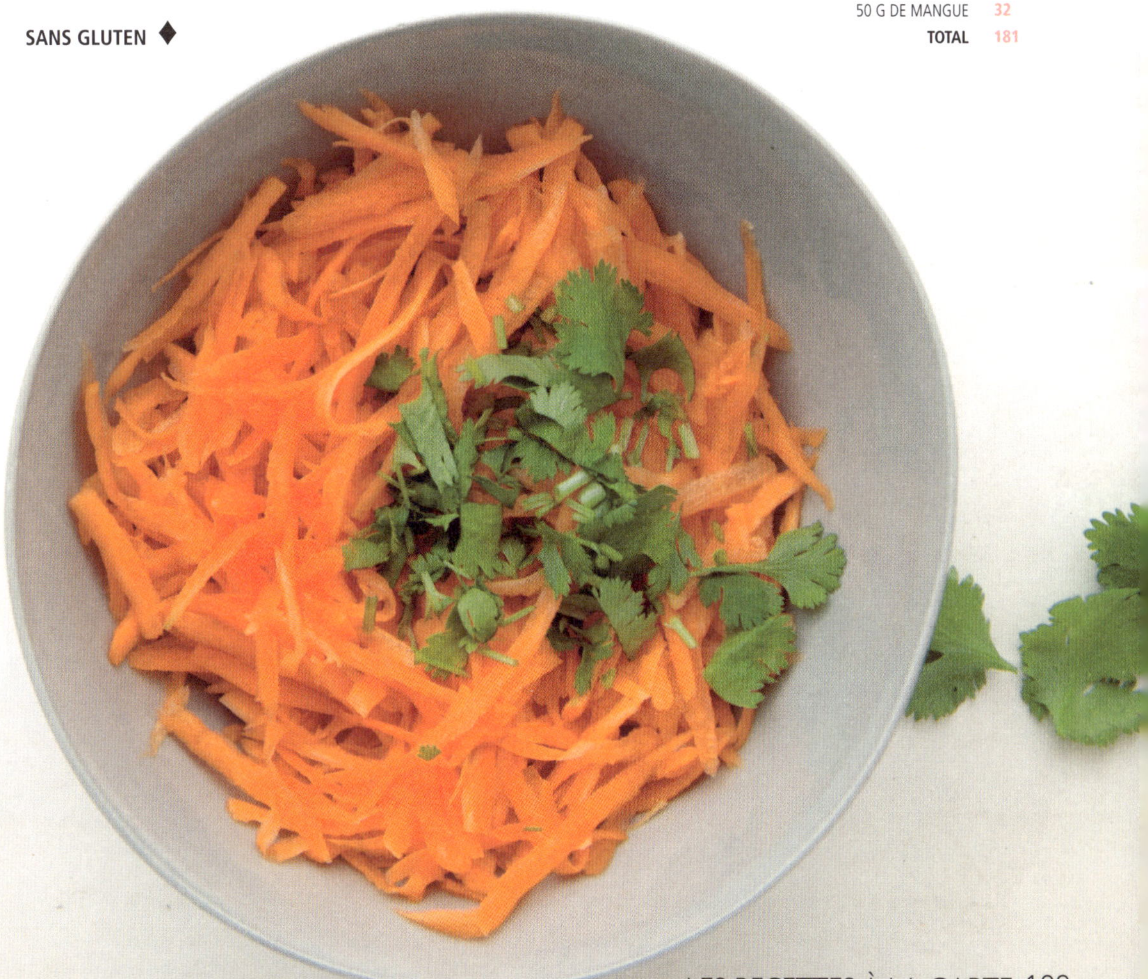

ASPERGES

DE PRINTEMPS

85 *calories*

POUR 1 PERSONNE

PRÉPARATION : 15 MN

CUISSON : 12 MN

INGRÉDIENTS	CALORIES
150 G D'ASPERGES BLANCHES	36
10 BRINS DE CIBOULETTE	2
1 C. À CAFÉ DE JUS DE CITRON	2
1 C. À CAFÉ D'HUILE D'OLIVE	45
FLEUR DE SEL ET POIVRE DU MOULIN	
TOTAL	85

SANS GLUTEN ♦

Je cuisine mon plat

Couper le talon des asperges, puis les peler sans toucher au bourgeon, ce serait un sacrilège car c'est la meilleure partie ! Les passer sous l'eau froide et les faire cuire à la vapeur pendant 10 à 15 mn, selon la grosseur. Piquer avec la pointe d'un couteau pour vérifier la cuisson. Laisser tiédir et déguster immédiatement saupoudrées de ciboulette ciselée et accompagnées de la vinaigrette : huile d'olive, jus de citron, 1 c. à café d'eau, sel et poivre.

C'est prêt !

Astuce : vous pouvez aussi cuire les asperges à l'eau bouillante. Je vous conseille d'attacher la botte avec de la ficelle pour que les asperges ne se baladent pas et ne s'abîment pas.

Le + : ajouter du parmesan fraîchement râpé. Il existe dans le commerce des râpes extraordinaires de la marque Microplane® qui râpent très finement. Les aliments deviennent très légers et donc pauvres en calories !

5 G DE PARMESAN	22
TOTAL	107

Version ++ : servir avec du cabillaud cuit à la vapeur pendant 10 mn et du quinoa. Voir la cuisson du quinoa page 124.

100 G DE CABILLAUD	80
85 G DE QUINOA CUIT (40 G CRU)	147
TOTAL	312

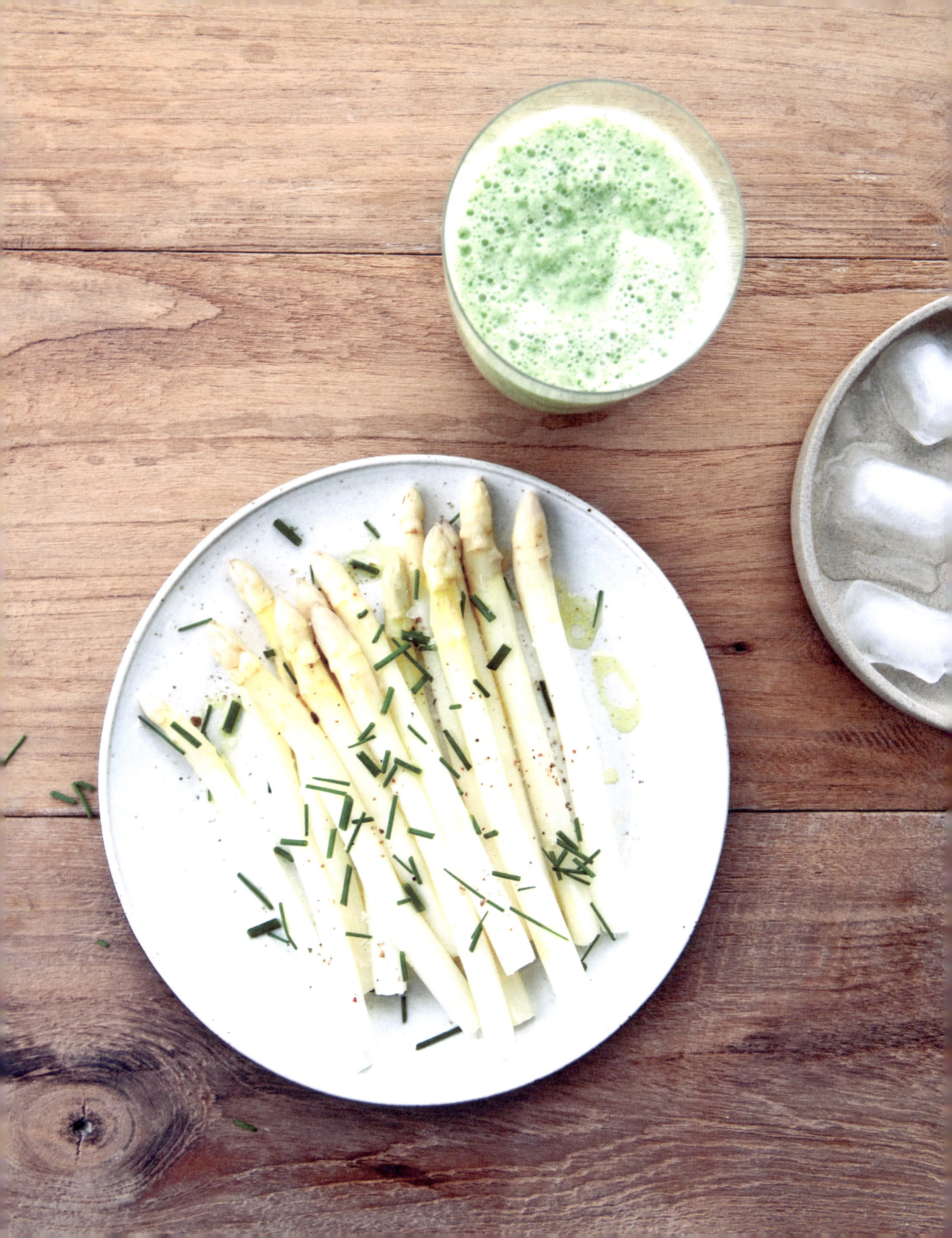

VIEUX LÉGUMES
À LA VAPEUR

117 *calories*

POUR 1 PERSONNE
PRÉPARATION : 15 MN
CUISSON : 20 MN

INGRÉDIENTS	CALORIES
50 G DE TOPINAMBOUR	37
50 G DE NAVET (DE COULEUR, C'EST PLUS JOLI)	15
50 G DE RADIS NOIR	10
50 G DE PANAIS	38
20 G DE BETTERAVE, CRUE	5
1/2 C. À CAFÉ DE GRAINES DE CHIA	10
5 BRINS DE CERFEUIL	2
SEL ET POIVRE	
TOTAL	117

SANS GLUTEN ♦

Je cuisine mon plat

Laver, éplucher et débiter le topinambour, le navet, le radis noir et le panais en morceaux de la même taille. Faire cuire 20 mn à la vapeur. Dès qu'ils sont cuits, les déposer dans une assiette. Râper la betterave sur le dessus, saler légèrement, poivrer et parsemer de graines de chia et de cerfeuil ciselé.

C'est prêt !

Version +++ : pour un plat plus complet, servir accompagné de quinoa (voir la cuisson du quinoa page 124) et de viande des Grisons.

75 G DE QUINOA CUIT (35 G CRU)	128
3 TRANCHES DE VIANDE DES GRISONS (24 G) EN PETITS MORCEAUX	36
TOTAL	281

Astuce : si vous optez pour des légumes bio – comme moi –, après les avoir passés sous l'eau, vous ne serez pas obligé d'éplucher le radis, le navet et le panais.

POINT NUTRITION

Les graines de chia sont très bénéfiques et font partie de la famille des acides gras oméga-3. Vous les trouverez dans les magasins bio.

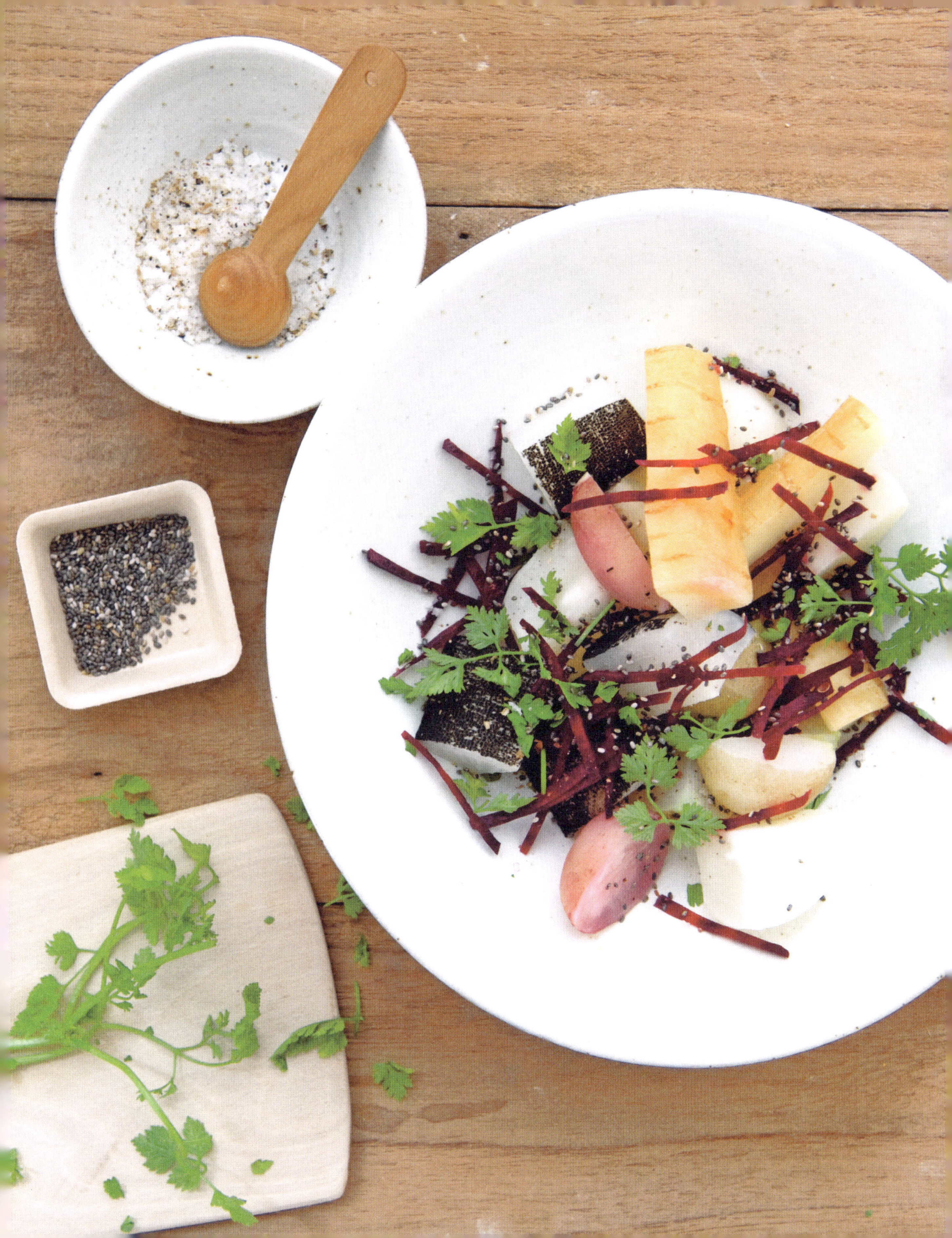

BOL DE PASTA

324 *calories*

POUR 1 PERSONNE
PRÉPARATION : 15 MN
CUISSON : 10 MN

INGRÉDIENTS	CALORIES
75 G DE PÂTES AU BLÉ	258
100 G DE TOMATE	18
5 FEUILLES DE ROQUETTE	2
1 BRIN DE BASILIC	1
1/2 C. À CAFÉ D'HUILE D'OLIVE	23
5 G DE PARMESAN	22
SEL ET POIVRE	
TOTAL	324

Je cuisine mon plat

Faire cuire les pâtes « al dente », ceci afin d'obtenir un indice glycémique pas trop élevé car plus les pâtes cuisent, plus elles sont chargées en sucres rapides ! Mixer la tomate avec la roquette, l'huile d'olive, un peu de sel et de poivre. Chauffer cette sauce quelques minutes dans une casserole et la verser sur les pâtes dès qu'elles sont cuites. Parsemer de feuilles de basilic et de parmesan râpé.

C'est prêt !

Perso : tout comme la tarte à la tomate, cette recette « coûte » cher en calories par rapport à la portion qu'elle représente ! Mais c'est bon de se faire plaisir « autrement » de temps en temps.

Version +++ : ajouter du steak haché ou du thon au naturel dans la sauce au moment de la chauffer.

BŒUF	
25 G DE STEAK HACHÉ À 5 % DE MG	34
TOTAL	358
THON	
25 G DE THON AU NATUREL	29
TOTAL	353

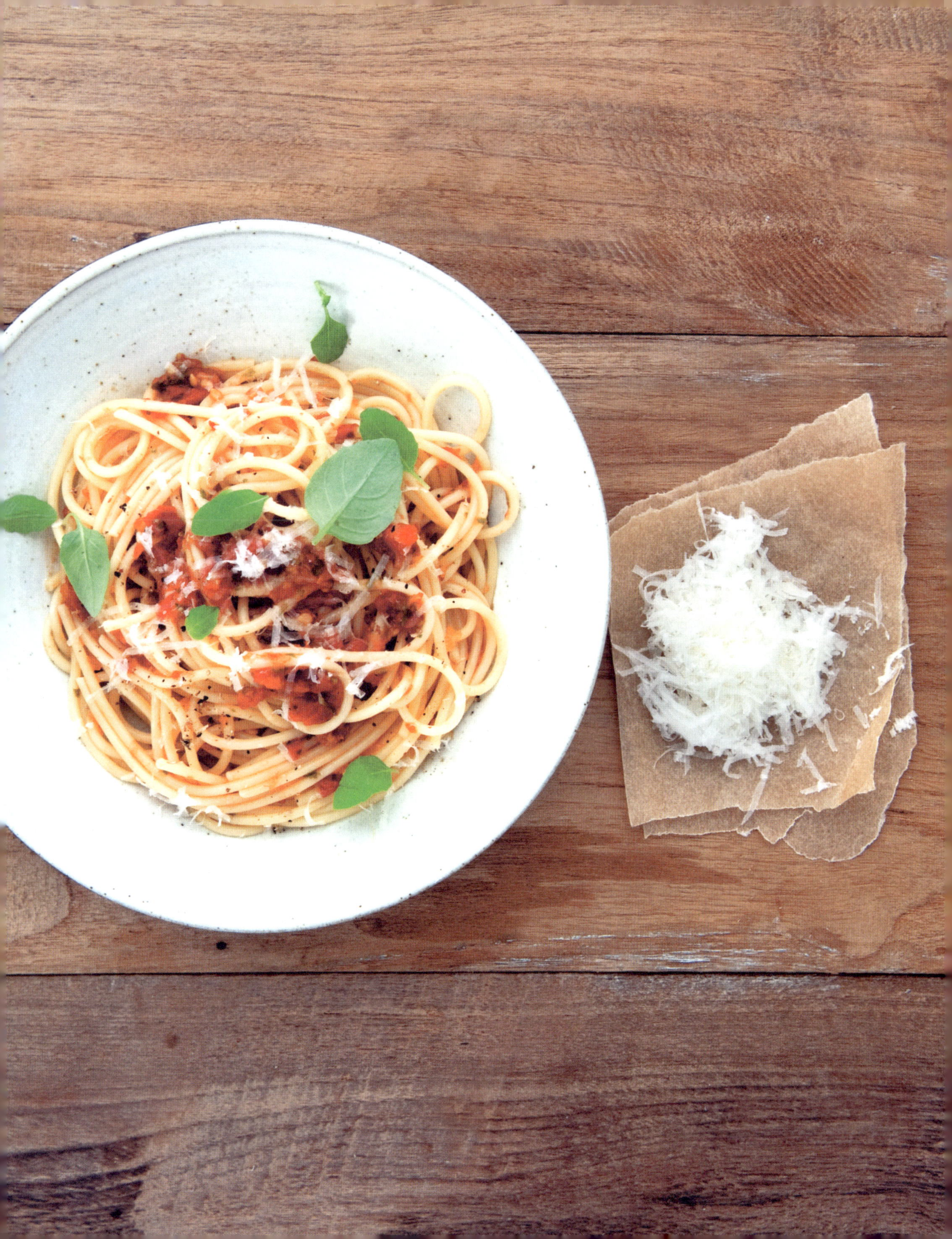

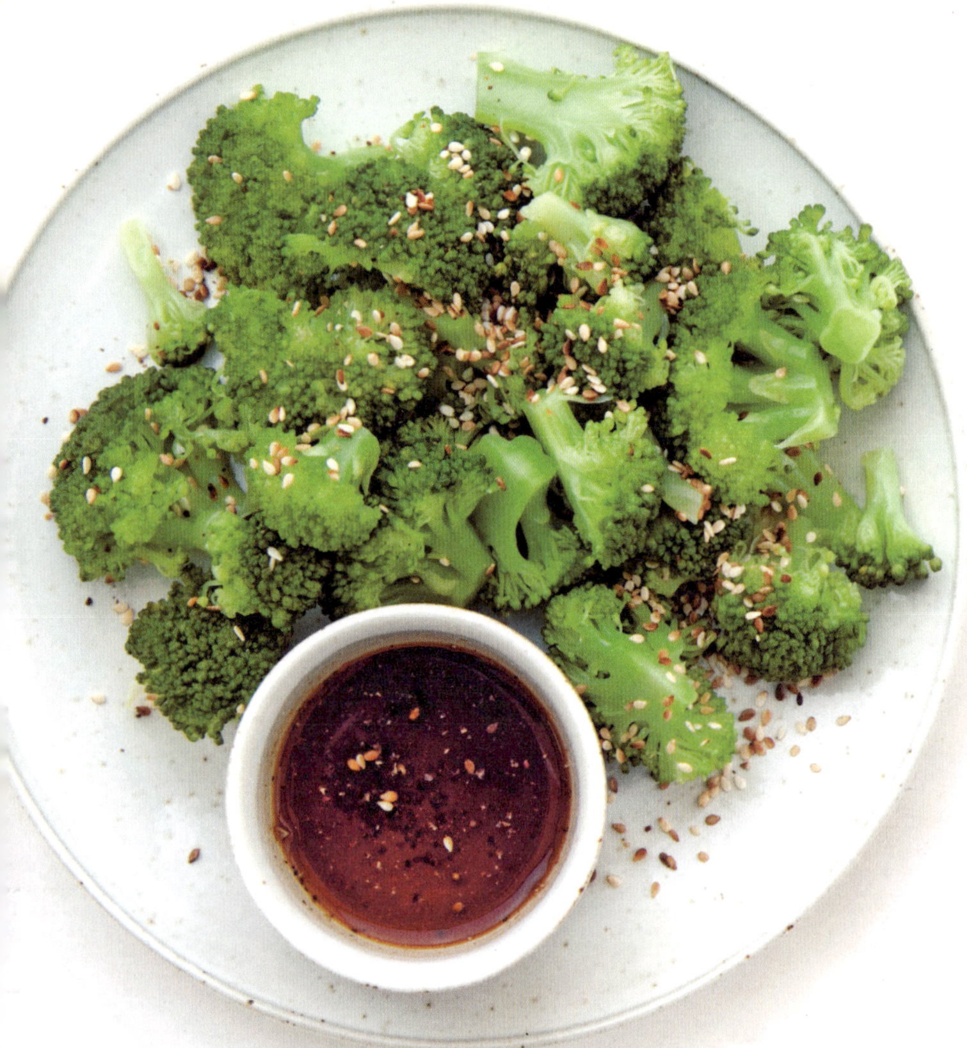

66 calories

BROCOLI VAPEUR

& SAUCE SOJA

POUR 1 PERSONNE
PRÉPARATION : 5 MN
CUISSON : 7 MN

INGRÉDIENTS	CALORIES
130 G DE BOUQUETS DE BROCOLI	44
1 C. À SOUPE DE VINAIGRE DE RIZ	4
1 C. À CAFÉ DE SAUCE SOJA	5
1/2 C. À CAFÉ DE GRAINES DE SÉSAME	13
POIVRE	
TOTAL	66

Je cuisine mon plat

Nettoyer les bouquets de brocoli. Les faire cuire à la vapeur pendant 7 mn puis stopper la cuisson en les plongeant dans l'eau glacée. Égoutter et sécher sur du papier absorbant puis déguster, saupoudrés de graines de sésame et arrosés de la sauce : vinaigre de riz, sauce soja et poivre.

C'est prêt !

Mon conseil : vous pouvez aussi déguster les brocolis chauds. Dans ce cas, ne les plongez pas dans l'eau glacée.

Variante : arroser les brocolis (chauds ou froids) d'huile d'olive et saupoudrer de parmesan fraîchement râpé.

1 C. À CAFÉ D'HUILE D'OLIVE	45
5 G DE PARMESAN	22
TOTAL	133

SALADE VERTE

TOUT SIMPLEMENT AUX HERBES

66 *calories*

POUR 1 PERSONNE

PRÉPARATION : 10 MN

INGRÉDIENTS	CALORIES
30 G DE SALADE MÉLANGÉE (1 BELLE POIGNÉE)	7
2 BRINS DE CORIANDRE	2
2 BRINS DE CERFEUIL	1
1 BRIN D'ESTRAGON	1
1 BRIN DE BASILIC	1
1 BRIN DE MENTHE	1
1 C. À CAFÉ DE SAUCE SOJA	5
1 C. À CAFÉ DE JUS DE CITRON VERT	2
1 C. À CAFÉ D'HUILE D'OLIVE	45
1/2 C. À CAFÉ DE ZESTE DE CITRON VERT NON TRAITÉ	1
SEL ET POIVRE	
TOTAL	66

Je cuisine mon plat

Nettoyer et essorer la salade. Nettoyer et prélever toutes les feuilles des brins d'herbes fraîches. Mélanger la salade et les herbes et assaisonner avec la sauce : sauce soja, jus de citron vert, huile d'olive, 1 c. à café d'eau et poivre. Mélanger et saupoudrer de zeste de citron vert avant de déguster.

C'est prêt !

C'est la salade pour aller avec tout :

- 100 g de filet de bœuf (150 cal) juste saisi 1 mn de chaque côté, émincé finement, saupoudré de 5 g de parmesan (22 cal) fraîchement râpé et recouvert de salade.

TOTAL 238

- 100 g de pavé de cabillaud (80 cal) cuit 10 à 12 mn à la vapeur.

TOTAL 146

- 1 gros œuf mollet (90 cal) cuit 5 à 6 mn à l'eau bouillante et cassé sur la salade.

TOTAL 156

- 100 g de crevettes roses (80 cal) décortiquées. Les mélanger à la salade et ajouter 1 cm de gingembre râpé (2 cal).

TOTAL 148

- 100 g de blanc de poulet (120 cal) doré à la poêle 2 mn de chaque côté puis poursuivre la cuisson 5 mn à couvert, à feu doux.

TOTAL 186

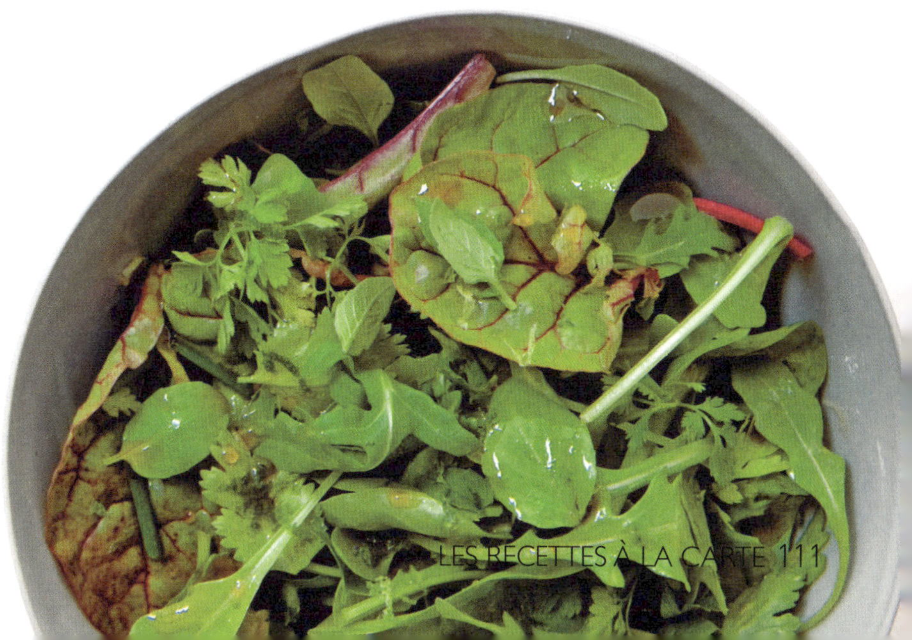

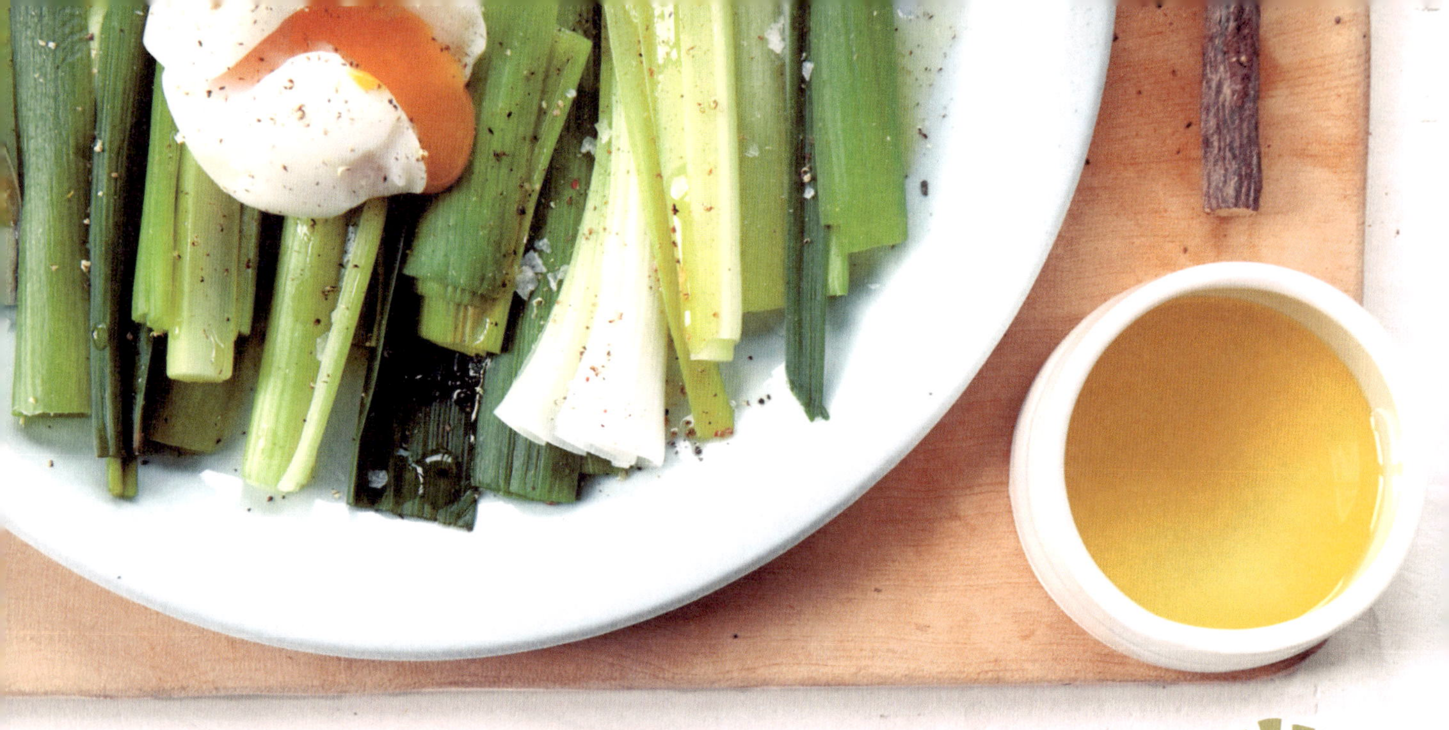

POIREAUX

& RÉGLISSE

202 calories

POUR 1 PERSONNE

PRÉPARATION : 10 MN

CUISSON : 10 MN

INGRÉDIENTS	CALORIES
150 G DE POIREAUX, PRÉPARÉS	84
1 ŒUF MOYEN (60 G)	71
1 BÂTON DE RÉGLISSE	2
1 C. À CAFÉ D'HUILE D'OLIVE	45
FLEUR DE SEL ET POIVRE DU MOULIN	
TOTAL	202

SANS GLUTEN ♦

Je cuisine mon plat

Préparer les poireaux : trancher la racine et le haut du vert (environ deux tiers), les couper entièrement dans la longueur pour les laver soigneusement. Faire cuire pendant 10 mn à la vapeur. Faire cuire l'œuf pendant 5 à 6 mn à l'eau bouillante puis l'écaler sous un filet d'eau froide. Servir les poireaux tièdes, arrosés d'un filet d'huile d'olive, saupoudrés de fleur de sel et de poivre du moulin. Ajouter la réglisse râpé sur le dessus et l'œuf mollet.

C'est prêt !

Variante : remplacer les poireaux par,

200 G DE HARICOTS VERTS, CUITS 30 MN À LA VAPEUR	62
TOTAL	180
200 G DE BROCOLIS, CUITS 7 MN À LA VAPEUR	64
TOTAL	182
150 G DE PETITS POIS, CUITS 10 À 15 MN À LA VAPEUR	120
TOTAL	238

Version ultra light : supprimer l'œuf.

TOTAL 131

Astuce : si vous n'aimez pas la réglisse, remplacez-la par une pincée de poudre de vanille, cumin, piment d'Espelette, curry.... Vous avez le choix !

Shopping : vous trouverez facilement un bâton de réglisse à la pharmacie. J'utilise ma râpe « magique » Microplane® pour obtenir une poudre de réglisse, je n'en mets pas trop et c'est délicieux !

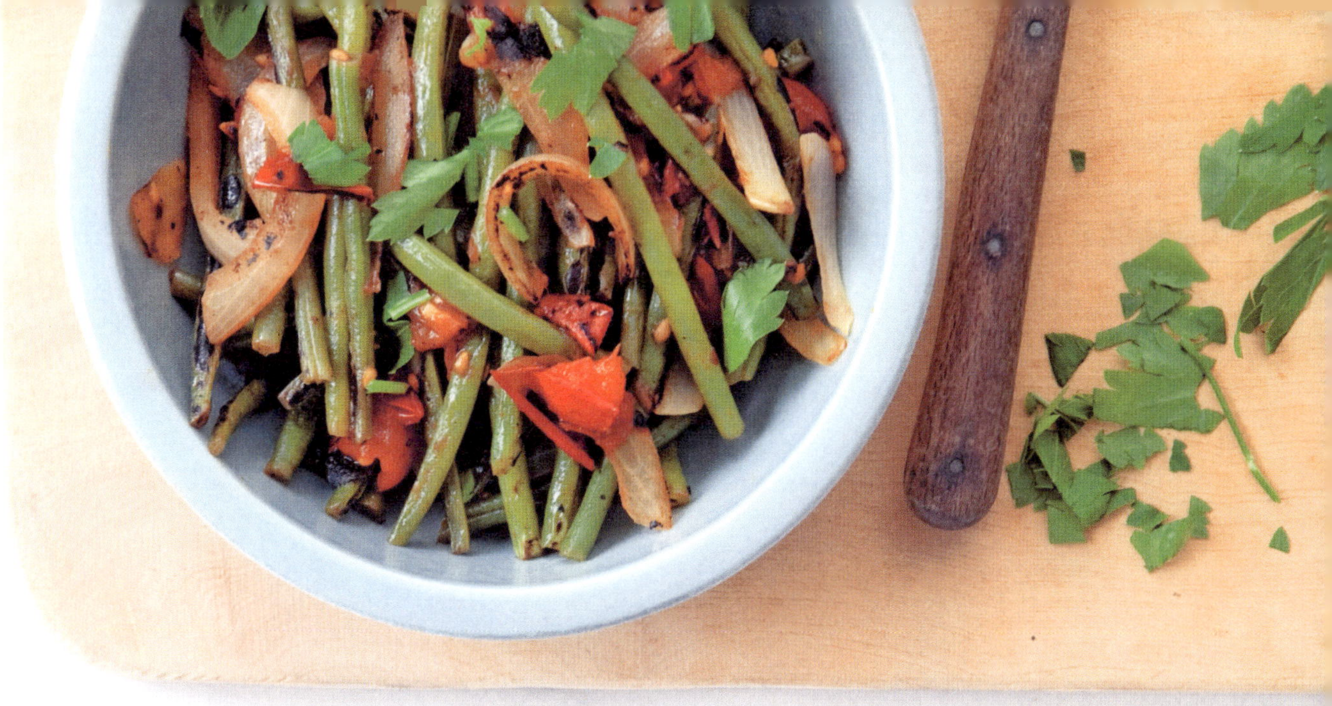

HARICOTS VERTS

GRILLÉS

126 *calories*

POUR 1 PERSONNE

PRÉPARATION : 10 MN

CUISSON : 20 MN

INGRÉDIENTS	CALORIES
150 G DE HARICOTS VERTS	47
1/2 OIGNON (50 G)	14
8 TOMATES CERISES (100 G)	18
3 BRINS DE PERSIL PLAT	2
1 C. À CAFÉ D'HUILE D'OLIVE	45
SEL ET POIVRE	
TOTAL	126

SANS GLUTEN ♦

Je cuisine mon plat

Faire cuire les haricots verts dans un grand volume d'eau salée pendant 10 mn. Égoutter et bien sécher. Trancher les tomates en petits morceaux et émincer finement l'oignon. Faire chauffer une sauteuse avec l'huile d'olive, ajouter les haricots verts, les tomates et l'oignon et laisser cuire à feu moyen pendant 10 mn, en remuant de temps en temps. Saler, poivrer et parsemer de persil ciselé au moment de déguster.

C'est prêt !

Perso : ce n'est pas forcément bon pour la santé mais en laissant un peu brûler les légumes, il y a un petit goût de cramé qui est vraiment délicieux. Enfin, c'est une question de goût !

Version +++ : pour un plat plus complet, servir avec un blanc de poulet cuit à la vapeur 15 mn.

1 BLANC DE POULET (120 G)	144
TOTAL	270

DIP

& CRUDITÉS

206 calories

POUR 1 PERSONNE

PRÉPARATION : 15 MN

INGRÉDIENTS	CALORIES
75 G DE THON AU NATUREL	87
3 C. À SOUPE DE YAOURT NATURE À 20 % DE MG	21
2 C. À CAFÉ DE CÂPRES (8 G)	2
6 BRINS DE CIBOULETTE	2
2 BRINS DE BASILIC	2
6 FEUILLES D'ENDIVE (50 G)	9
8 TOMATES CERISES (100 G)	18
1 CAROTTE (100 G)	41
1/2 CONCOMBRE (200 G)	24
SEL ET POIVRE	
TOTAL DIP	114
TOTAL LÉGUMES	92
TOTAL	206

SANS GLUTEN ♦

Je cuisine mon plat

Préparer le dip : émietter le thon à la fourchette et ajouter le yaourt nature, les câpres, la ciboulette et le basilic ciselés, du sel et du poivre. Garder au frais. Préparer les légumes : nettoyer les feuilles d'endive, le concombre et les tomates, peler la carotte et trancher le concombre en tronçons.

C'est prêt !

Variante des saisons : vous pouvez varier les plaisirs en choisissant d'autres légumes.
100 g de radis noir (20 cal)
100 g de fenouil (31 cal)
100 g de courgette crue (17 cal)
100 g de chou-fleur (25 cal)

Variante dip : ajouter 1 c. à café de moutarde (5 cal) et 1 pincée de curry (1 cal).
TOTAL DIP 120

Variante dip 2 : ajouter le jus et le zeste de 1/2 citron vert (5 cal) et 1/2 cm de gingembre râpé (1 cal).
TOTAL DIP 120

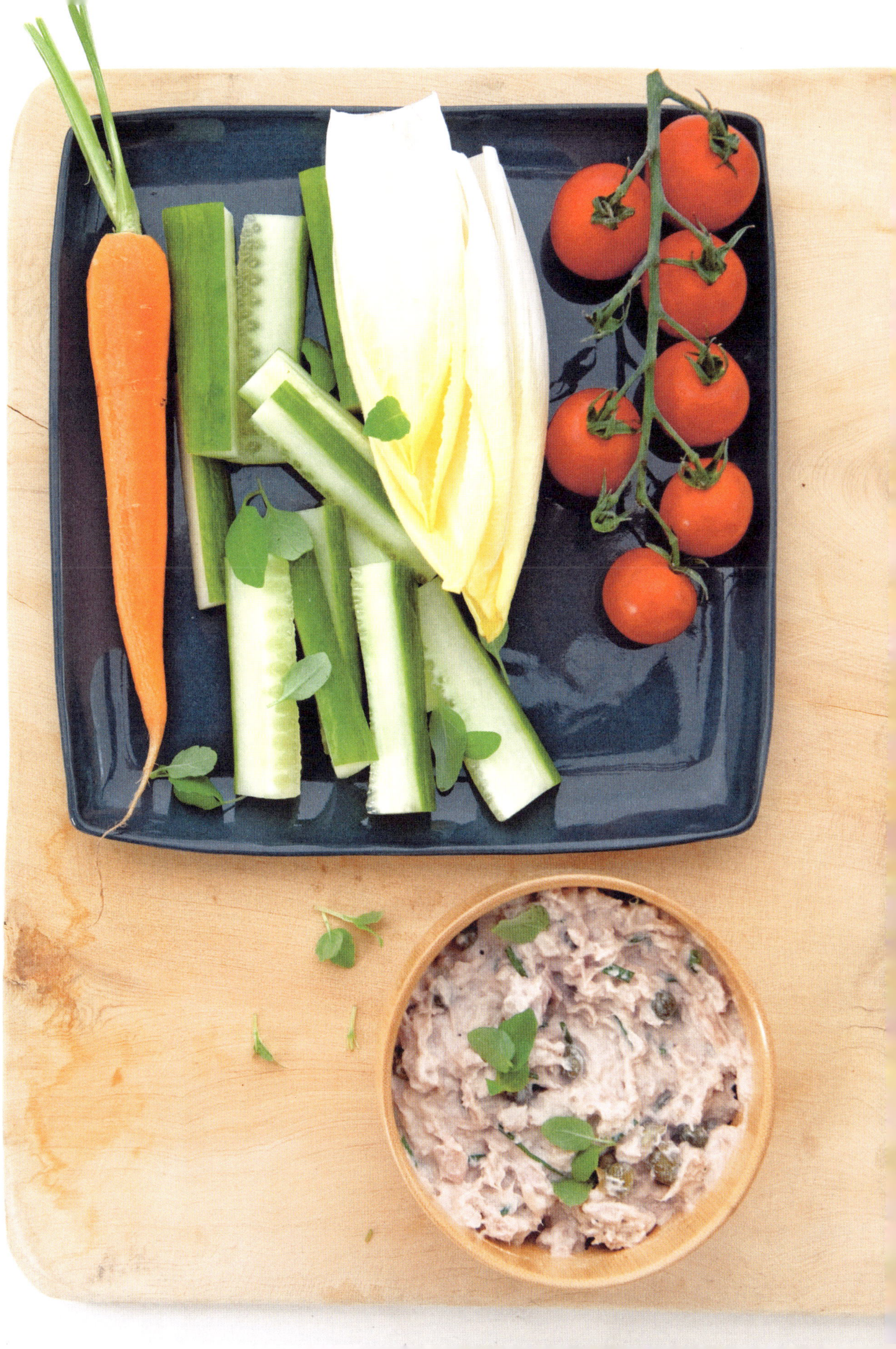

ÉPINARDS
À L'INDIENNE

172 *calories*

POUR 1 PERSONNE
PRÉPARATION : 15 MN
CUISSON : 17 MN

INGRÉDIENTS	CALORIES
300 G D'ÉPINARDS FRAIS	70
1/2 OIGNON ÉMINCÉ (50 G)	14
1/2 C. À CAFÉ DE CUMIN, MOULU	2
1 GRAINE DE CARDAMOME	1
1/2 C. À CAFÉ DE CANNELLE EN POUDRE	3
1 FEUILLE DE LAURIER	1
1 CLOU DE GIROFLE	1
1 TOMATE MOYENNE (100 G), EN MORCEAUX	18
1/2 GOUSSE D'AIL ÉCRASÉE	2
1 CM DE GINGEMBRE, RÂPÉ	2
1/2 C. À CAFÉ DE CURCUMA, MOULU	2
1 C. À SOUPE DE SAUCE TOMATE PURE	10
2,5 CL DE CRÈME DE SOJA (SOJA CUISINE)	43
6 BRINS DE CORIANDRE CISELÉS	3
SEL ET POIVRE	
TOTAL	172

SANS GLUTEN ♦

Je cuisine mon plat

Trier les épinards en éliminant les queues et les feuilles abîmées. Laver et égoutter, puis les hacher grossièrement.
Faire chauffer un wok ou une grande sauteuse, ajouter l'oignon, le cumin, la cardamome, la cannelle, le laurier, le clou de girofle, la tomate, l'ail et le gingembre. Faire chauffer à feu moyen en remuant pendant 2 mn.
Ajouter les épinards, mélanger et faire cuire à feu vif pendant 3 mn, puis à feu moyen pendant 7 mn jusqu'à ce qu'ils deviennent vert foncé.
Saupoudrer de curcuma et incorporer la sauce tomate et la crème de soja. Faire chauffer à feu moyen pendant 5 mn, en remuant.
Avant de servir, saupoudrer de coriandre ciselée. Goûter et rectifier en sel et en poivre si nécessaire.

C'est prêt !

Version +++ : servir avec du lieu jaune cuit à la vapeur 10 mn.

120 G DE LIEU JAUNE	108
TOTAL	280

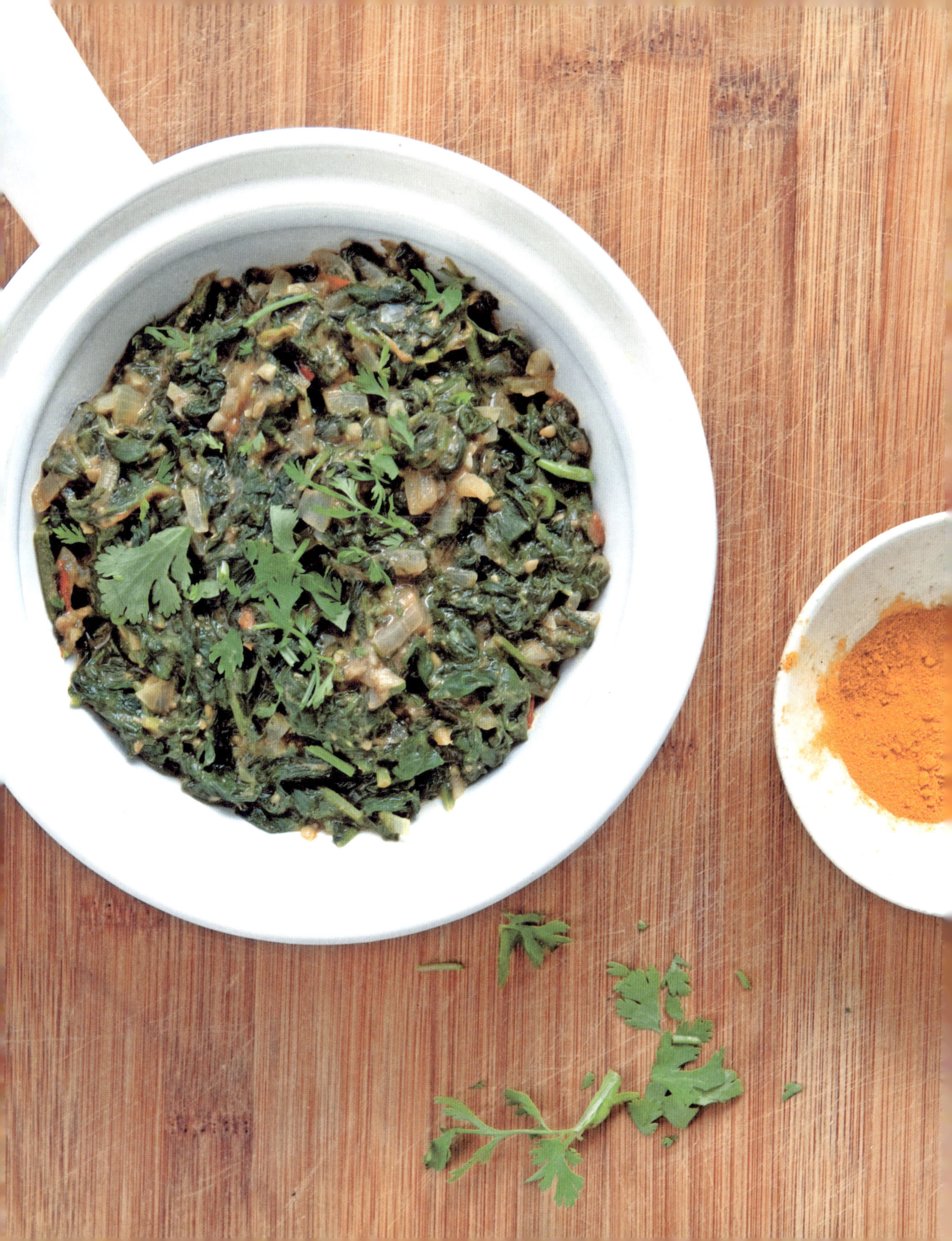

ARTICHAUT
SAUCE THAÏE

133 calories

POUR 1 PERSONNE
PRÉPARATION : 10 MN
CUISSON : 30 MN

INGRÉDIENTS	CALORIES
1 ARTICHAUT BRETON	76
1 C. À CAFÉ D'HUILE D'OLIVE	45
1 C. À CAFÉ DE SAUCE SOJA	5
1/2 C. À CAFÉ DE GINGEMBRE, RÂPÉ	2
2 C. À CAFÉ D'EAU DE COCO	2
1/3 D'UNE PETITE ÉCHALOTE, HACHÉE	2
1 BRIN DE CORIANDRE, CISELÉ	1
GROS SEL, POIVRE	
TOTAL	133

Je cuisine mon plat

Faire cuire l'artichaut dans l'eau bouillante salée environ 30 mn ; il est cuit lorsqu'une feuille de l'extérieur se détache facilement. Égoutter et laisser tiédir. Ma technique pour préparer la vinaigrette : verser dans un pot de confiture l'huile d'olive, la sauce soja, le gingembre, l'eau de coco, l'échalote, la coriandre et du poivre. Secouer et c'est prêt !
Détacher au fur et à mesure les feuilles en partant de l'extérieur et les plonger dans la sauce puis dégager le cœur de l'artichaut, enlever le foin et verser le reste de vinaigrette dessus.

C'est prêt !

Astuce : vous pouvez aussi le cuire dans un autocuiseur. Dans ce cas, comptez 10 mn à l'eau et 12 mn à la vapeur après la rotation de la soupape.

Version +++ : servir avec une salade de crevette aux pousses d'épinard arrosée de 1 c. à café d'huile d'olive, du sel et du poivre.

100 G DE CREVETTES	80
25 G DE POUSSES D'ÉPINARD	6
1 C. À CAFÉ D'HUILE D'OLIVE	45
TOTAL	264

Variante vinaigrette : pour une vinaigrette plus classique, mélanger de l'huile d'olive, du vinaigre de vin blanc, de la moutarde, du sel et du poivre. Allonger avec 1 c. à café d'eau si nécessaire.

1 C. À CAFÉ D'HUILE D'OLIVE	45
1/2 C. À CAFÉ DE VINAIGRE DE VIN BLANC	1
1/2 C. À CAFÉ DE MOUTARDE	3
TOTAL	125

Variante verte : remplacer l'artichaut par du brocoli cuit 7 mn à la vapeur et servir avec la vinaigrette thaïe et des graines de sésame.

120 G DE BROCOLI	41
1/2 C. À CAFÉ DE GRAINES DE SÉSAME	13
VINAIGRETTE THAÏE	55
TOTAL	109

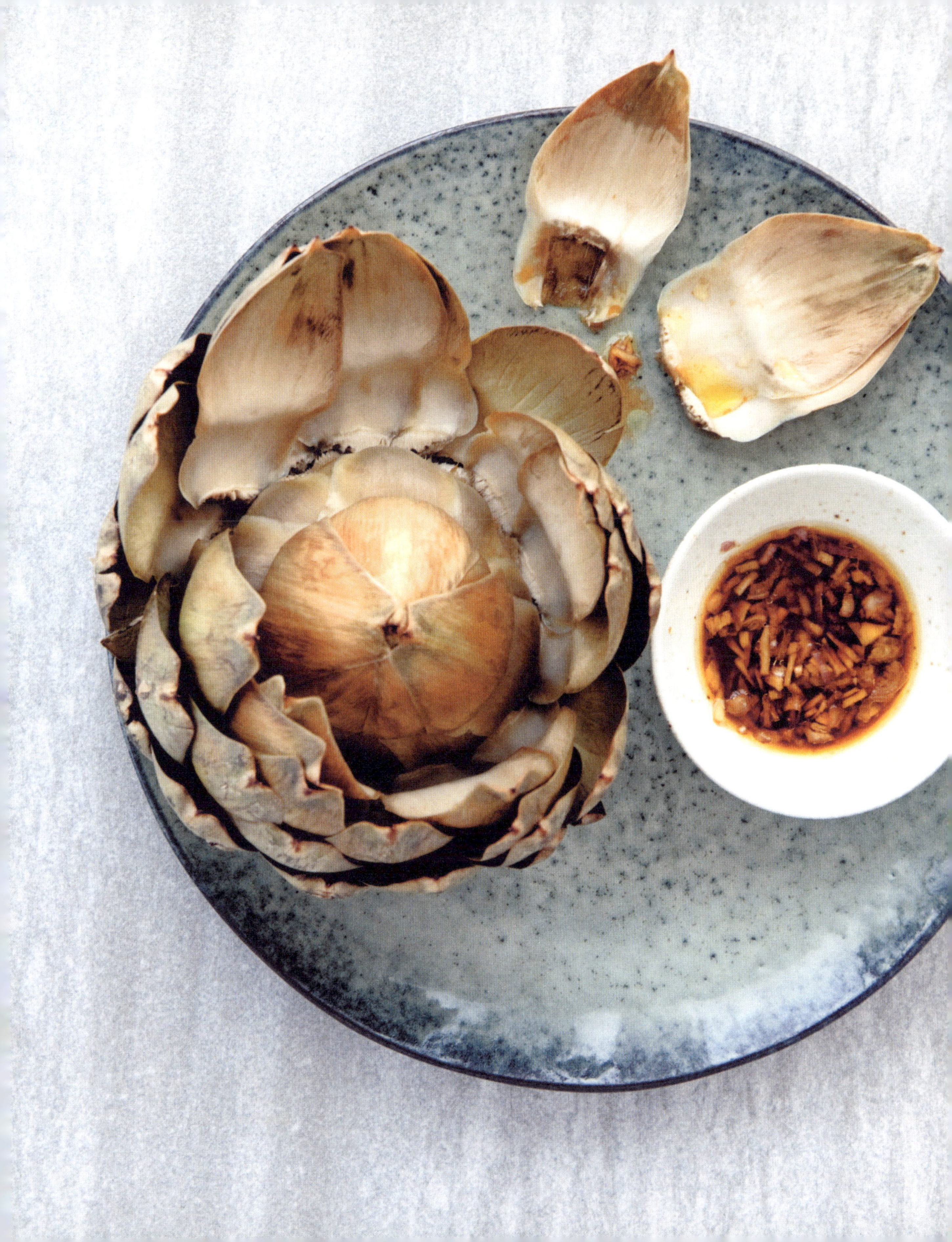

SOUPE MISO

REVISITÉE

33 calories

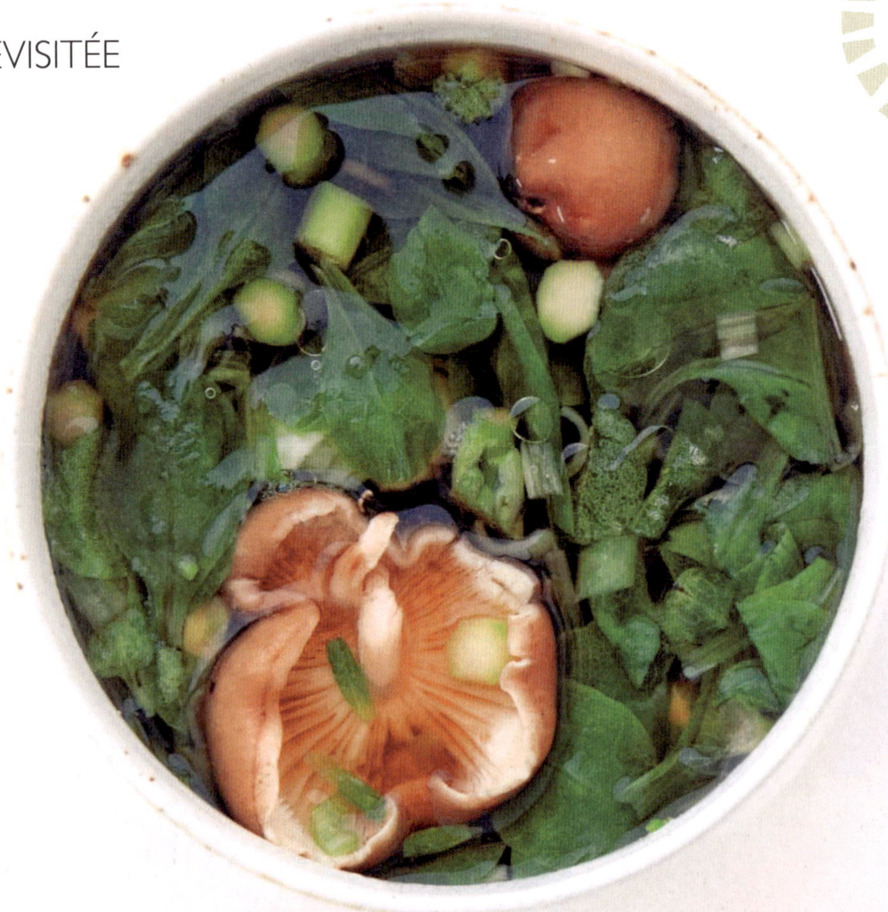

POUR 1 PERSONNE

PRÉPARATION : 15 MN

CUISSON : 10 MN

INGRÉDIENTS	CALORIES
1 PETITE C. À CAFÉ DE PÂTE MISO (3 G)	6
1 C. À CAFÉ DE SAUCE SOJA	5
1 CM DE GINGEMBRE, RÂPÉ	2
1/2 OIGNON NOUVEAU	2
15 G DE CRESSON	2
15 G D'ASPERGES VERTES	4
15 G DE CHAMPIGNONS SHIITAKE FRAIS	4
3 GOUTTES D'HUILE DE SÉSAME	6
1 C. À CAFÉ DE JUS DE CITRON VERT (1/4 DE CITRON VERT)	2
SEL ET POIVRE	
TOTAL	33

Je cuisine ma soupe

Laver les feuilles de cresson, émincer l'oignon nouveau (tige et bulbe), peler les asperges et les couper en petits morceaux, nettoyer les shiitake. Mélanger le miso avec 3 c. à soupe d'eau bouillante dans une casserole. Ajouter progressivement 25 cl d'eau bouillante, en remuant. Verser la sauce soja, le gingembre, le jus de citron vert, un petit peu de sel et du poivre, puis porter à ébullition. Laisser mijoter 5 mn à petits bouillons. Ajouter l'oignon, le cresson, les asperges et les champignons. Verser dans un bol et arroser d'huile de sésame. Saler et poivrer de nouveau, si nécessaire.

C'est prêt !

Version +++ : ajouter 100 g de tofu (120 cal).

TOTAL 153

Astuce : si vous ne trouvez pas de shiitake frais, vous pouvez les remplacer par des secs. Pesez-les une fois réhydratés !

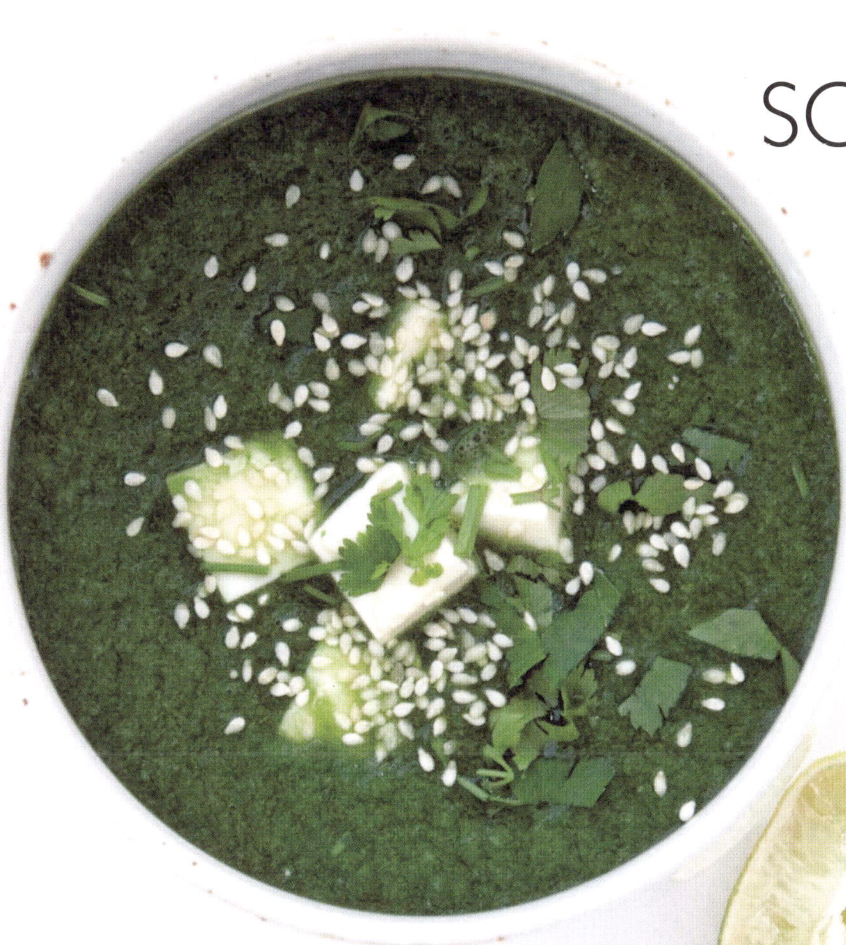

SOUPE VERTE

& TOFU

113 *calories*

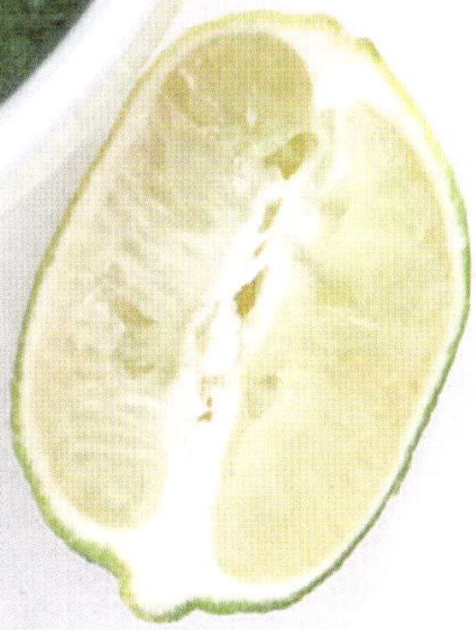

POUR 1 PERSONNE
PRÉPARATION : 10 MN
CUISSON : 25 MN

INGRÉDIENTS	CALORIES
50 G DE TOFU	60
50 G DE FEUILLES DE BLETTE	7
50 G DE KALE (CHOU)	25
1/2 GOUSSE D'AIL, HACHÉE	2
1 CM DE GINGEMBRE RÂPÉ	2
1 BRIN DE PERSIL	1
1 BRIN DE CORIANDRE	1
1/4 DE CITRON VERT	2
1/2 C. À CAFÉ DE GRAINES DE SÉSAME	13
SEL ET POIVRE	
TOTAL	113

SANS GLUTEN ♦

Je cuisine ma soupe

Laver les feuilles de blette et de kale et les hacher grossièrement. Dans une casserole, mettre les feuilles à chauffer pendant 2 mn à feu moyen, en remuant. Ajouter le gingembre, l'ail, 20 cl d'eau bouillante, du sel et du poivre. Laisser cuire pendant 10 mn puis mixer. Remettre la soupe dans la casserole, ajouter le tofu coupé en dés et poursuivre la cuisson 10 mn à feu doux. Verser dans un bol, ajouter la coriandre et le persil ciselés, puis saupoudrer de graines de sésame. Servir avec le quart de citron vert.

C'est prêt !

Variante : remplacer les feuilles de blette par de la mâche (18 cal) et le kale par du chou chinois (6 cal).

TOTAL 105

Shopping : le kale est une sorte de chou frisé très nutritif, bourré de vitamines ! À consommer sans modération. Vous aurez peut-être un peu de mal à en trouver, mais il va se faire de plus en plus présent sur les étalages. Commandez-le à votre maraîcher préféré.

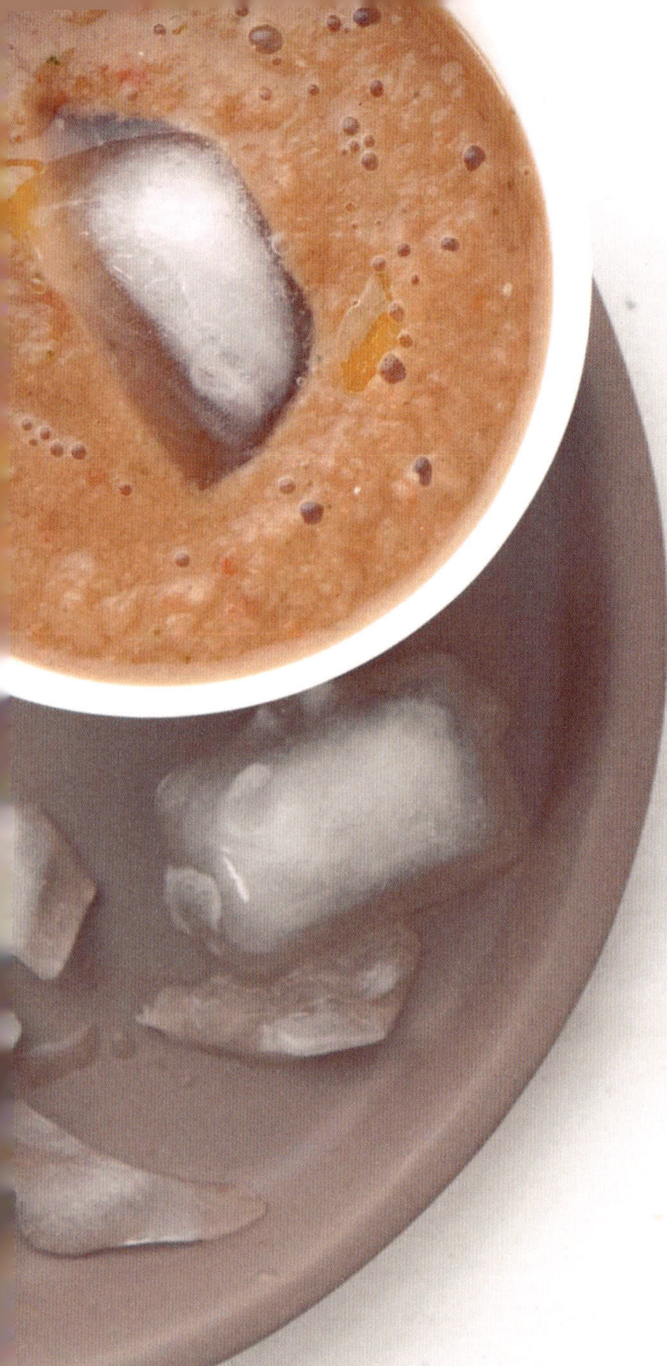

POUR 1 PERSONNE

PRÉPARATION : 15 MN

FRIGO : 2 H

INGRÉDIENTS	CALORIES
2 TOMATES (150 G)	27
1/3 DE CONCOMBRE (125 G)	15
1/4 DE POIVRON VERT (50 G)	17
1/4 DE POIVRON ROUGE (50 G)	17
1/2 OIGNON, ÉMINCÉ	14
1/2 GOUSSE D'AIL, HACHÉE	2
1 C. À SOUPE DE VINAIGRE DE VIN	2
1 C. À CAFÉ D'HUILE D'OLIVE	45
SEL ET POIVRE	
TOTAL	139

SANS GLUTEN ♦

Je cuisine ma soupe

Laver les légumes. Couper les tomates, le concombre et les poivrons en morceaux (ôter tous les pépins). Mixer en soupe fine avec l'oignon, l'ail, le vinaigre et l'huile d'olive. Saler et poivrer. Mettre au frigo au moins 2 h pour consommer bien frais. Servir avec des glaçons.

C'est prêt !

Astuce : vous pouvez passer la préparation au tamis ou dans une passoire très fine avant de la mettre au frigo.

Variante : une autre version du gaspacho différente et tellement bonne… Procéder de la même façon. Il est préférable de le passer à travers un chinois ou une passoire très fine avant de le déguster.

1/3 DE CONCOMBRE	15
1/4 D'AVOCAT	80
1/2 POMME GRANNY-SMITH	40
1 OIGNON NOUVEAU	3
LE JUS DE 1/2 CITRON VERT	4
2 BRINS DE CORIANDRE	2
1 BRIN DE BASILIC	1
1 BRIN DE PERSIL	1
1 CM DE GINGEMBRE	2
1 C. À CAFÉ D'HUILE D'OLIVE	45
TOTAL	193

GASPACHO

139 *calories*

SALADE

TOMATES & CHÈVRE

163 *calories*

POUR 1 PERSONNE

PRÉPARATION : 10 MN

INGRÉDIENTS	CALORIES
250 G DE TOMATES BIEN FERMES ET DE SAISON	45
25 G DE CHÈVRE CENDRÉ	65
1 C. À CAFÉ D'HUILE D'OLIVE	45
1 C. À CAFÉ DE VINAIGRE BALSAMIQUE	5
2 BRINS DE CIBOULETTE	1
1 BRIN DE BASILIC	1
1 BRIN DE MENTHE	1
SEL ET POIVRE	
TOTAL	163

SANS GLUTEN ♦

Je cuisine mon plat

Laver les tomates et les couper en quartiers. Les disposer dans une assiette avec le morceau de chèvre. Arroser d'huile, de balsamique, saupoudrer de sel et donner un tour de poivre du moulin. Ajouter les herbes ciselées et déguster immédiatement.

C'est prêt !

Mon conseil : cette salade est excellente avec des tomates de saison ; choisissez-les de plusieurs couleurs !

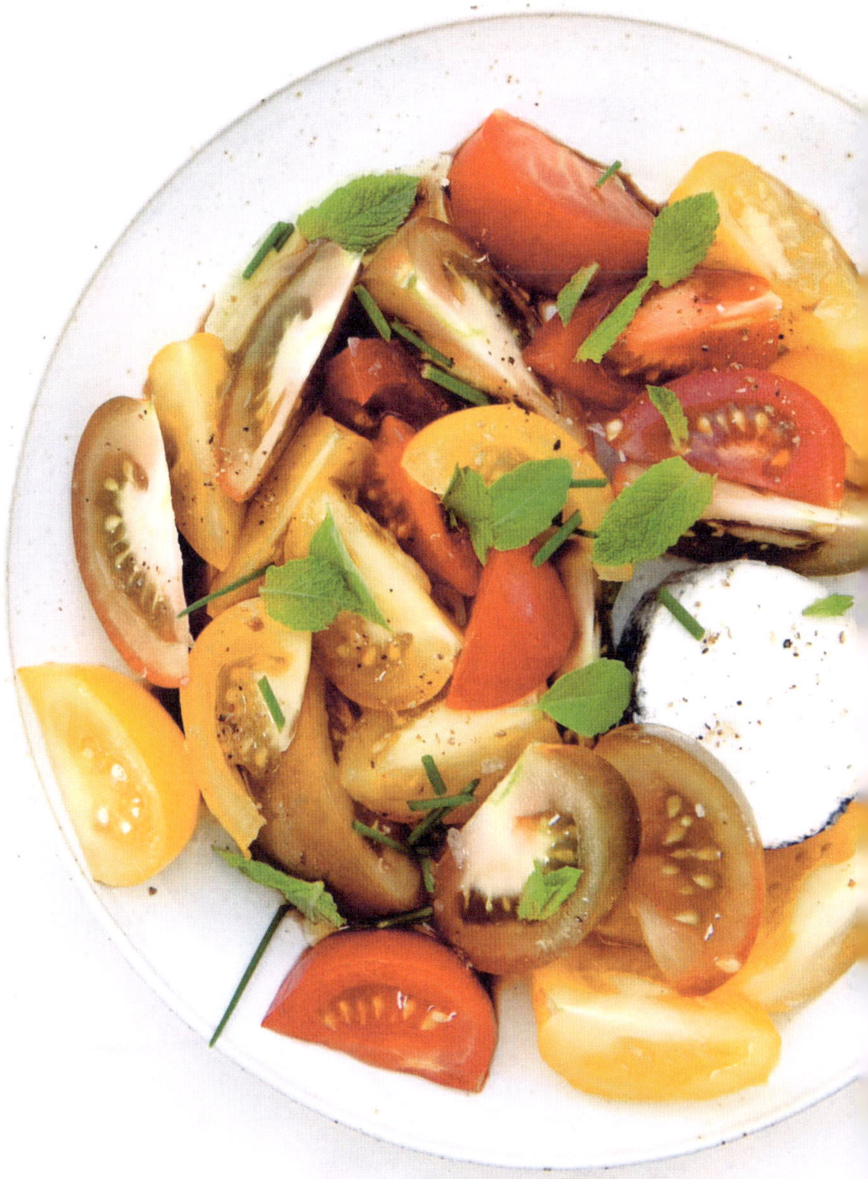

QUINOA
AL DENTE

150 calories

POUR 1 PERSONNE
CUISSON : 7 MN
REPOS : 5 MN

INGRÉDIENTS	CALORIES
40 G DE QUINOA CRU	150
(85 G CUIT)	
SEL	
TOTAL	150

Rincer le quinoa et le cuire dans 1,5 fois son volume d'eau bouillante salée pendant 7 mn. Hors du feu, laisser gonfler le quinoa pendant 5 mn. Il devrait être parfaitement cuit léger, croquant, aérien et délicieux.

Variante : pour une version épicée, ajouter 1 pincée de cumin (1 cal), 1 pincée de safran (1 cal) et 1/4 de citron confit (5 cal) tranché en petits cubes dans l'eau de cuisson ; ne pas mettre de sel.

Astuce : je cuisine souvent 2 ou 3 portions pour en garder au frais. Vous pouvez le conserver de 3 à 6 jours dans votre frigo.

UNE PORTION
DE HARICOTS ROUGES

POUR 1 PERSONNE
CUISSON : 1 H 30 MAXIMUM
TREMPETTE : 1 NUIT

INGRÉDIENTS	CALORIES
45 G DE HARICOTS ROUGES, SECS	150
(110 G CUITS)	
SEL	
TOTAL	150

Faire tremper les haricots dans de l'eau froide toute une nuit au frigo. Les rincer, les égoutter et les mettre dans une casserole avec trois fois leur volume d'eau froide, démarrer la cuisson. Compter 1 h à 1 h 30 de cuisson à petits bouillons, selon la catégorie de haricots et l'effet plus ou moins croquant recherché. Saler une fois cuit.

Variante : pour une version aromatisée, ajouter 1 clou de girofle (1 cal), 1/4 d'oignon émincé (7 cal), 1 brin de thym (1 cal) et 1 petite feuille de laurier (1 cal) dans l'eau de cuisson.

Astuce : je cuisine souvent 2 ou 3 portions pour en garder au frais. Vous pouvez les conserver de 1 à 3 jours dans votre frigo mais aussi les mettre au congélo pour plusieurs mois.

RIZ NOIR
COMPLET PARFAIT

POUR 1 PERSONNE
CUISSON : 1 H MAXIMUM

INGRÉDIENTS	CALORIES
45 G DE RIZ CRU	150
(90 G CUIT)	
SEL	
TOTAL	150

Mettre 3 volumes d'eau froide dans une casserole et 1 volume de riz. Porter à ébullition, saler et compter 45 mn à 1 h de cuisson à feu moyen. Le riz doit s'ouvrir et laisser apparaître un cœur blanc, mais s'il est courbé, il est déjà trop cuit.

Variante : pour une version pimentée, ajouter 1 petit piment rouge (1 cal) dans l'eau de cuisson.

Astuce : si vous n'aimez pas le riz noir complet, remplacez-le par 45 g de riz basmati complet (150 cal). Le riz blanc est plus riche en sucre, il a un indice glycémique plus élevé, il est donc à consommer avec modération. Essayez tout de même le riz noir complet, c'est tellement bon. Vous en trouverez facilement dans les magasins bio ou sur Internet. Cuisson du riz basmati complet : compter 1 volume de riz pour 3 volumes d'eau salée. Démarrer la cuisson dans l'eau froide et dès l'ébullition, compter 35 mn de cuisson à feu moyen.

Attention : ne conservez pas le riz cuit au frigo plus d'une journée, il pourrait développer de mauvaises bactéries.

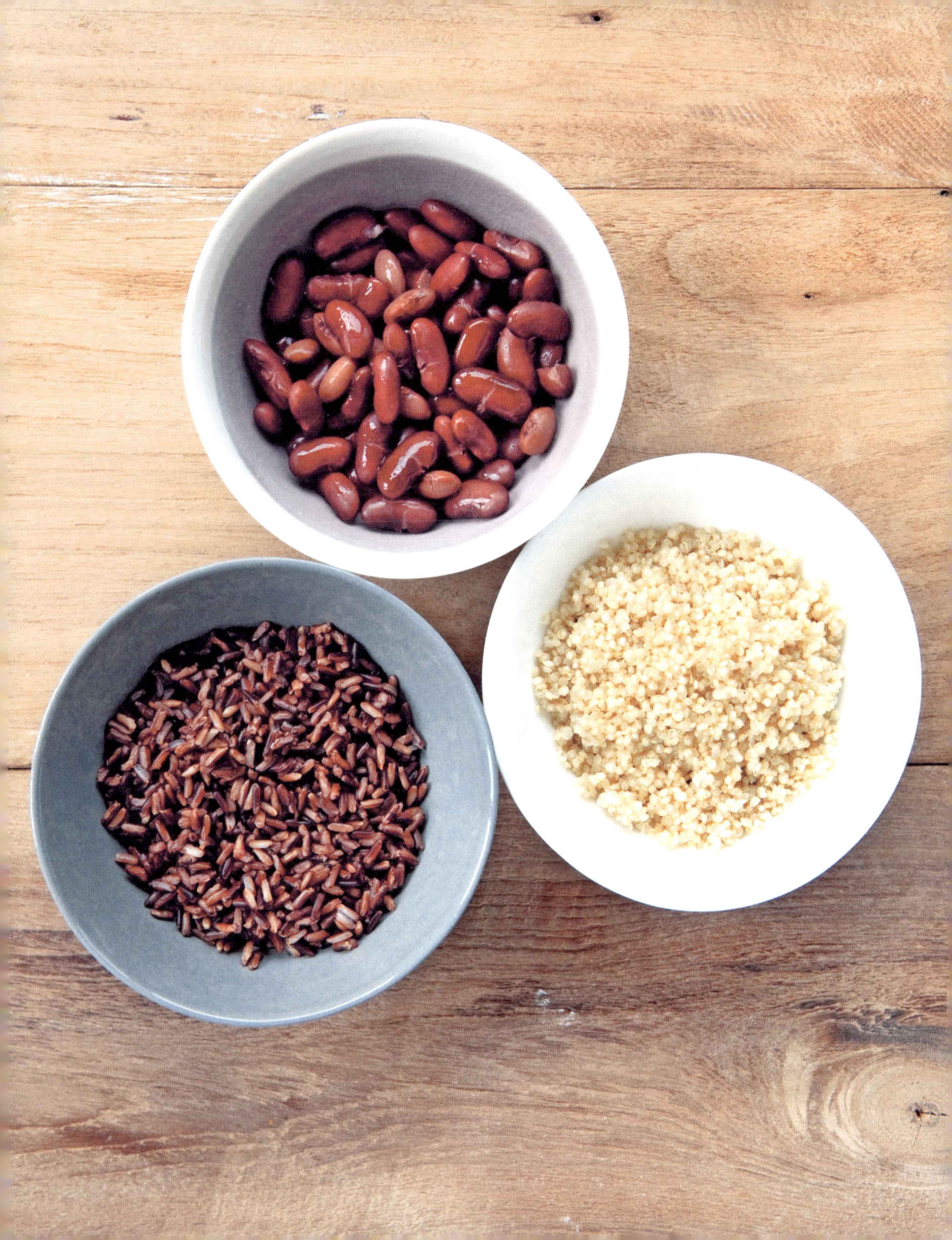

MOULES

EN SALADE

262 *calories*

POUR 1 PERSONNE

PRÉPARATION : 20 MN

CUISSON : 10 MN

DÉGORGEAGE : 30 MN

INGRÉDIENTS	CALORIES
75 G DE HARICOTS ROUGES, CUITS	
OU 20 G DE HARICOTS ROUGES, SECS	67
300 G DE MOULES PROPRES EN COQUILLES	128
3 BRINS DE PERSIL PLAT	2
1 PETITE ÉCHALOTE, HACHÉE	7
1 OIGNON NOUVEAU	3
1 C. À SOUPE DE VIN BLANC	8
1 C. À CAFÉ DE VINAIGRE DE CIDRE	2
1 C. À CAFÉ D'HUILE D'OLIVE	45
SEL ET POIVRE	
TOTAL	262

SANS GLUTEN ♦

Je cuisine mon plat

Vérifier que les moules sont bien propres. Faire chauffer une sauteuse et verser les moules avec l'échalote, 5 cl d'eau, le vin blanc, l'huile d'olive, du sel et du poivre. Couvrir et laisser les coquillages s'ouvrir. Secouer de temps en temps la sauteuse et compter 5 mn de cuisson environ pour que les coquillages soient tous ouverts. Égoutter les moules et récupérer le jus de cuisson. Le filtrer, ajouter le vinaigre de cidre et laisser réduire de moitié sur feu moyen pendant 5 mn. Rincer et égoutter les haricots rouges cuits, les verser dans un saladier, ajouter les moules, l'oignon émincé finement (bulbe et tige), le persil ciselé et assaisonner avec le jus. Mélanger, goûter et rectifier en sel et en poivre si nécessaire.

C'est prêt !

Option haricots secs : pour les cuire, procéder comme indiqué sur le paquet avant de les utiliser (ou voir recette des haricots rouges page 124).

Version « Super 500 » : doubler les proportions pour faire un « Super 500 » très facilement à l'exception de l'huile d'olive.

TOTAL 479

Version homme « Super 500 » : tripler la dose de haricots rouges et doubler le reste.

225 G DE HARICOTS ROUGES, CUITS 202
(60 G DE HARICOTS SECS)

TOTAL 592

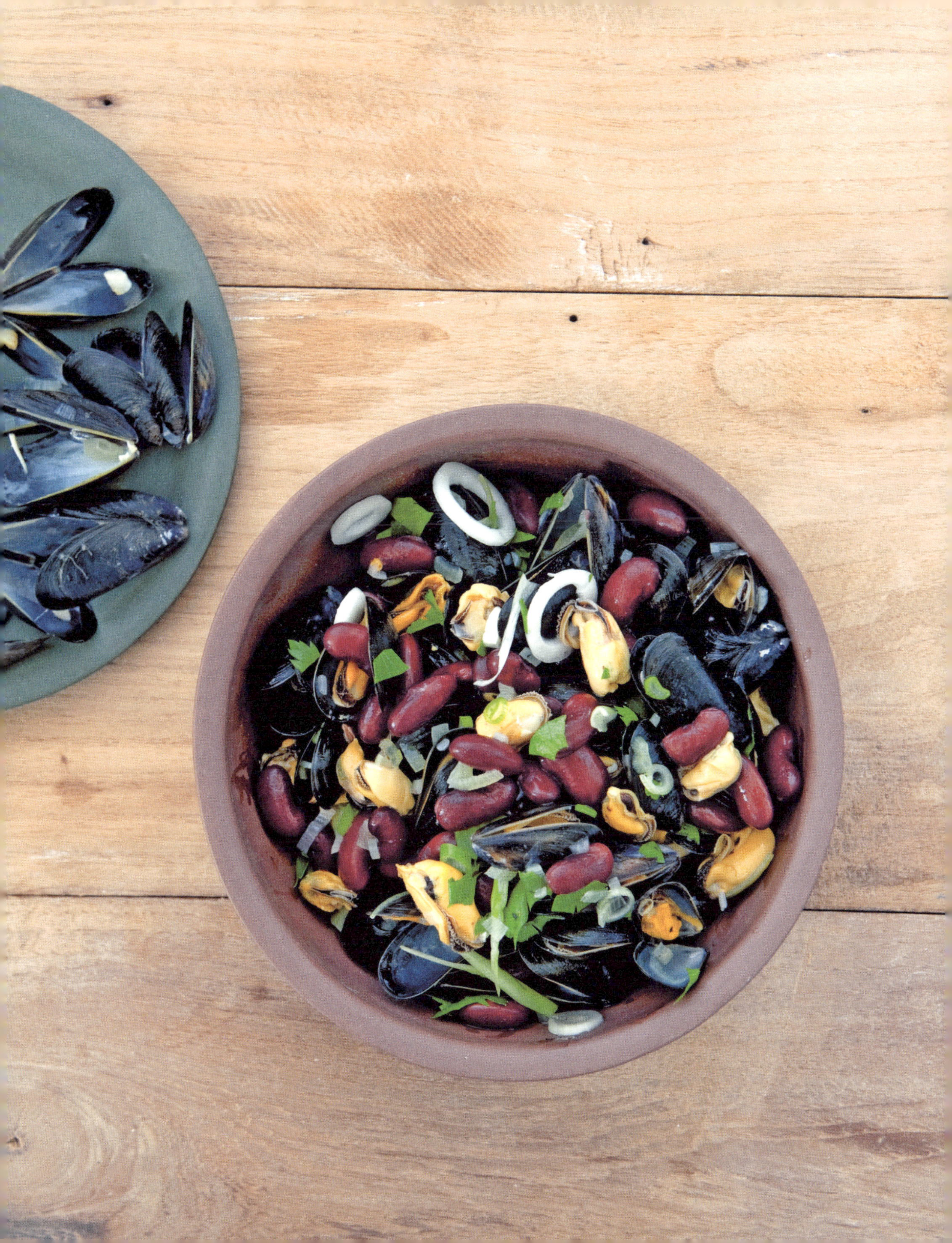

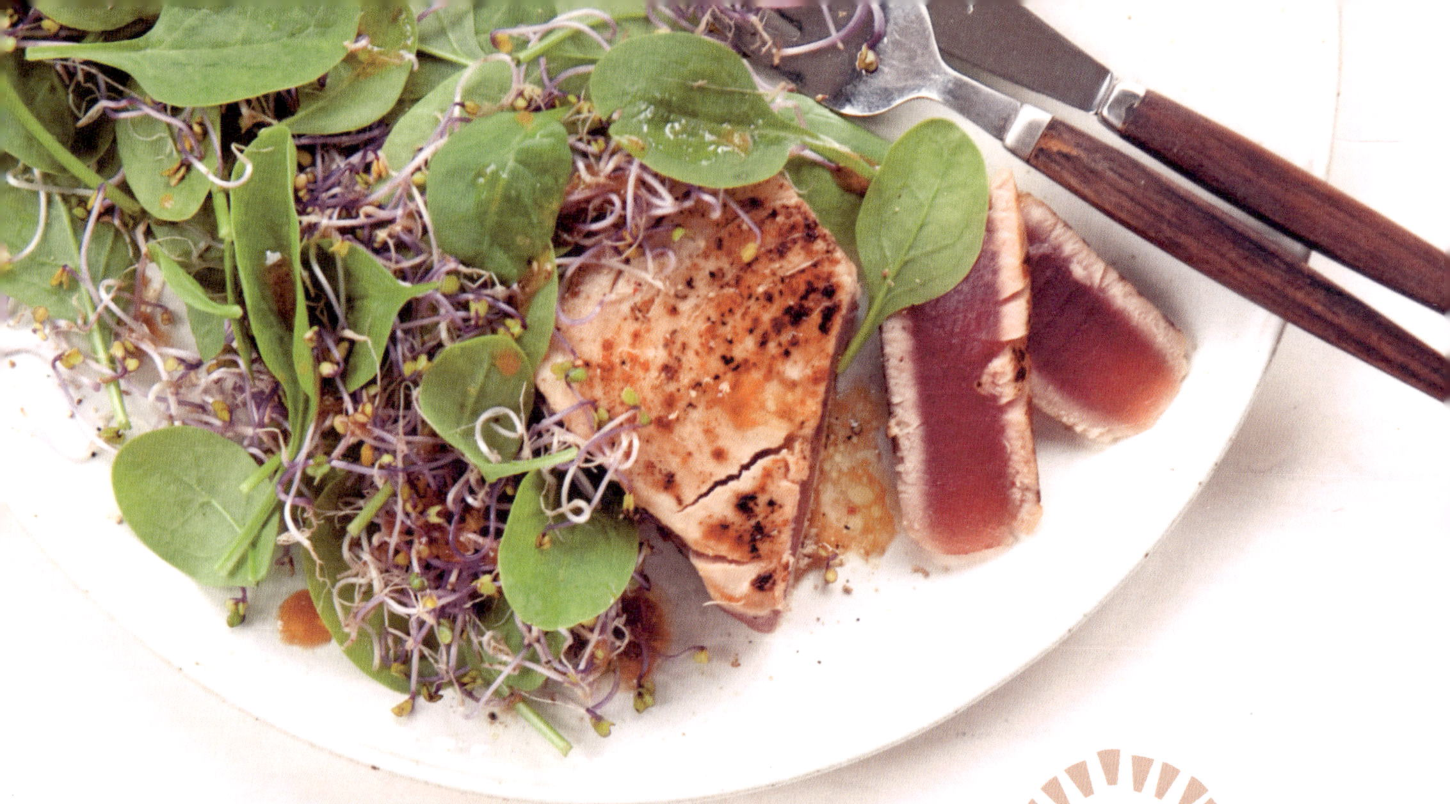

THON SNACKÉ

180 calories

POUR 1 PERSONNE
PRÉPARATION : 10 MN
CUISSON : 2 MN
MARINADE : 1 H

INGRÉDIENTS	CALORIES
100 G DE THON ROUGE	108
20 G DE GRAINES GERMÉES (CHOU ROUGE PAR EXEMPLE)	6
1 POIGNÉE DE POURPIER (25 G)	6
1 C. À CAFÉ D'HUILE D'OLIVE	45
1 C. À CAFÉ DE SAUCE SOJA	5
1 C. À CAFÉ DE VINAIGRE DE RIZ	2
1/3 DE C. À CAFÉ DE SIROP D'AGAVE (2,5 G)	8
SEL ET POIVRE	
TOTAL	180

Je cuisine mon plat

Faire mariner le morceau de poisson dans le mélange : huile d'olive, sauce soja, vinaigre de riz, sirop d'agave et poivre. Mettre au frais 1 h, en retournant le morceau de temps en temps. Nettoyer le pourpier et mélanger avec les graines germées. Faire chauffer une poêle à feu vif et saisir le poisson 1 mn de chaque côté : il doit rester très rouge à l'intérieur. Déposer le poisson dans une assiette, couvrir de salade et verser dessus le reste de marinade. Saler et poivrer si nécessaire.

C'est prêt !

Astuce : si vous ne trouvez pas de pourpier, remplacez-le par de la roquette ou des pousses d'épinard, les calories ne changent pas.

Version crue : trancher le poisson en fines lamelles, arroser avec la marinade, mettre au frais 1 h puis servir avec la salade mélangée sur le dessus.

CEVICHE

191 *calories*

POUR 1 PERSONNE

PRÉPARATION : 15 MN

MARINADE : 2 H

INGRÉDIENTS	CALORIES
100 G DE FILET DE BAR, BIEN FRAIS	125
LE JUS ET LE ZESTE DE 1/2 CITRON VERT NON TRAITÉ	5
1 OIGNON NOUVEAU ÉMINCÉ FIN (BULBE ET TIGE)	3
1/4 DE PIMENT	1
4 TOMATES CERISES (50 G)	9
3 BRINS DE CORIANDRE	2
1 BRIN DE PERSIL PLAT	1
1 C. À CAFÉ D'HUILE D'OLIVE	45
SEL ET POIVRE	
TOTAL	191

SANS GLUTEN ♦

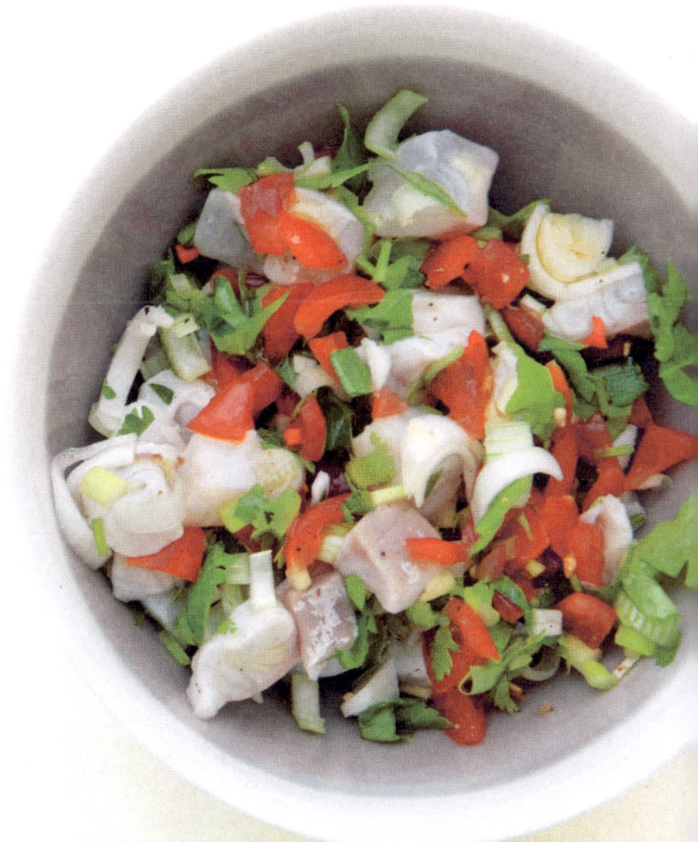

Je cuisine mon plat

Hacher le piment en petits morceaux et enlever les grains (attention à ne pas trop en mettre – il vaut mieux en rajouter !).
Préparer la marinade avec le jus et le zeste de citron vert, la moitié des herbes ciselées, l'oignon et le piment.
Trancher le poisson lavé et séché en petits morceaux, les déposer dans un plat et verser la marinade dessus. Mettre au frigo pendant 2 h minimum (plus le poisson reste au frigo, plus il sera cuit).
Laver les tomates, les couper en deux, ôter la pulpe et les couper en petits morceaux. Servir le ceviche après avoir ajouté les morceaux de tomate, saler et poivrer très légèrement et finir en saupoudrant du reste des herbes ciselées et en arrosant d'un filet d'huile d'olive.

C'est prêt !

Variante : remplacer le bar par de la dorade, du cabillaud ou du saumon, et compter,

100 G DE DORADE	100
TOTAL	166
100 G DE CABILLAUD	80
TOTAL	146
100 G DE SAUMON	166
TOTAL	232

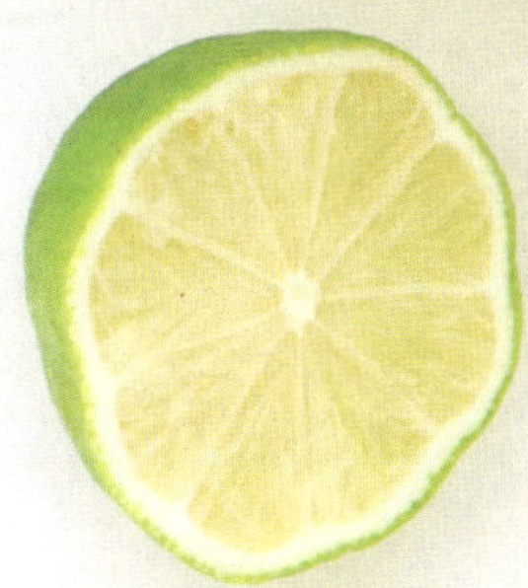

CABILLAUD VAPEUR

& HARICOTS VERTS CROQUANTS

POUR 1 PERSONNE
PRÉPARATION : 20 MN
CUISSON : 20 MN

INGRÉDIENTS	CALORIES
120 G DE PAVÉ DE CABILLAUD	96
100 G DE HARICOTS VERTS	31
1 PETITE ÉCHALOTE, ÉMINCÉE	7
4 TOMATES CERISES (50 G)	9
1 C. À CAFÉ DE JUS DE CITRON	2
2 OLIVES NOIRES, DÉNOYAUTÉES	13
4 FEUILLES DE BASILIC	1
SEL ET POIVRE	
TOTAL	159

SANS GLUTEN ♦

Je cuisine mon plat

Nettoyer et préparer les haricots verts. Les déposer dans le fond du panier vapeur, ajouter l'échalote émincée. Faire cuire à la vapeur pendant 20 mn. Au bout de 10 mn, ajouter le pavé de cabillaud. Mixer les tomates avec le jus de citron, les olives, le basilic, un peu de sel et de poivre, et 2 c. à soupe d'eau. Vérifier la cuisson du poisson qui doit commencer à se détacher et à avoir une couleur nacrée. Servir le poisson et les haricots verts arrosés de sauce.

C'est prêt !

Variante : remplacer le cabillaud par des filets de rouget et les déposer sur les haricots verts 5 mn avant la fin de la cuisson.

120 G DE ROUGET	111
TOTAL	174

Version +++ : servir ce plat avec du riz basmati (voir la cuisson du riz page 124), et compter,

70 G DE RIZ BASMATI CUIT (30 G CRU)	105
TOTAL VERSION CABILLAUD	264
TOTAL VERSION ROUGET	279

159 *calories*

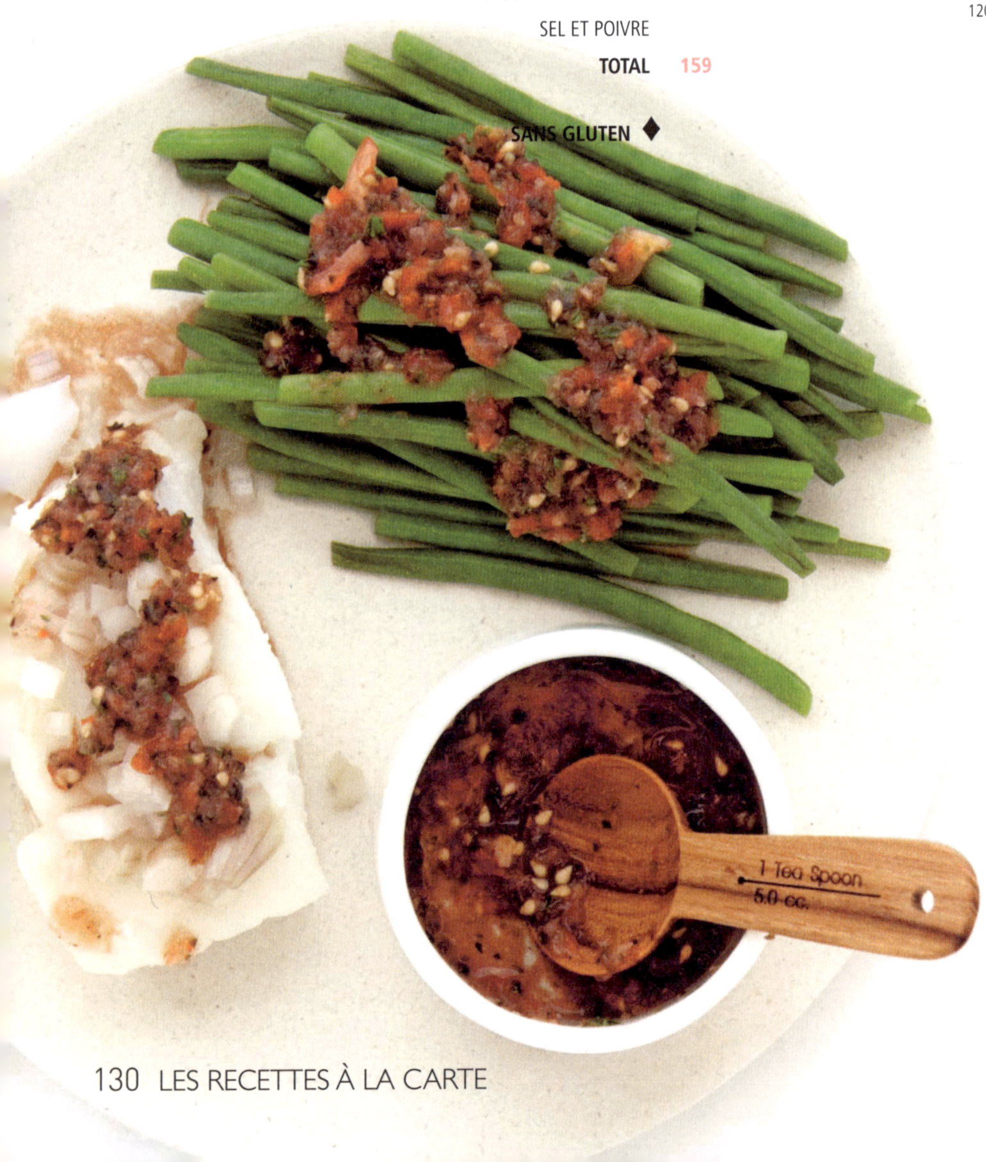

SAINT-JACQUES

& CHAMPIGNONS

156 *calories*

POUR 1 PERSONNE
PRÉPARATION : 15 MN
CUISSON : 15 MN

INGRÉDIENTS	CALORIES
4 NOIX DE SAINT-JACQUES SANS CORAIL (120 G)	104
50 G DE GIROLLES	10
1 PETITE ÉCHALOTE HACHÉE	7
1 BRIN D'ESTRAGON	1
5 G DE BEURRE DEMI-SEL	34
FLEUR DE SEL ET POIVRE DU MOULIN	
TOTAL	156

SANS GLUTEN ♦

Je cuisine mon plat

Demander au poissonnier de préparer les Saint-Jacques : nettoyées, sans corail, la noix dans sa coquille mais détachée. Rassembler 2 noix par coquille. Couper les pieds des girolles et laver délicatement avec un chiffon humide. Couper les plus grosses en plusieurs morceaux. Préchauffer le four à 180 °C. Répartir l'échalote et les feuilles d'estragon sur les coquilles. Ajouter les girolles directement dans les coquilles. Parsemer de petits morceaux de beurre, donner un tour de poivre du moulin et enfourner 15 mn.

C'est prêt !

Version +++ : servir avec un bol de riz noir complet.

45 G DE RIZ NOIR COMPLET (90 G CUIT)	150
TOTAL	306

Perso : j'adore cette recette, le mélange de l'iode et de la terre !

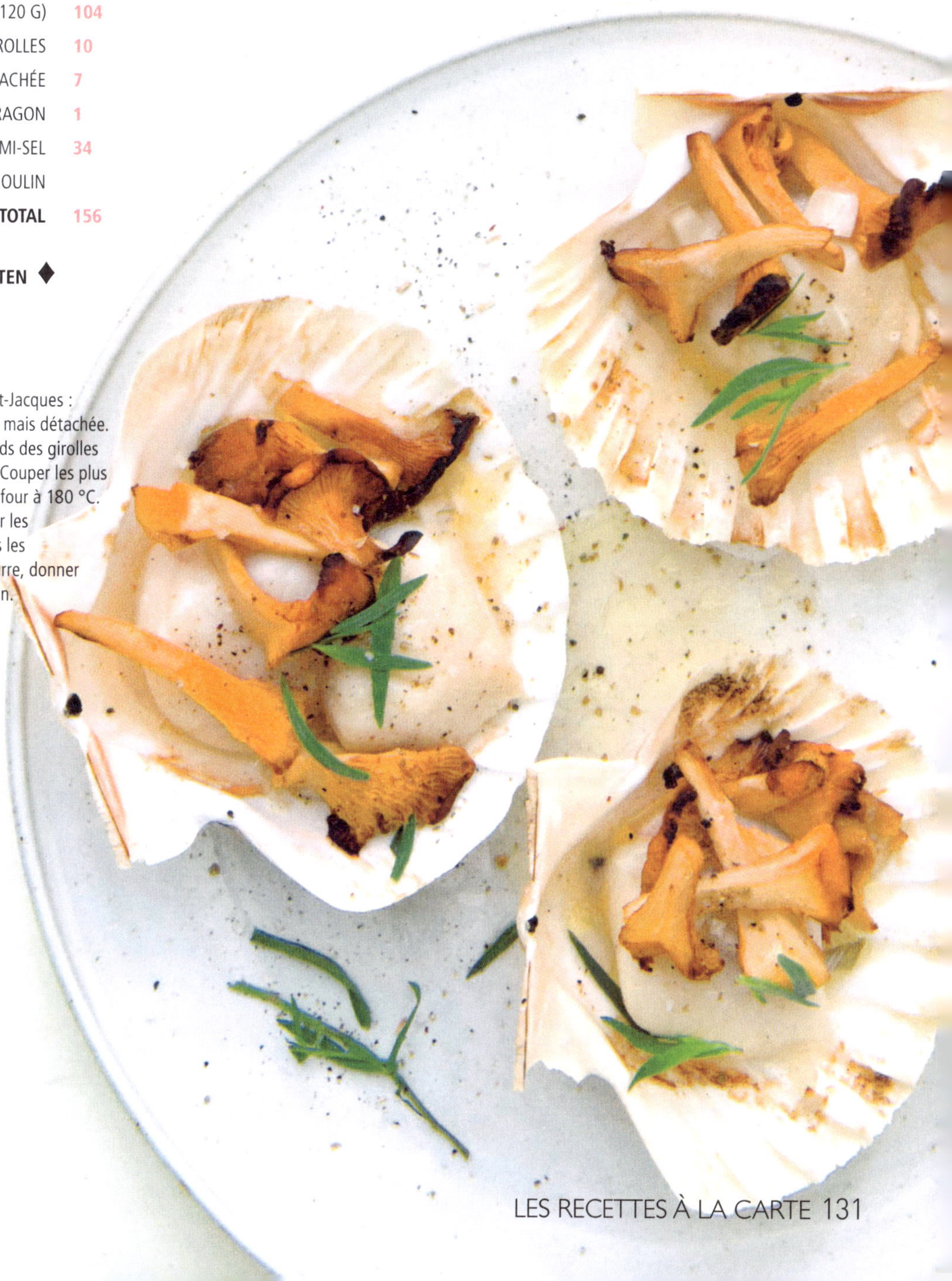

TARTARE DE DORADE

& MANGUE

179 calories

POUR 1 PERSONNE

PRÉPARATION : 15 MN

INGRÉDIENTS	CALORIES
100 G DE DORADE	100
1/4 DE MANGUE (30 G)	20
1 CM DE GINGEMBRE, RÂPÉ	2
25 G DE POUSSES DE SOJA (1 POIGNÉE)	8
5 BRINS DE CORIANDRE, CISELÉS	3
3 FEUILLES DE MENTHE, CISELÉES	1
1 C. À CAFÉ D'HUILE D'OLIVE	45
FLEUR DE SEL ET POIVRE DU MOULIN	
TOTAL	179

SANS GLUTEN ♦

Je cuisine mon plat

Rassembler dans un bol la mangue et le poisson coupés en petits cubes, ajouter le gingembre, les pousses de soja détaillées en petits tronçons, la coriandre et la menthe. Arroser d'huile d'olive, saler légèrement et poivrer. Mélanger et mettre au frais avant de déguster.

C'est prêt !

Variante : remplacer la dorade par du saumon. C'est très bon aussi mais nettement plus calorique.

100 G DE SAUMON	166
TOTAL	245

Version moins sucrée : remplacer la mangue par des radis roses tranchés finement.

30 G DE RADIS ROSES	6
TOTAL	165

Astuce : je vous conseille d'attendre un petit peu avant de manger le tartare, c'est meilleur.

COURGETTES

& CREVETTES

148 calories

POUR 1 PERSONNE

PRÉPARATION : 10 MN

MARINADE : 30 MN (FACULTATIF)

INGRÉDIENTS	CALORIES
1/2 COURGETTE (125 G)	21
100 G DE CREVETTES ROSES, DÉCORTIQUÉES	80
1 BRIN D'ESTRAGON	1
LE ZESTE DE 1/2 CITRON VERT NON TRAITÉ	1
1 C. À CAFÉ D'HUILE D'OLIVE	45
SEL ET POIVRE	
TOTAL	148

SANS GLUTEN ♦

Je cuisine mon plat

Découper la courgette en fines tranches. Déposer les tranches et les crevettes dans un saladier, ajouter les feuilles d'estragon, du sel, du poivre et l'huile d'olive. Mélanger et laisser mariner au frigo 30 mn avant de consommer (facultatif). C'est meilleur une fois mariné !

C'est prêt !

Variante : ajouter au dernier moment du parmesan fraîchement râpé.

10 G DE PARMESAN RÂPÉ	44
TOTAL	192

Variante +++ nutritive : ajouter de la roquette, du quinoa et des pois chiches. Retrouver la cuisson du quinoa page 124.

25 G DE ROQUETTE	6
55 G DE QUINOA CUIT (25 G CRU)	92
30 G DE POIS CHICHES CUITS	111
TOTAL	357

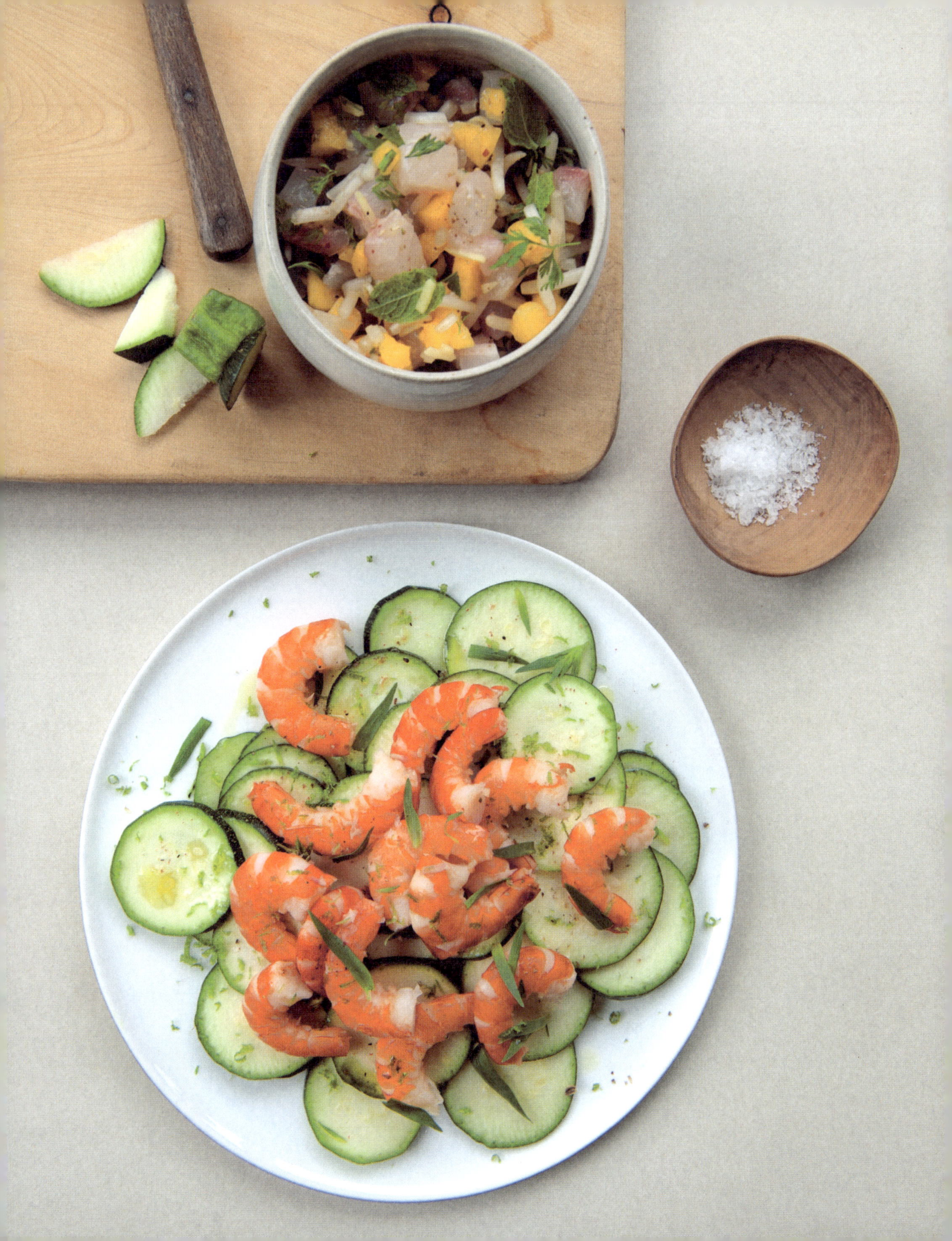

CABILLAUD

AU JUS THAÏ

213 calories

POUR 1 PERSONNE
PRÉPARATION : 10 MN
CUISSON : 35 MN

INGRÉDIENTS	CALORIES
100 G DE PAVÉ DE CABILLAUD	100
25 G DE VERMICELLES DE RIZ	91
1 PETITE ÉCHALOTE, HACHÉE	7
1 CM DE GINGEMBRE RÂPÉ	2
4 FEUILLES DE LIME OU 1 TIGE DE CITRONNELLE	2
1/2 GOUSSE D'AIL	2
5 BRINS DE CORIANDRE, CISELÉS	3
1 PETIT PIMENT ROUGE	2
LE JUS DE 1/2 CITRON VERT	4
SEL ET POIVRE	
TOTAL	213

SANS GLUTEN ♦

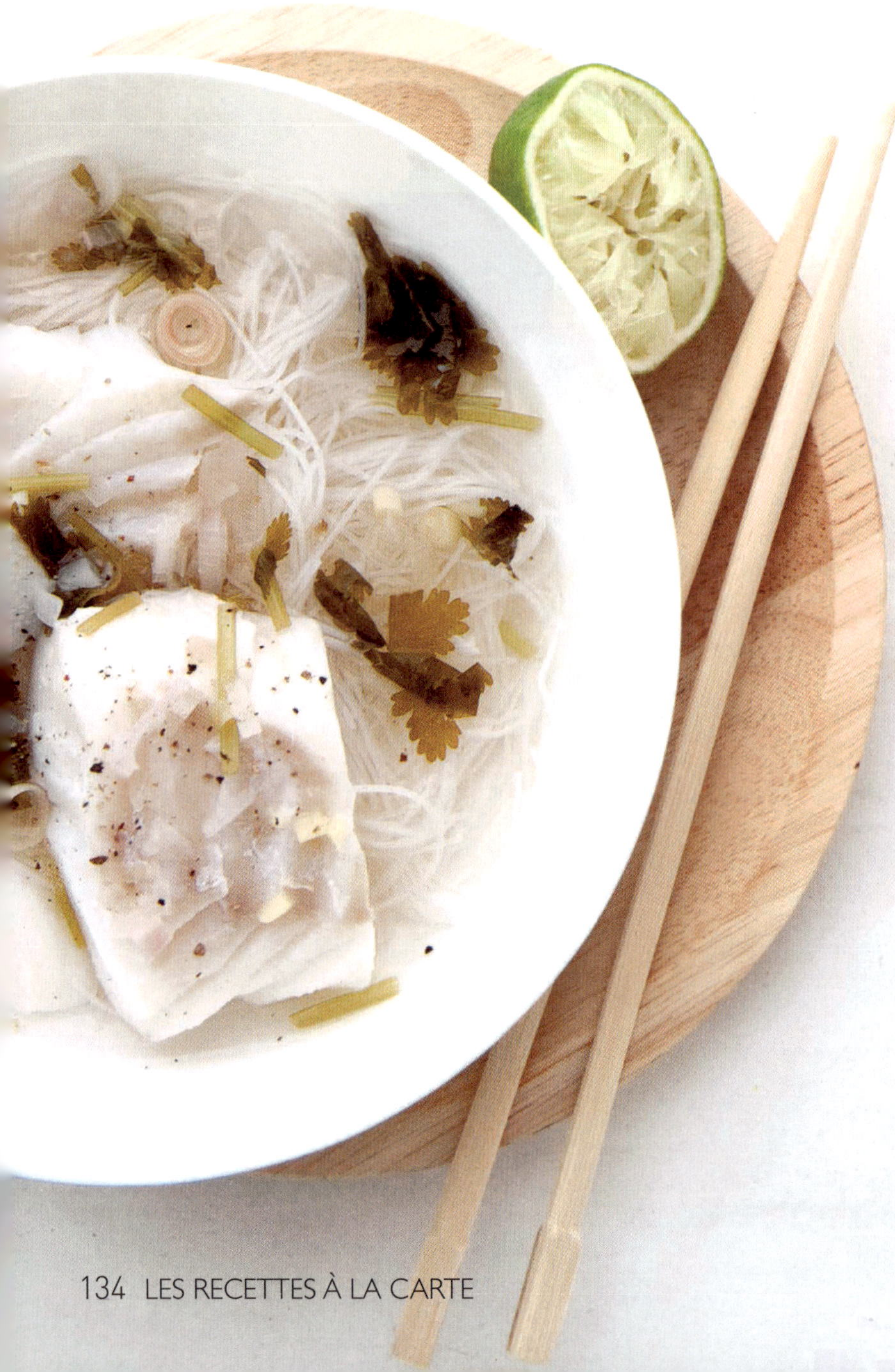

Je cuisine mon plat

Faire un bouillon avec 75 cl d'eau, l'échalote, le gingembre, les feuilles de lime ou la citronnelle débitée en tronçons, l'ail, la coriandre, le piment, le jus de citron vert et du sel. Faire cuire à petits bouillons pendant 30 mn. Ajouter les vermicelles de riz et le poisson et compter 5 mn de cuisson à feu doux. Déposer les vermicelles et le poisson dans une assiette creuse et arroser avec quelques cuillères de bouillon, saler et poivrer légèrement.

C'est prêt !

Version +++ : pour un plat plus complet, ajouter des haricots verts cuits à la vapeur pendant 10 à 15 mn.

100 G DE HARICOTS VERTS	31
TOTAL	244

CALAMARS GRILLÉS

AU CITRON

POUR 1 PERSONNE
PRÉPARATION : 15 MN
CUISSON : 2 MN
FRIGO : 1 H

157 calories

INGRÉDIENTS	CALORIES
100 G DE CALAMARS NETTOYÉS	92
1 POIGNÉE DE ROQUETTE (25 G)	6
LE ZESTE ET LE JUS DE 1 CITRON VERT NON TRAITÉ	10
1 C. À CAFÉ D'HUILE D'OLIVE	45
1/2 GOUSSE D'AIL	2
2 BRINS DE BASILIC	2
FLEUR DE SEL ET POIVRE DU MOULIN	
TOTAL	157

SANS GLUTEN ♦

Je cuisine mon plat

Trancher le corps des calamars en lanières, les tentacules en petits morceaux, rincer et sécher bien. Les faire mariner dans le mélange jus de citron vert, huile d'olive, ail, un peu de sel et du poivre. Mettre au frigo 1 h (facultatif).
Mélanger la roquette lavée et essorée avec les feuilles de basilic.
Faire chauffer une poêle très chaude et saisir les calamars égouttés pendant 1 mn à feu vif pour qu'ils soient bien dorés. Poursuivre la cuisson 1 mn en remuant sans cesse. Servir immédiatement avec la salade assaisonnée du reste de la marinade. Finir en saupoudrant les calamars de zeste de citron vert.

C'est prêt !

Astuce : attention à la cuisson des calamars : plus vous les cuisez, plus ils deviennent caoutchouteux. Veillez donc à ce que la poêle soit très chaude pour qu'ils soient saisis plutôt que bouillis.

Version +++ : faire cuire « al dente » des pâtes – spaghettis, pennes… –, les rafraîchir sous l'eau froide, égoutter et mélanger avec la salade encore tiède. Miam, miam…

60 G DE PÂTES	207
TOTAL	364

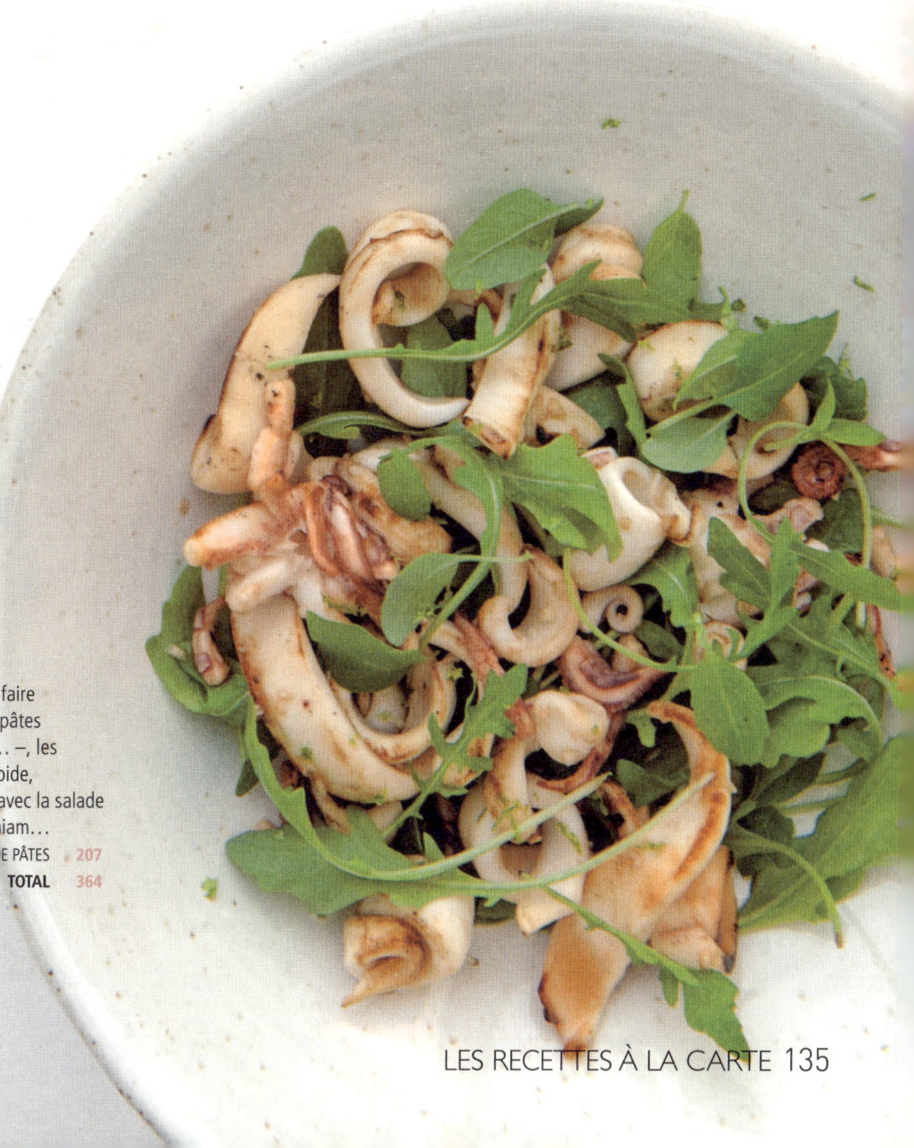

BLINI

& SAUMON FUMÉ

284 *calories*

POUR 1 PERSONNE
PRÉPARATION : 20 MN
CUISSON : 1 MN

INGRÉDIENTS	CALORIES
2 C. À SOUPE DE SON D'AVOINE (20 G)	49
1 C. À SOUPE DE FROMAGE BLANC À 20 % DE MG (10 G)	8
1 PETIT ŒUF	54
6 BRINS DE CIBOULETTE	2
70 G DE SAUMON FUMÉ	126
1/2 CITRON (LE ZESTE ET LE JUS)	6
2 CL DE CRÈME DE SOJA, BIEN FROIDE	34
2 GOUTTES D'HUILE D'OLIVE	5
SEL ET POIVRE DU MOULIN	
TOTAL	284

Je cuisine mon plat

Mélanger le son d'avoine avec le fromage blanc, ajouter l'œuf et battre au fouet. Ajouter ensuite la moitié des brins de ciboulette ciselés, un petit peu de sel et de poivre. Déposer 2 gouttes d'huile d'olive dans une poêle et les répartir à l'aide d'un papier absorbant – c'est juste pour que le blini n'attache pas et dore un petit peu. Faire chauffer la poêle et verser la pâte en l'étalant en forme de blini. Faire cuire 30 sec sur chaque face. Fouetter la crème de soja pour la rendre plus légère et mousseuse. Saler légèrement. Servir le blini avec le saumon fumé et la crème légère, saupoudrer de zestes de citron, du reste de ciboulette ciselée et de poivre du moulin.

C'est prêt !

Variante : remplacer le saumon fumé par des œufs de saumon.

50 G D'ŒUFS DE SAUMON	126
TOTAL	284

Astuce : si vous n'aimez pas la crème de soja, vous pouvez la remplacer par de la crème fraîche légère à 12 % de matières grasses — c'est le même nombre de calories.

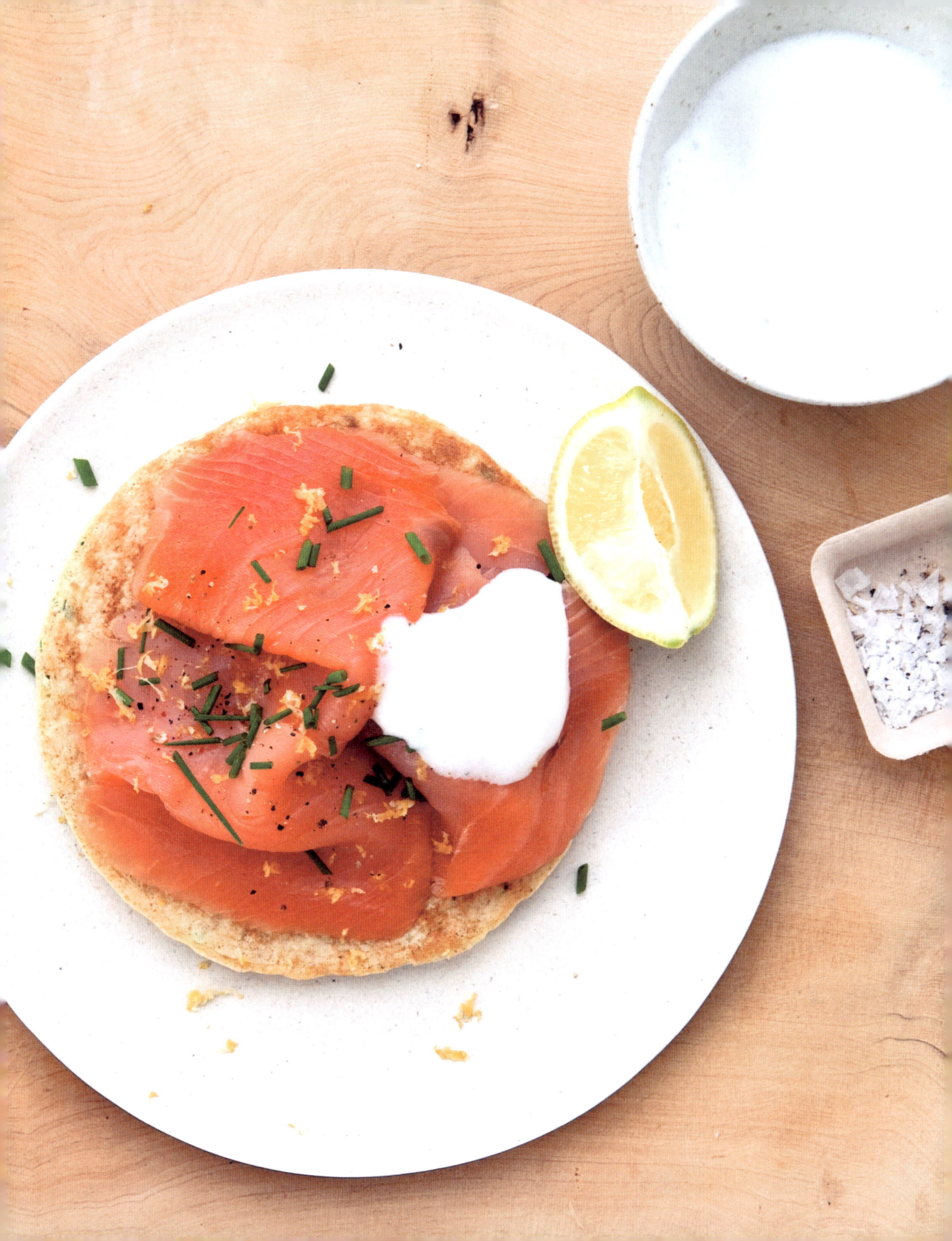

BOUILLON
& FISH

238 calories

POUR 1 PERSONNE
PRÉPARATION : 20 MN
CUISSON : 20 MN

INGRÉDIENTS	CALORIES
2 OU 3 NOIX DE SAINT-JACQUES SANS CORAIL (60 G)	52
50 G DE FILET DE MAQUEREAU	82
25 G DE TOPINAMBOUR	18
25 G DE CHOU-RAVE	10
1 PETITE ÉCHALOTE, HACHÉE	7
1 CM DE GINGEMBRE RÂPÉ	2
4 FEUILLES DE LIME OU 1 TIGE DE CITRONNELLE	2
1/2 GOUSSE D'AIL	2
6 BRINS DE CORIANDRE, CISELÉS (FEUILLES ET TIGES)	3
1 PETIT PIMENT ROUGE	2
1/2 C. À CAFÉ DE GRAINES DE SÉSAME NOIR	13
1 C. À CAFÉ D'HUILE DE COURGE	45
GROS SEL ET POIVRE	
TOTAL	238

SANS GLUTEN ♦

Je cuisine mon plat

Laver et trancher les Saint-Jacques et le maquereau en petits cubes (comme pour un tartare). Peler et couper le topinambour et le chou-rave en petits cubes, puis mélanger avec le poisson et les Saint-Jacques. Saler légèrement, poivrer, ajouter les graines de sésame et l'huile de courge, mélanger et garder au frais. Faire un bouillon avec 50 cl d'eau, l'échalote, le gingembre, les feuilles de lime ou la citronnelle débitée en tronçons, l'ail, la moitié de la coriandre, le petit piment et du sel. Faire cuire à petits bouillons pendant 20 mn. Filtrer le bouillon. Goûter le bouillon et rectifier en sel et en poivre si nécessaire. Au moment de déguster, verser le bouillon très chaud sur le mélange poisson-légumes et parsemer du reste de coriandre ciselée.

C'est prêt !

Mon conseil : si vous ne trouvez pas de topinambour et de chou-rave, remplacez-les par 100 g de courgette crue, coupée en petits cubes.

100 G DE COURGETTE	17
TOTAL	227

Shopping : vous trouverez de l'huile de courge dans les magasins bio. Vous pouvez la remplacer par de l'huile d'olive ou de noisette.

Variante : remplacer le maquereau par du poisson blanc comme le cabillaud.

50 G DE CABILLAUD	40
TOTAL	196

Version +++ : servir avec un bol de boulgour.

60 G DE BOULGOUR CUIT (20 G CRU)	206
TOTAL	444

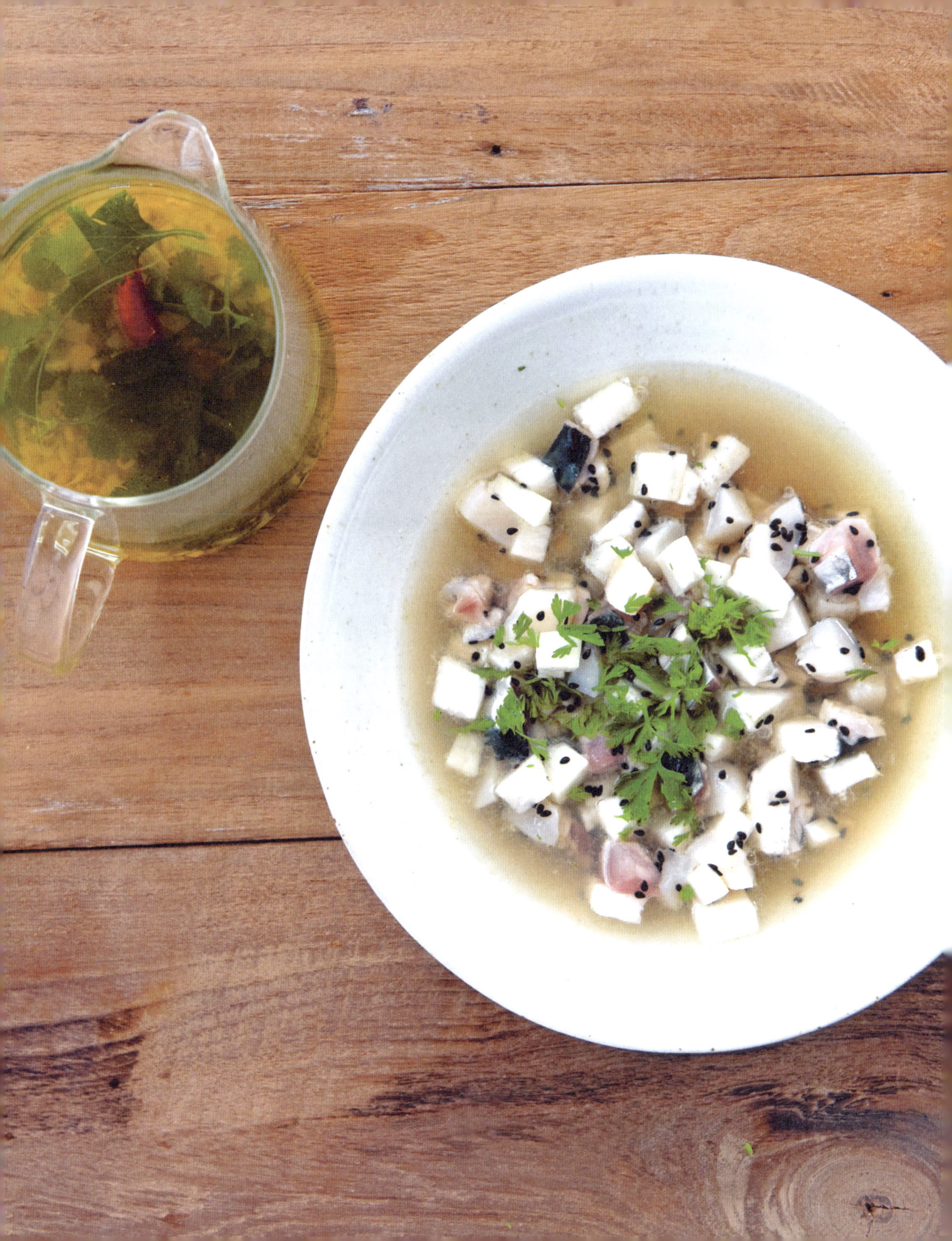

OMELETTE COMPLÈTE
TOMATE, SALADE

182 *calories*

POUR 1 PERSONNE
PRÉPARATION : 20 MN
CUISSON : 5 MN

INGRÉDIENTS	CALORIES
2 PETITS ŒUFS	108
1 TRANCHE DE JAMBON BLANC DÉGRAISSÉ (25 G)	30
4 TOMATES CERISES (50 G)	9
1 OU 2 CHAMPIGNONS DE PARIS (15 G)	4
1 POIGNÉE DE SALADE MÉLANGÉE (25 G)	6
1 BRIN DE CERFEUIL	1
1 PINCÉE DE CUMIN	1
1/2 C. À CAFÉ D'HUILE D'OLIVE	23
SEL ET POIVRE	
TOTAL	182

Je cuisine mon plat

Laver la salade et le cerfeuil, réserver. Nettoyer les champignons et les tomates. Mixer le jambon et trancher les tomates en petits morceaux, réserver. Battre les œufs avec l'huile d'olive, le cumin, du sel et du poivre. Faire chauffer une poêle et verser les œufs dedans. Laisser prendre légèrement pendant 1 mn à feu vif, baisser le feu et ajouter les tomates et le jambon, patienter 1 à 2 mn supplémentaires. Replier l'omelette et la déposer dans une assiette. Servir avec la salade au cerfeuil sur le dessus et trancher les champignons finement (à la mandoline si vous en avez une) au dernier moment. Saler et poivrer.

C'est prêt !

Astuce : je vous conseille de battre les œufs assez longtemps pour qu'ils soient bien mousseux et que l'omelette soit très légère.

Mon conseil : quand c'est la saison des cèpes, profitez-en pour donner à cette omelette un goût encore plus chouette. Attention à retirer la mousse sous le chapeau des cèpes avant de les trancher.

Variante gourmande : déposer de la ricotta sur les tomates et le jambon avant de poursuivre la cuisson.

25 G DE RICOTTA	35
TOTAL	217

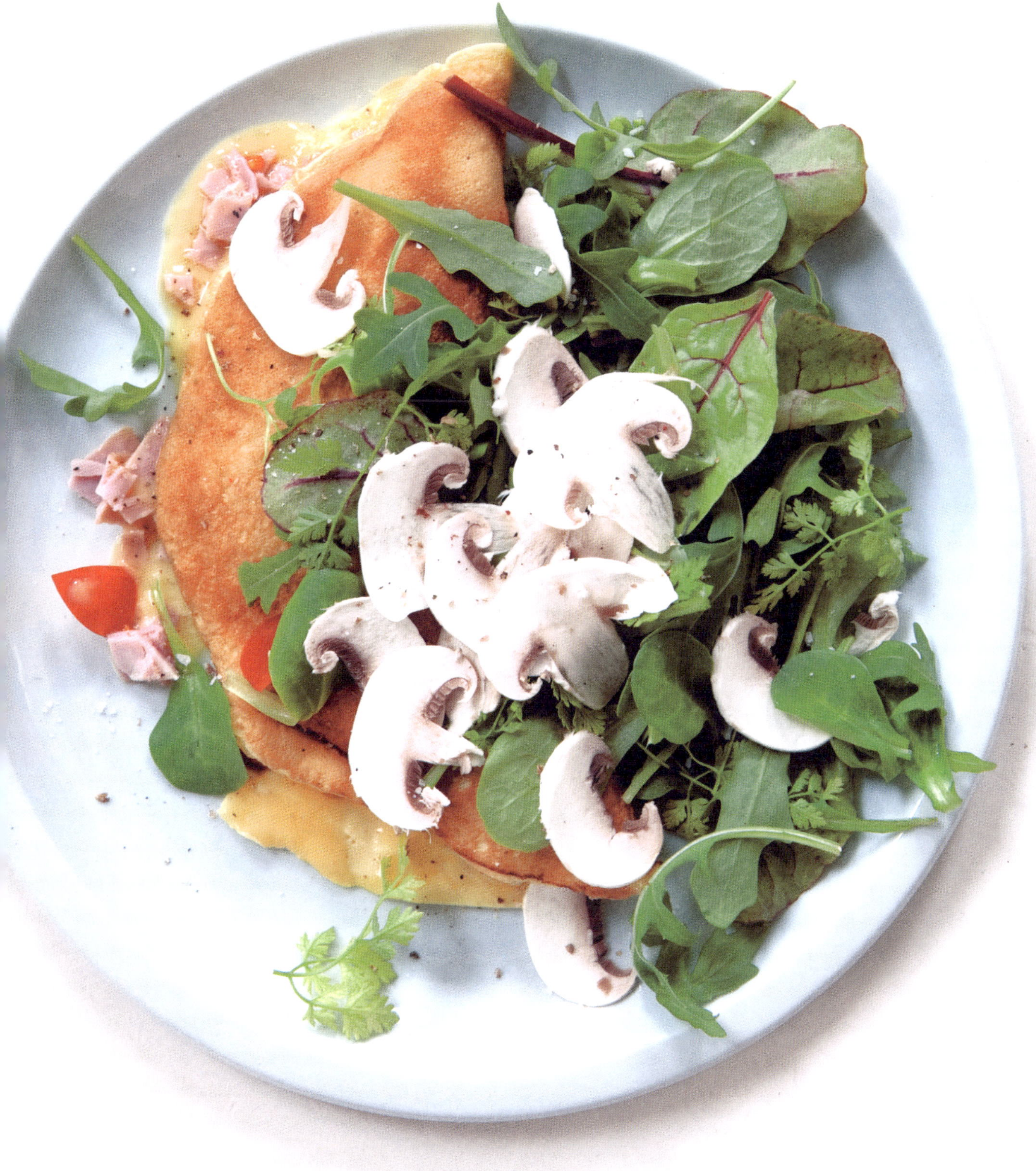

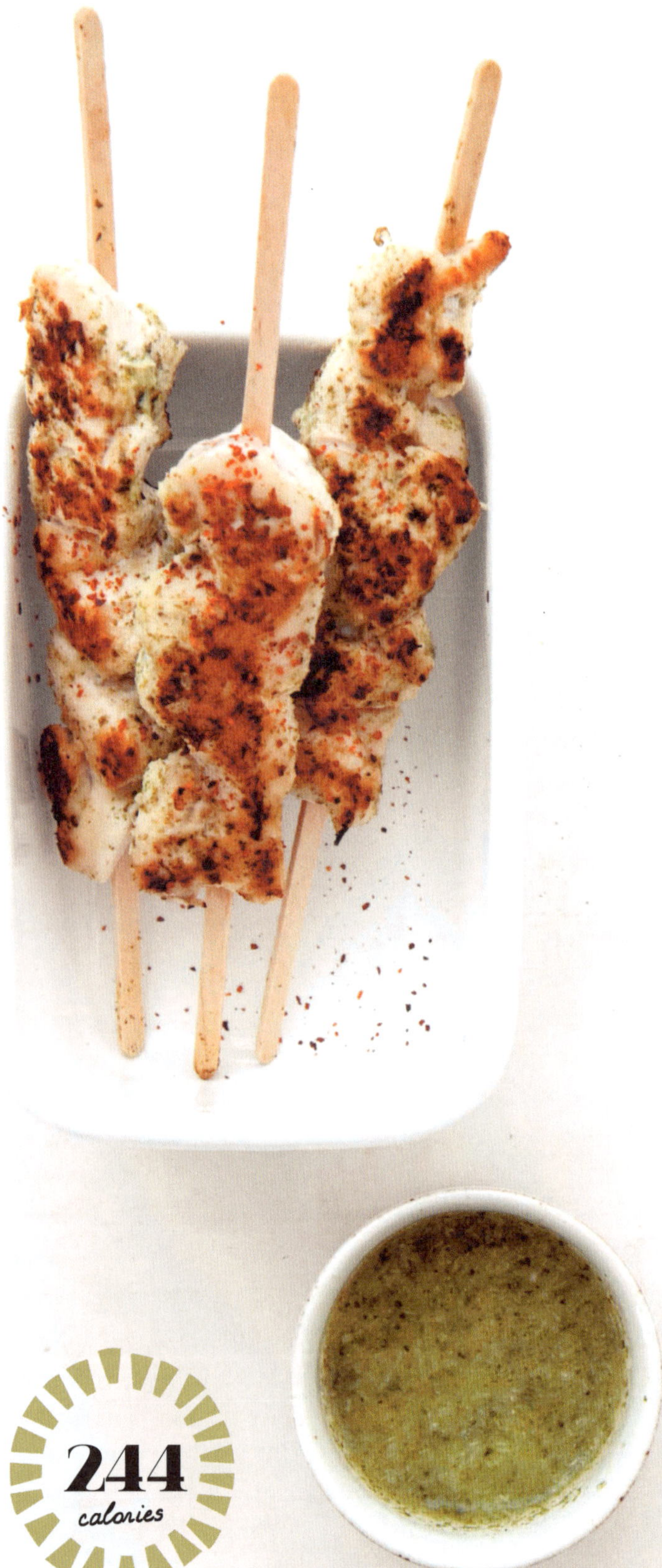

244
calories

BROCHETTES DE POULET

& CITRONNELLE

POUR 1 PERSONNE
PRÉPARATION : 15 MN
CUISSON : 8 MN
MARINADE : 1 H

INGRÉDIENTS	CALORIES
150 G DE BLANC DE POULET	180
1 TIGE DE CITRONNELLE	2
LE JUS DE 1 CITRON VERT	8
1 C. À CAFÉ D'HUILE D'OLIVE	45
1 GOUSSE D'AIL ÉCRASÉE	4
1 PINCÉE DE PIMENT D'ESPELETTE	1
4 BRINS DE CORIANDRE CISELÉS	2
4 FEUILLES DE MENTHE CISELÉES	2
5 CL D'EAU	
SEL ET POIVRE	
TOTAL	244

SANS GLUTEN ♦

Je cuisine mon plat

Enlever la première feuille de la citronnelle et couper la base. Hacher la partie tendre, arrêter dès que c'est sec. Mixer la citronnelle, le jus de citron vert, l'huile d'olive, l'ail, la coriandre, la menthe, l'eau et du poivre. Trancher le poulet en dés de 3 cm de côté, à peu près égaux. Les enfiler sur des piques à brochette. Faire mariner le poulet dans la préparation au frigo pendant 1 heure. Faire chauffer une poêle à feu moyen et déposer les brochettes. Laisser cuire 2 mn de chaque côté, couvrir et baisser le feu pendant 2 mn supplémentaires. Faire chauffer 2 mn la marinade avant de la servir avec les brochettes saupoudrées de piment d'Espelette.

C'est prêt !

Version +++ : pour un plat plus complet, servir avec du quinoa (voir la cuisson page 124) et de la roquette.

65 G DE QUINOA CUIT (30 G CRU)	110
25 G DE ROQUETTE	6
TOTAL	360

BOULETTES

DE BŒUF

246 *calories*

POUR 1 PERSONNE
PRÉPARATION : 15 MN
CUISSON : 25 MN

INGRÉDIENTS	CALORIES
150 G DE STEAK HACHÉ À 5 % DE MG	193
1 PETITE ÉCHALOTE HACHÉE	7
1 CM DE GINGEMBRE RÂPÉ	2
5 BRINS DE CORIANDRE CISELÉS	2
5 FEUILLES DE MENTHE CISELÉES	2
2 TOMATES MOYENNES (200 G)	36
1 PETIT PIMENT ROUGE	2
1/3 DE C. À CAFÉ DE CUMIN MOULU	2
10 CL D'EAU	
SEL ET POIVRE	
TOTAL	246

SANS GLUTEN ♦

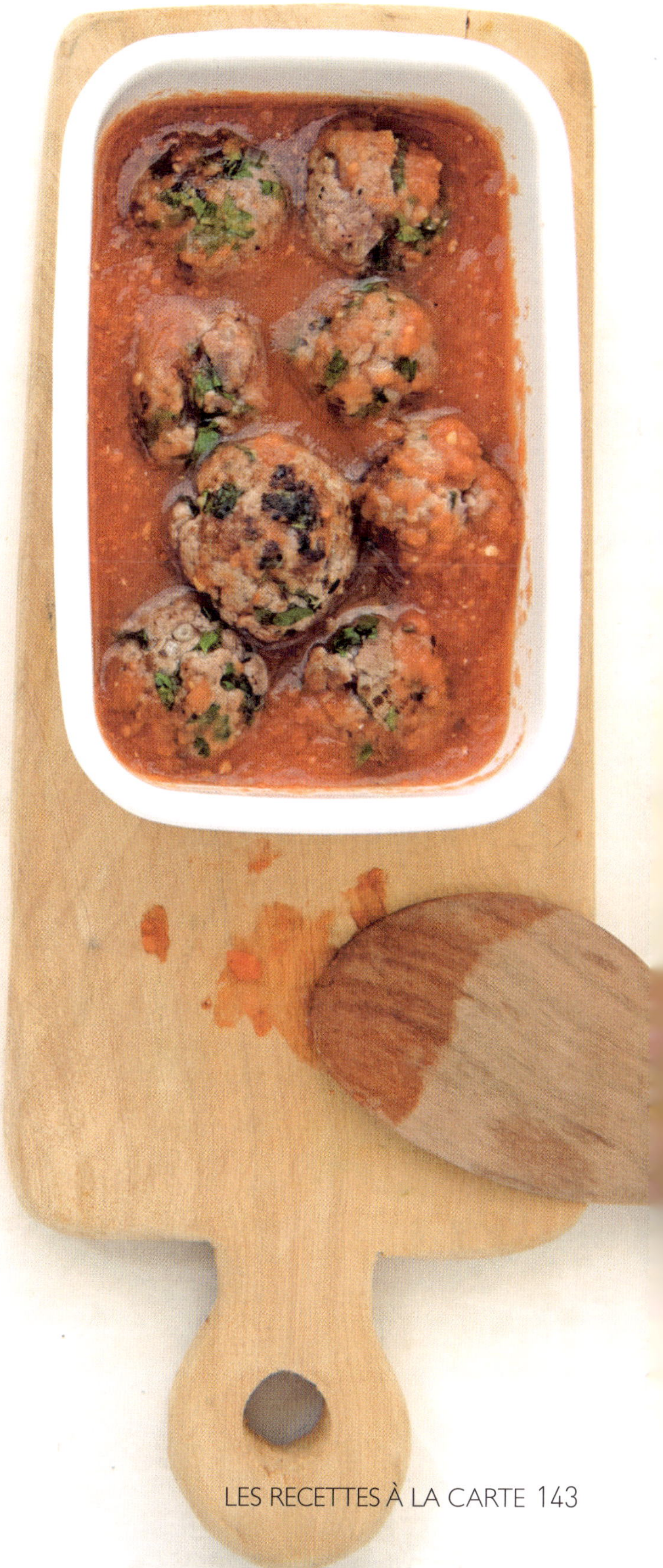

Je cuisine mon plat

Mixer les tomates avec l'eau, du sel, du poivre et le cumin. Mettre dans une casserole avec le piment à feu moyen-vif pendant 20 mn. Pendant ce temps, mélanger la viande avec l'échalote, le gingembre, la coriandre, la menthe et du poivre. Réaliser des boulettes de la taille d'une grosse noix. Faire dorer les boulettes dans une poêle antiadhésive bien chaude pendant 2 mn puis les déposer dans la sauce et prolonger la cuisson de 3 mn. Penser à ôter le piment de la sauce avant de déguster !

C'est prêt !

Version +++ : pour un plat plus complet, servir avec des haricots rouges (voir la cuisson page 124) et des pousses d'épinard.

60 G DE HARICOTS ROUGES CUITS (25 G SECS)	84
25 G DE POUSSES D'ÉPINARD	6
TOTAL	336

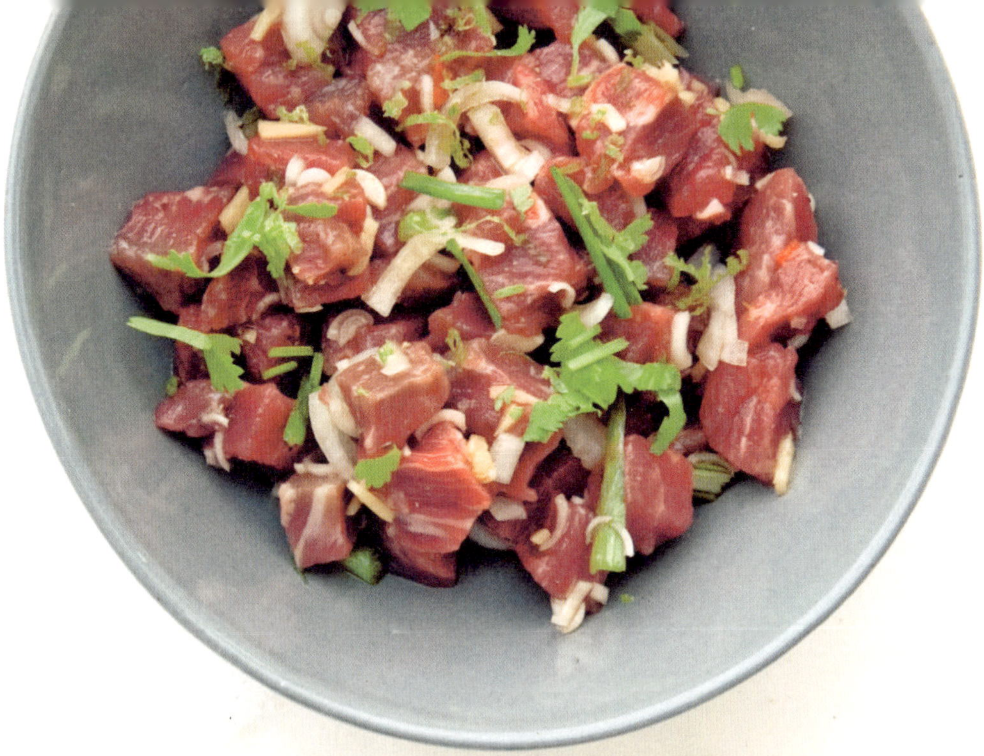

TARTARE THAÏ

211 calories

POUR 1 PERSONNE

PRÉPARATION : 15 MN

INGRÉDIENTS	CALORIES
100 G DE FILET DE BŒUF	150
1/4 DE PIMENT ROUGE	1
1 OIGNON NOUVEAU	3
1 CM DE GINGEMBRE	2
3 BRINS DE CORIANDRE CISELÉS	2
1 TIGE DE CITRONNELLE	2
1 C. À CAFÉ D'HUILE D'OLIVE	45
1/2 C. À CAFÉ DE NUOC-MÂM	5
LE ZESTE DE 1/2 CITRON VERT	1
SEL ET POIVRE	
TOTAL	211

Je cuisine mon plat

Couper le bœuf en tout petits cubes. Émincer finement le morceau de piment en veillant à retirer les graines. Hacher l'oignon (bulbe et tige). Peler le gingembre et le couper en fins bâtonnets.
Enlever la première feuille de la citronnelle et couper la base. Hacher la partie tendre, arrêter dès que c'est sec. Mélanger tous les ingrédients avec la viande, verser l'huile et le nuoc-mâm, mélanger de nouveau et garder au frais avant de servir. Saupoudrer de zeste de citron vert au moment de servir.

C'est prêt !

Astuce : si vous avez un bon boucher, contentez-vous d'un morceau de rumsteck, ce sera aussi excellent et moins calorique.

100 G DE RUMSTECK	136
TOTAL	197

Version light : accompagner de roquette.

25 G DE ROQUETTE	6
TOTAL	217

Version +++ : servir avec un bol de riz basmati complet (voir la cuisson du riz page 124).

70 G DE RIZ BASMATI COMPLET CUIT (30 G CRU)	105
TOTAL	316

BŒUF CRU-CUIT

TRÈS HOT

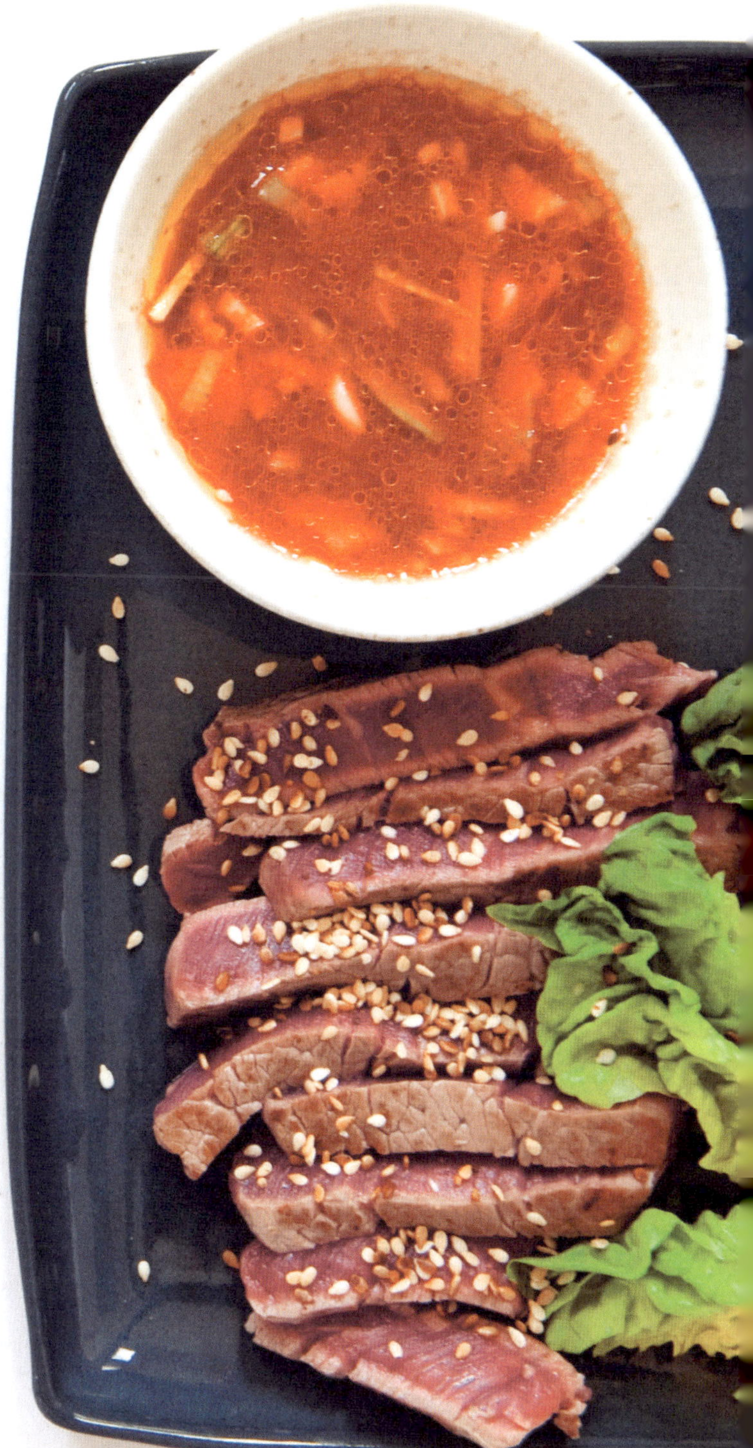

POUR 1 PERSONNE
PRÉPARATION : 10 MN
CUISSON : 1 MN

INGRÉDIENTS	CALORIES
1 TRANCHE DE FILET DE BŒUF DE 100 G	150
2 CŒURS DE SUCRINE (100 G)	15
5 À 10 GOUTTES DE TABASCO®	1
1/2 OIGNON NOUVEAU	2
2 BRINS DE CORIANDRE	2
1 BRIN DE PERSIL	1
LE JUS ET LE ZESTE DE 1/2 CITRON VERT	5
2 C. À CAFÉ DE SAUCE TOMATE	10
1/2 GOUSSE D'AIL	2
1 C. À CAFÉ D'HUILE D'OLIVE	45
1 C. À CAFÉ DE SAUCE AIGRE-DOUCE	5
1/2 C. À CAFÉ DE GRAINES DE SÉSAME	13
SEL ET POIVRE	
TOTAL	251

Je cuisine mon plat

Préparer la sauce dans un bol avec le Tabasco®, l'oignon émincé, la coriandre, le persil haché fin, le jus et le zeste de citron vert, la sauce tomate, l'ail écrasé, l'huile d'olive et la sauce aigre-douce. Bien mélanger et réserver à température ambiante. Nettoyer les sucrines et les trancher en quartiers. Saisir la viande dans une poêle très chaude pendant 30 sec de chaque côté. L'émincer finement et saupoudrer de graines de sésame. Déposer la salade salée et poivrée dans l'assiette et servir avec la sauce très « hot ».

C'est prêt !

Astuce : recette parfaite pour un petit apéro « light » entre copains !

Attention : cette recette est vraiment très relevée et ne plaira pas à tout le monde.

251 *calories*

ENDIVE

SUCRÉE & SALÉE

154 *calories*

POUR 1 PERSONNE

PRÉPARATION : 10 MN

INGRÉDIENTS	CALORIES
150 G D'ENDIVE	26
1/2 POIRE (90 G)	50
1 C. À CAFÉ DE JUS DE CITRON	2
1 TRANCHE DE JAMBON BLANC DÉGRAISSÉ (25 G)	30
1 BRIN D'ESTRAGON	1
1 C. À CAFÉ D'HUILE DE NOIX	45
SEL ET POIVRE	
TOTAL	154

Je cuisine mon plat

Jeter les 2 ou 3 premières feuilles de l'endive. Couper la base et ôter le cône central pour enlever l'amertume. Trancher en lanières. Peler la poire, ôter le trognon et la couper en petits morceaux, arroser de jus de citron. Détailler le jambon en petits morceaux. Déposer dans un saladier les morceaux d'endive, de poire et de jambon, parsemer de feuilles d'estragon, arroser d'huile de noix, saler un petit peu et poivrer. Mélanger délicatement et déguster immédiatement.

C'est prêt !

Astuce **:** doubler la quantité de jambon pour un repas à moins de 200 cal.

TOTAL 184

Variante **:** râper du vieux comté très finement au dernier moment sur la salade. Utiliser la râpe Microplane®, c'est vraiment pratique !

10 G DE VIEUX COMTÉ 40

TOTAL 194

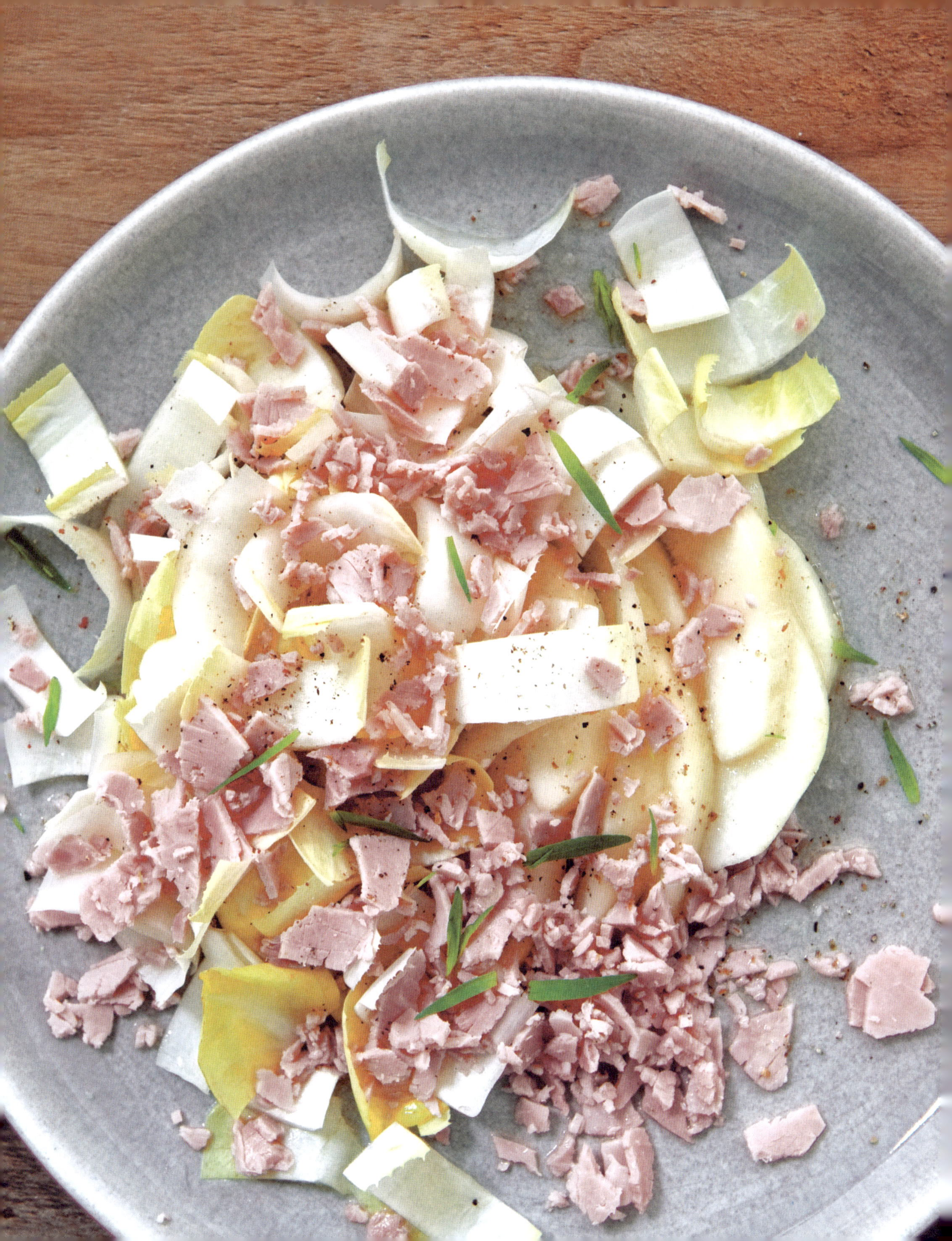

VEAU SNACKÉ
& CHAMPIGNONS

259 *calories*

POUR 1 PERSONNE
PRÉPARATION : 20 MN
CUISSON : 5 MN

INGRÉDIENTS	CALORIES
120 G DE FILET DE VEAU	168
200 G DE CHAMPIGNONS DE SAISON	40
1 POIGNÉE DE POUSSES DE SALADE (25 G)	6
1 C. À CAFÉ D'HUILE D'OLIVE	45
SEL ET POIVRE	
TOTAL	259

SANS GLUTEN ♦

Je cuisine mon plat

Badigeonner, à l'aide d'un pinceau, les deux faces de la viande d'huile d'olive. Faire chauffer une poêle et dès qu'elle est très chaude, saisir la viande d'un côté. Dès qu'elle est « blanchie » aux deux tiers de la hauteur, la réserver couverte d'un papier d'aluminium. Nettoyer la salade et les champignons (couper les bouts terreux et enlever les saletés avec un chiffon humide), et les trancher de façon à avoir des morceaux à peu près égaux. Chauffer à nouveau la poêle à feu vif, verser les champignons et faire cuire 3 mn sans remuer. Une minute avant la fin, ajouter le morceau de viande sur le côté non cuit, saler, poivrer et servir. Déposer la salade au dernier moment sur le dessus.

C'est prêt !

Astuce : vous pouvez aussi saisir la viande à sec dans la poêle bien chaude et arroser les pousses de salade avec l'huile d'olive.

Perso : j'adore cette recette qui a le goût de la forêt. N'hésitez pas à mélanger les champignons : trompettes-de-la-mort, girolles, champignons de Paris, cèpes. Compter en moyenne 20 calories pour 100 g de champignons.

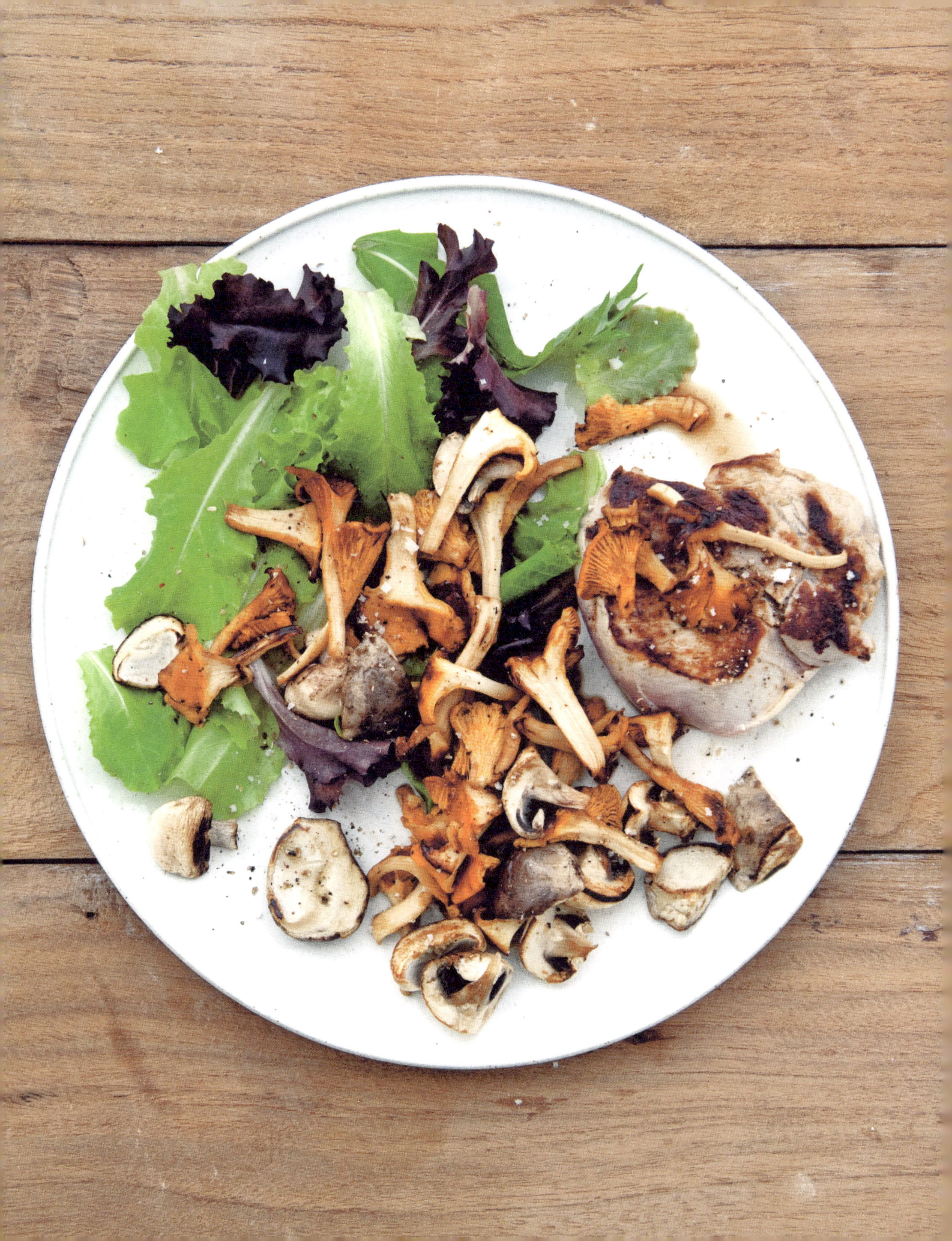

Chapitre 3

RECETTES POUR LES JOURS OFF

Jour **OFF**

SOUPE
« ENERGY »

POUR 4 PERSONNES
PRÉPARATION : 15 MN

INGRÉDIENTS

100 G DE FEUILLES D'ÉPINARD
1 C. À CAFÉ D'ALGUES WAKAME, EN POUDRE
1 COURGETTE
1/3 DE CONCOMBRE
8 FEUILLES DE BASILIC
2 CM DE GINGEMBRE, RÂPÉ
2 C. À SOUPE DE SAUCE SOJA
1 C. À SOUPE DE PURÉE D'AMANDES
MÉLANGE DE 1 C. À CAFÉ DE GRAINES DE LIN
+ 1 C. À CAFÉ DE GRAINES DE COURGE
+ 1 C. À CAFÉ DE GRAINES DE MOUTARDE
25 CL D'EAU, FLEUR DE SEL ET POIVRE DU MOULIN

Je cuisine ma soupe

Laver les feuilles d'épinard. Éplucher le concombre et la courgette et les couper grossièrement en morceaux. Mettre dans le bol du mixeur ou dans un blender : les feuilles d'épinard, la poudre d'algue, la courgette, le concombre, le basilic, le gingembre, la sauce soja, la purée d'amandes, l'eau, très peu de sel et un peu de poivre. Mixer, goûter, ajouter un peu d'eau si besoin. Servir, parsemé de graines.

C'est prêt !

Astuce : cette soupe est très énergisante et très bonne froide mais pour les soirs d'hiver, vous pouvez la réchauffer tout doucement dans une casserole.

GASPACHO
CRÉMEUX

POUR 4 PERSONNES
PRÉPARATION : 15 MN

INGRÉDIENTS

2 CONCOMBRES PELÉS, 2 COURGETTES
1 DEMI-POIVRON VERT, 2 OIGNONS NOUVEAUX
1 AVOCAT, 30 CL D'EAU
LE JUS DE 2 CITRONS VERTS
2 CM DE GINGEMBRE RÂPÉ
2 C. À CAFÉ DE GRAINES DE COURGE
2 C. À CAFÉ DE GRAINES DE LIN BRUN
2 C. À CAFÉ DE GRAINES DE MOUTARDE BRUNE
1 C. À SOUPE D'HUILE DE COLZA
FLEUR DE SEL ET POIVRE DU MOULIN

Je cuisine ma soupe

Mixer tous les légumes (sauf l'avocat) avec l'eau, le jus des citrons et le gingembre pour obtenir un mélange homogène. Filtrer si nécessaire et rajouter un peu d'eau, si besoin. Gardez au frais. Trancher l'avocat en petits cubes et servir dans des bols individuels. Ajouter au dernier moment un filet d'huile de colza, de la fleur de sel, du poivre et les graines sur le dessus.

C'est prêt !

Le + : pour un plat plus complet, ajouter 50 g de dés de saumon cru.

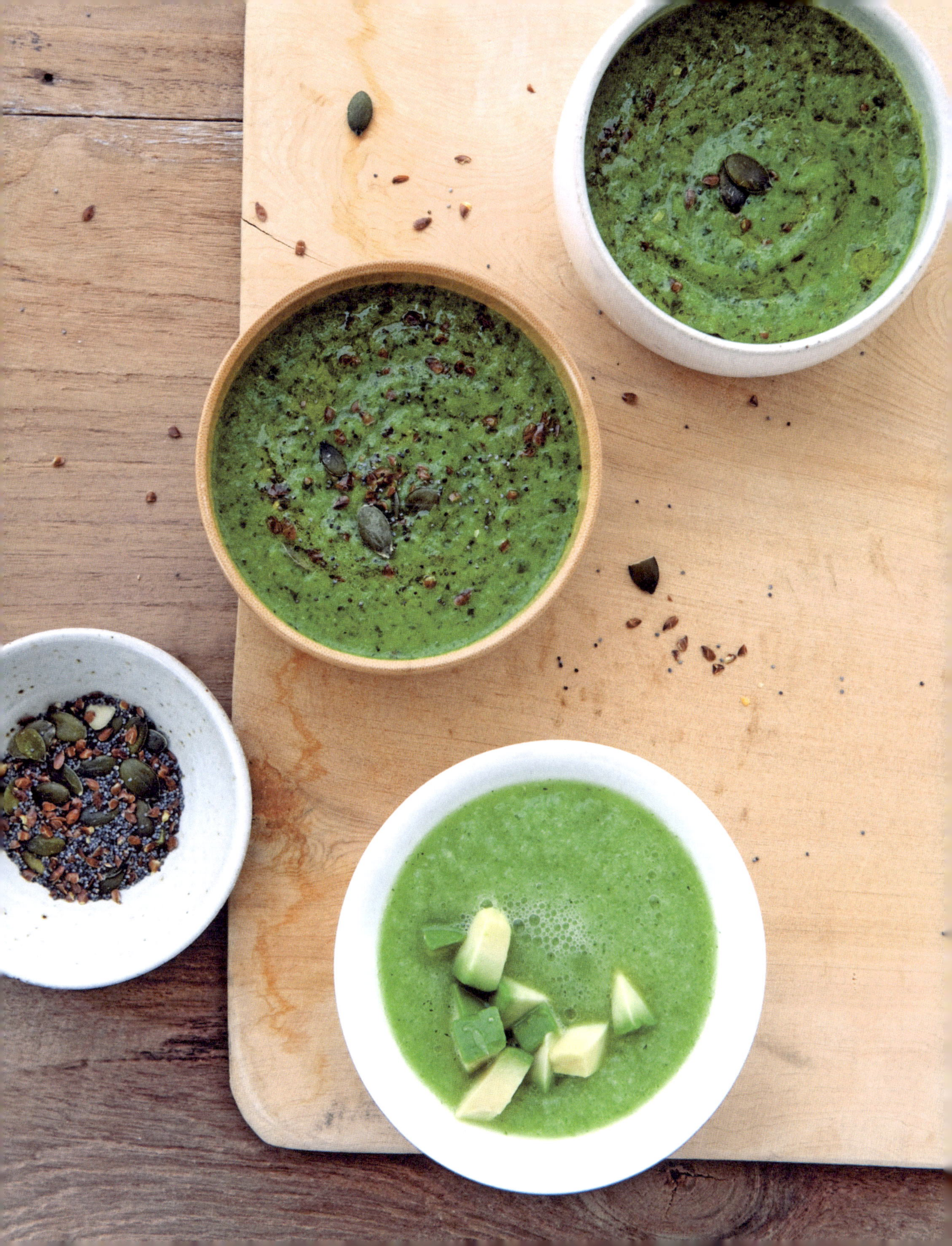

SOUPE PISTOU

RAPIDE

Jour **OFF**

POUR 4 PERSONNES
PRÉPARATION : 25 MN
CUISSON : 20 MN

INGRÉDIENTS

200 G DE HARICOTS BLANCS EN BOCAL, DÉJÀ CUITS
1 GROSSE POMME DE TERRE CHARLOTTE
1 BRANCHE DE CÉLERI
1 COURGETTE BIEN FERME
150 G DE HARICOTS VERTS
100 G DE PETITS POIS ÉCOSSÉS
10 TOMATES CERISES
1/2 GOUSSE D'AIL, PELÉE
1/2 BOUQUET DE BASILIC
25 G DE PIGNONS DE PIN
25 G DE PARMESAN, FRAÎCHEMENT RÂPÉ
1 L DE BOUILLON DE POULET, CHAUD
HUILE D'OLIVE
SEL ET POIVRE

Je cuisine ma soupe

Équeuter les haricots verts et les couper en tronçons. Peler la pomme de terre, la couper en gros cubes tout comme la courgette (ne pas enlever la peau si elles sont bio). Trancher les tomates en deux et la branche de céleri en morceaux. Dans une cocotte, déposer la pomme de terre, le céleri, les haricots verts et le bouillon. Couvrir et laisser cuire à petits bouillons pendant 15 mn. Ajouter la courgette, les haricots blancs et les tomates, cuire encore 5 mn. Préparer le pistou en mixant : les feuilles de basilic avec l'ail, les pignons, le parmesan, un peu de sel, du poivre et 5 cl d'huile d'olive. Servir la soupe bien chaude avec 1 c. à soupe de pistou dans chaque assiette.

C'est prêt !

Perso : je ne suis pas une grande fane d'ail, donc je ne mets qu'une seule gousse, mais vous pouvez toujours en rajouter une de plus.

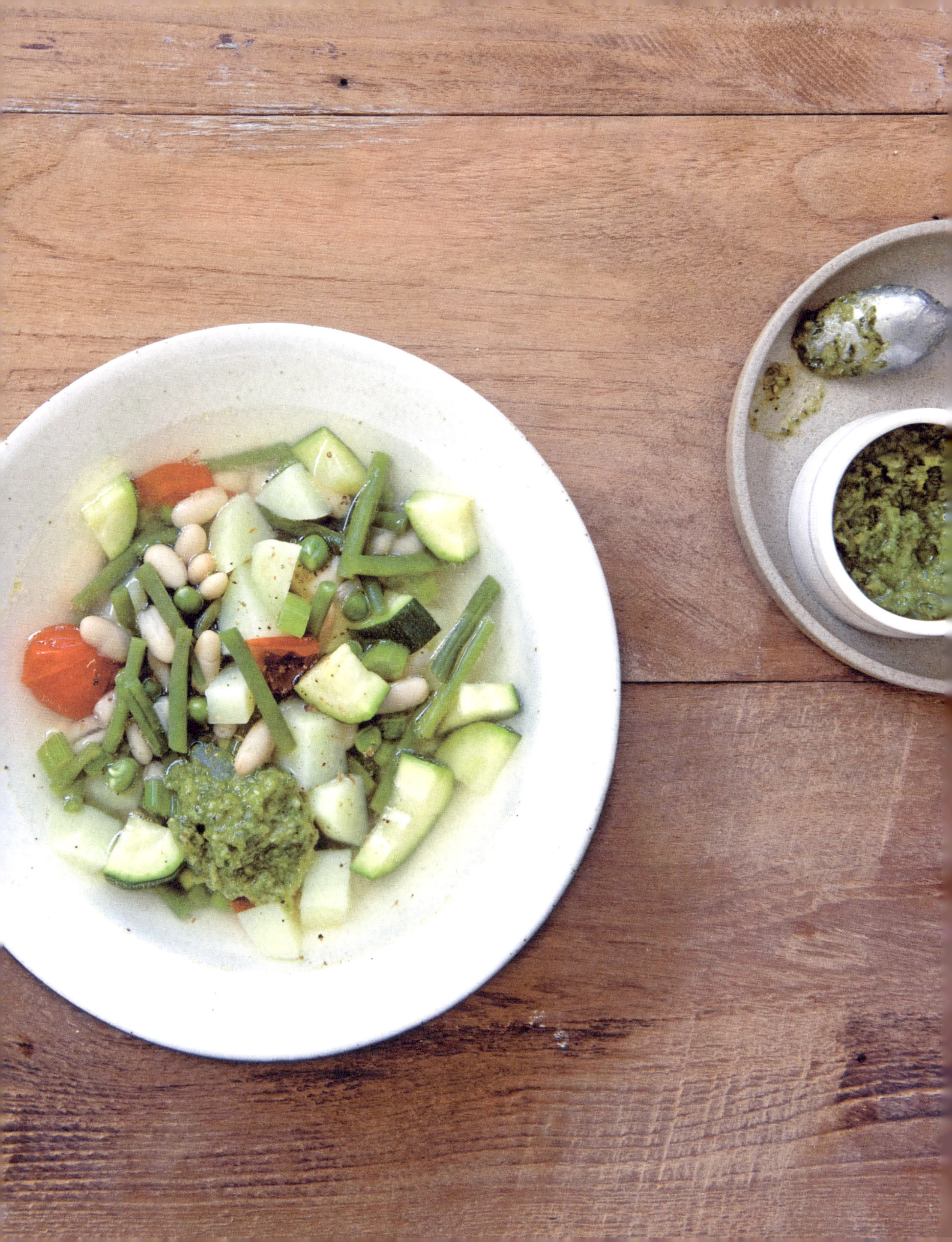

SALADE

DC

Jour OFF

POUR 4 PERSONNES
PRÉPARATION : 20 MN
CUISSON : 15 MN

INGRÉDIENTS

250 G DE HARICOTS VERTS
2 OIGNONS NOUVEAUX
60 G DE MIMOLETTE VIEILLE, OU PLUS SI AFFINITÉ
25 G DE PIGNONS, GRILLÉS
8 TRANCHES DE SPECK
1/2 BOUQUET DE CORIANDRE
2 POIGNÉES DE POUSSES DE SALADE MÉLANGÉE (50 G)
1 PETITE C. À SOUPE DE SIROP D'ÉRABLE
HUILE D'OLIVE, FLEUR DE SEL ET POIVRE DU MOULIN

Je cuisine mon plat

Faire cuire les haricots verts à la vapeur pendant 15 mn : ils doivent rester « al dente ». Les passer sous l'eau froide pour les rafraîchir et stopper la cuisson. Égoutter et déposer dans un saladier. Ajouter les oignons émincés (bulbes et tiges), les pignons, le speck tranché en morceaux, la coriandre ciselée et les pousses de salade. Préparer l'assaisonnement en mélangeant le sirop d'érable avec 2 c. à soupe d'huile d'olive, un petit peu de sel et du poivre. Au dernier moment, assaisonner la salade et terminer par des copeaux de mimolette réalisés avec un couteau économe.

C'est prêt !

Version +++ : pour un plat plus complet, ajouter un œuf mollet par personne dans la salade. Temps de cuisson : 5 à 6 mn puis écaler sous un filet d'eau froide.

Variante : remplacer le speck par du jambon cru ou de la viande des Grisons.

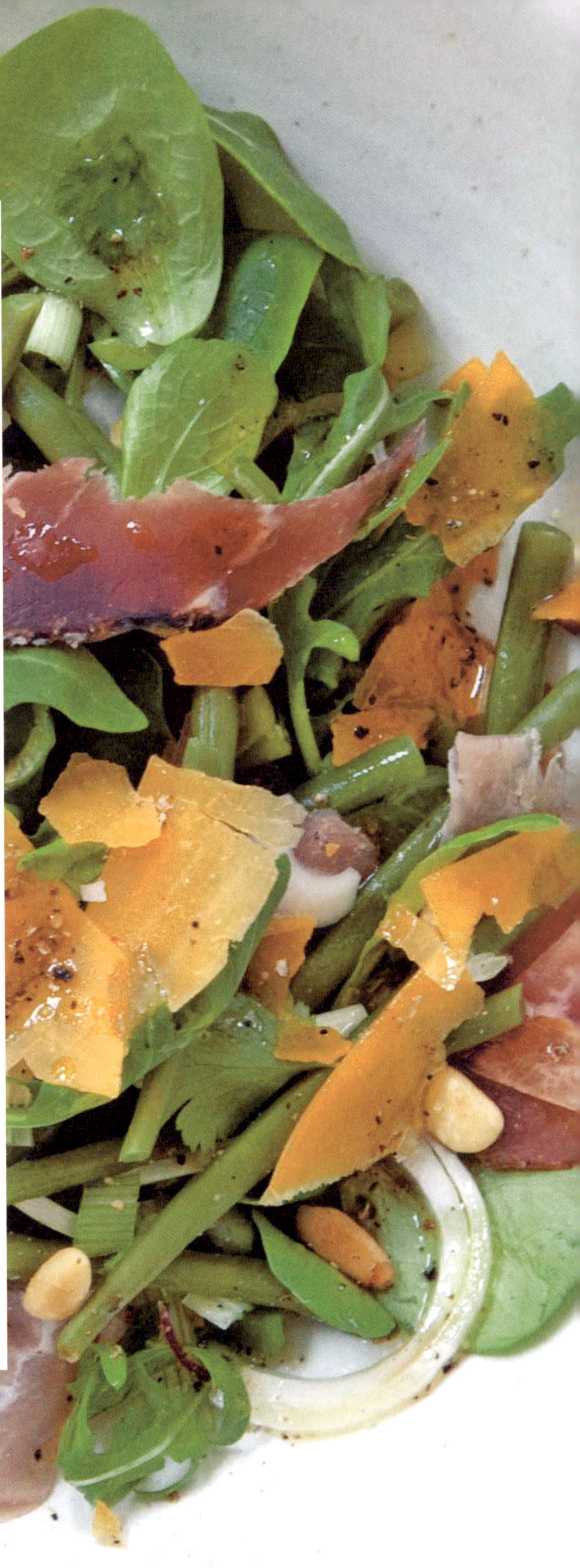

VELOUTÉ

DE POTIMARRON À L'ORANGE

Jour **OFF**

POUR 4 PERSONNES

PRÉPARATION : 15 MN

CUISSON : 25 MN

INGRÉDIENTS

1 PETIT POTIMARRON 1,2 KG ENVIRON

1 BOUQUET GARNI : PERSIL, THYM, LAURIER

LE JUS ET LE ZESTE DE 1 ORANGE NON TRAITÉE

HUILE D'OLIVE, FLEUR DE SEL, POIVRE DU MOULIN

SANS GLUTEN ♦

Je cuisine ma soupe

Laver et gratter la peau du potimarron (si c'est un légume bio, garder la peau, sinon l'éplucher). Trancher en gros cubes. Enlever les graines et mettre tous les morceaux dans une grande casserole avec le jus et le zeste de l'orange, le bouquet garni et un peu de sel et de poivre. Couvrir d'eau et laisser cuire jusqu'à ce que les morceaux soient tendres, environ 25 mn. Mixer le potimarron avec un peu de bouillon et rallonger progressivement, louche après louche, pour obtenir la consistance désirée… Goûter et rectifier l'assaisonnement puis servir immédiatement, arrosé de quelques gouttes d'huile d'olive.

C'est prêt !

Perso : j'adore boire cette soupe quand il fait froid dehors. Je rajoute des noisettes concassées et grillées et 2 à 3 c. à soupe de riz sauvage.

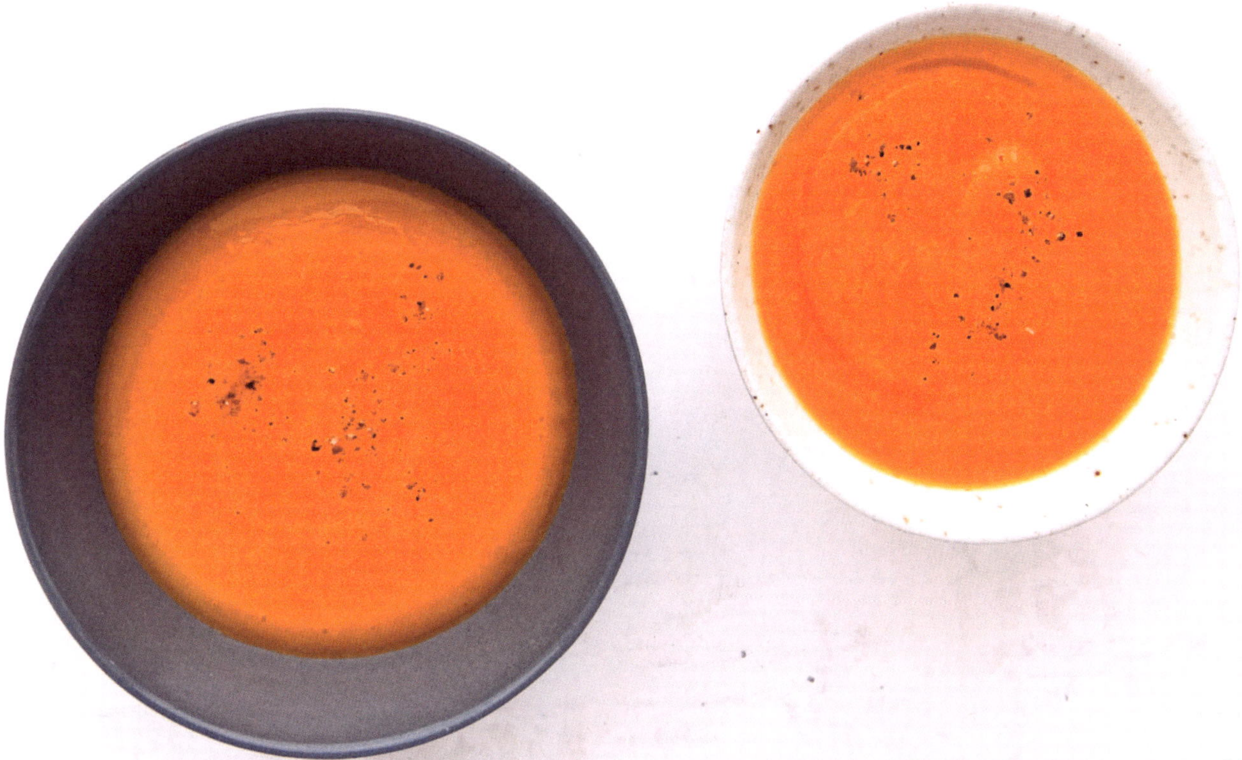

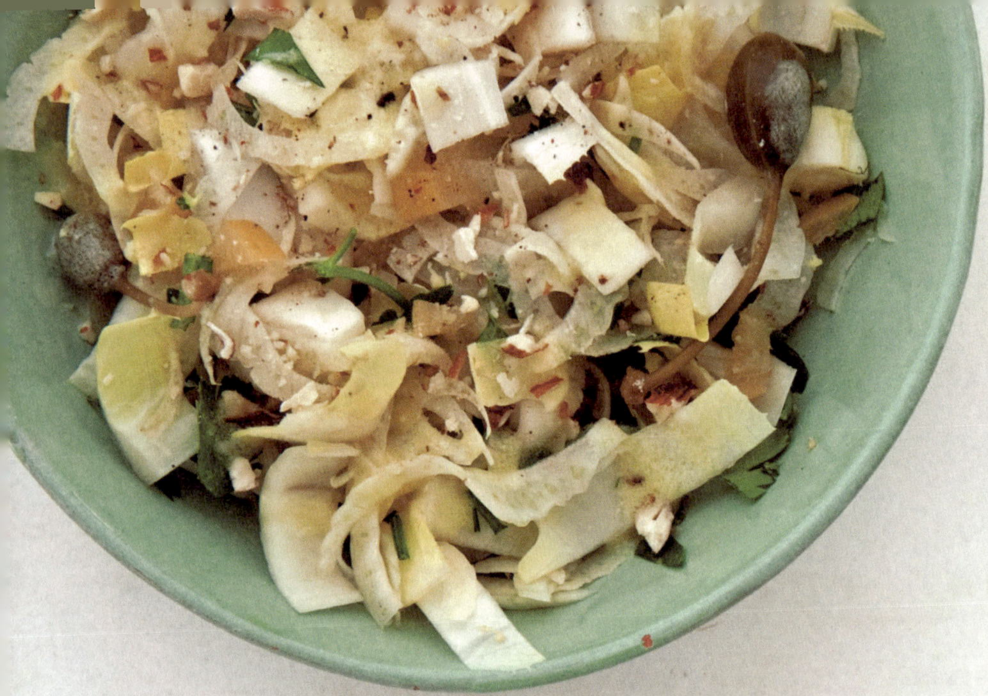

SALADE FENOUIL

& ENDIVES

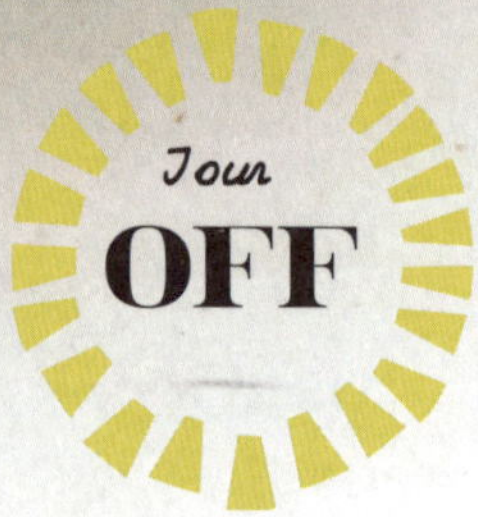

POUR 4 PERSONNES

PRÉPARATION : 20 MN

INGRÉDIENTS

2 PETITS BULBES DE FENOUIL
2 ENDIVES
1/2 CITRON CONFIT
6 BRINS DE PERSIL PLAT CISELÉ
20 GROSSES CÂPRES
LE JUS DE 1/2 CITRON JAUNE
1/2 C. À CAFÉ DE MOUTARDE
1/2 C. À CAFÉ DE CRÈME FRAÎCHE
1/2 C. À SOUPE DE VINAIGRE DE VIN
2 C. À SOUPE D'AMANDES CONCASSÉES
2 C. À SOUPE D'HUILE D'OLIVE
POIVRE DU MOULIN

Je cuisine mon plat

Jeter les deux ou trois premières feuilles des endives. Ne pas la laver, couper la base et ôter le cône central pour enlever l'amertume. Trancher en lanières. À l'aide d'un bon couteau ou d'une mandoline, trancher finement les bulbes de fenouil. Les nettoyer à l'eau et égoutter. Passer le citron confit sous l'eau et le couper en petits morceaux (enlever les pépins). Mélangez les bulbes de fenouil, les endives, le citron confit, les grosses câpres et le persil. Préparer l'assaisonnement : mélanger le jus de citron, la moutarde, la crème fraîche, le vinaigre, l'huile d'olive et un peu de poivre. Verser, mélanger et garder au frigo avant de déguster. Servir avec les amandes concassées.

C'est prêt !

Version +++ : pour une salade plus complète, ajouter 150 g de thon égoutté et émietté au dernier moment.

COURGETTES

& PARMESAN

Jour **OFF**

POUR 4 PERSONNES
PRÉPARATION : 15 MN

INGRÉDIENTS

2 COURGETTES JAUNES
(OU 4 SI ELLES SONT VRAIMENT PETITES)
1 C. À SOUPE DE NOISETTES GRILLÉES, CONCASSÉES
50 G DE PARMESAN
2 BRINS DE MENTHE
1 C. À SOUPE D'HUILE D'OLIVE
1 C. À CAFÉ D'HUILE DE COURGE
1 C. À CAFÉ D'HUILE DE NOISETTE
SEL DE MER ET POIVRE DU MOULIN

SANS GLUTEN ♦

Je cuisine mon plat

Préparer la vinaigrette, mélanger les huiles avec un peu de sel et de poivre. Verser la sauce dans le fond dans un grand plat (pour y mettre toutes les courgettes étalées une fois coupées). Nettoyer et frotter les courgettes puis les trancher très finement à la mandoline ou avec un couteau bien aiguisé. Les étaler dans le plat et ajoutez dessus les feuilles de menthe et les noisettes. Râper le parmesan sur le dessus et servir immédiatement.

C'est prêt !

Variante 1 : remplacer le parmesan par du pecorino.

Variante 2 : vous pouvez aussi remplacer l'huile de courge et de noisette en ne mettant que de l'huile d'olive, donc 2 c. à soupe.

Version +++ : pour une salade complète pour le déjeuner, je rajoute de la mozzarella et des tranches très fines de jambon de Parme en chiffonnade.

Shopping : vous trouverez l'huile de courge dans les magasins bio.

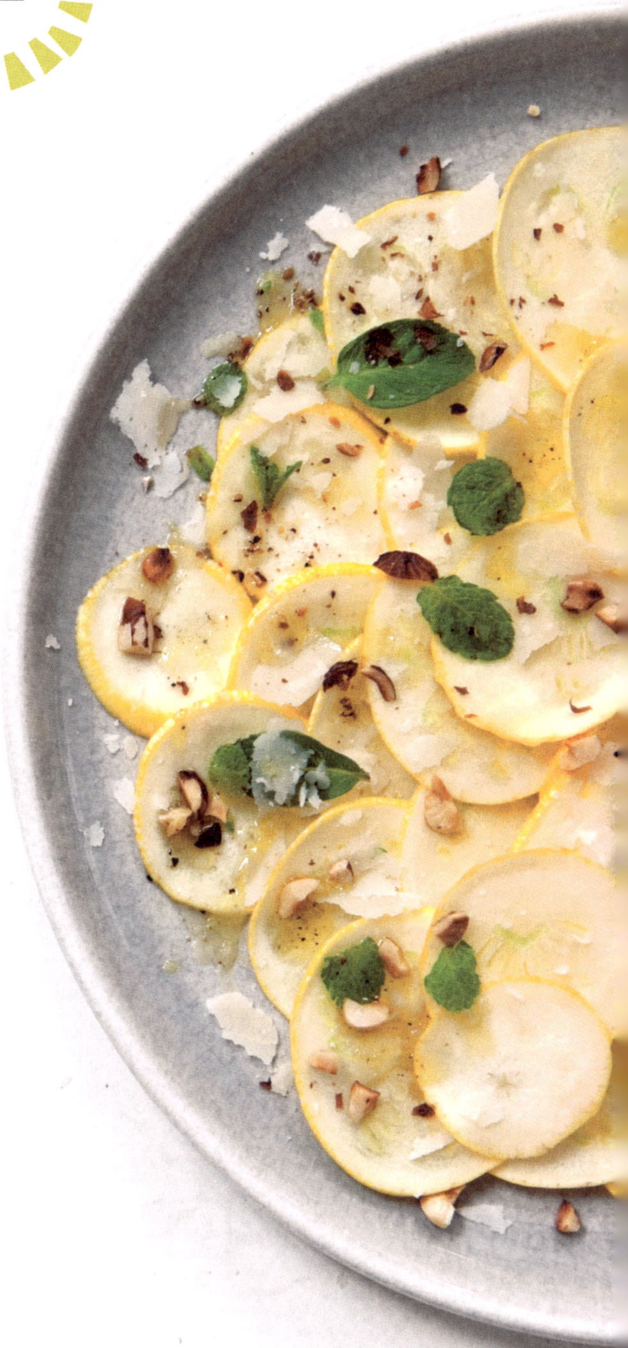

SALADE SUCRÉE

Jour
OFF

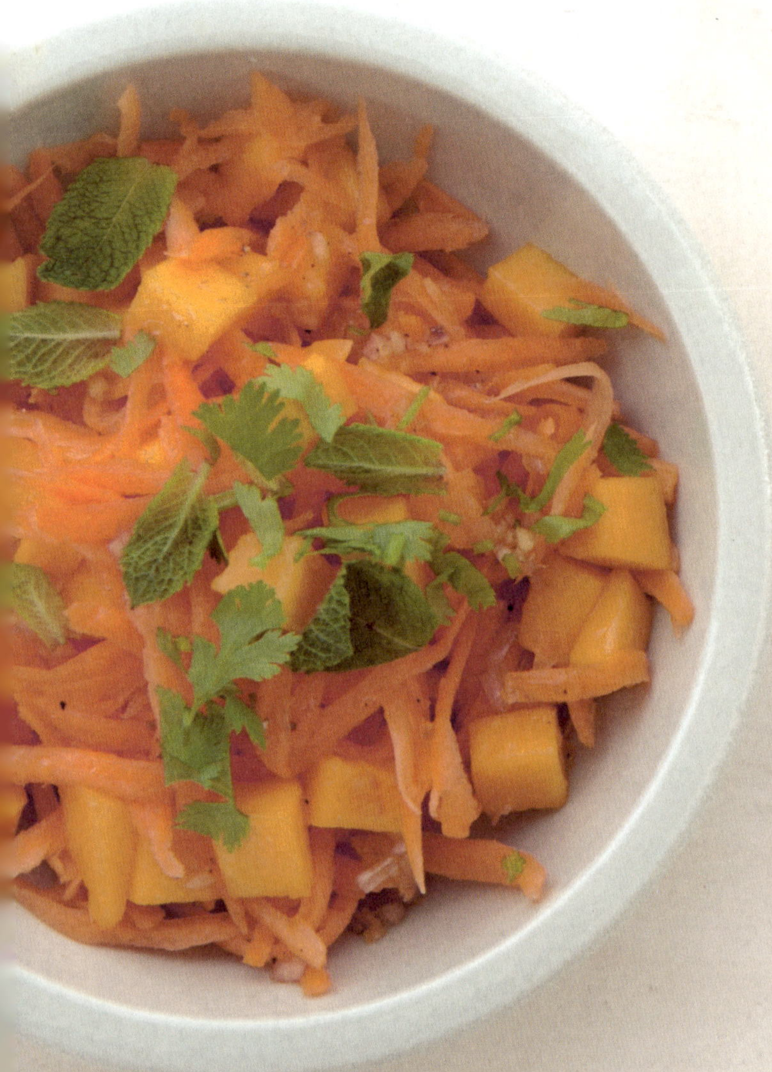

POUR 4 PERSONNES

PRÉPARATION : 20 MN

INGRÉDIENTS

1 MANGUE À POINT MAIS ASSEZ FERME
300 G DE CAROTTES DE SABLE
2 CM DE GINGEMBRE RÂPÉ
1 ÉCHALOTE HACHÉE
1/3 DE BOUQUET DE CORIANDRE CISELÉE
10 FEUILLES DE MENTHE CISELÉES
1 C. À SOUPE DE VINAIGRE DE RIZ
1 C. À SOUPE D'HUILE VÉGÉTALE
1/2 C. À CAFÉ DE SAUCE SOJA
1/2 C. À CAFÉ DE SAUCE NUOC-MÂM
LE JUS DE 1/2 CITRON VERT
SEL ET POIVRE

Je cuisine mon plat

Peler la mangue, l'émincer finement en petits cubes. Laver, peler et râper les carottes. Préparer l'assaisonnement : mélanger le gingembre, l'échalote, le vinaigre de riz, l'huile, la sauce soja, la sauce nuoc-mâm, le jus de citron et du poivre. Mélanger la mangue, les carottes, les herbes et assaisonner. Goûter et rectifier en sel et en poivre, si nécessaire.

C'est prêt !

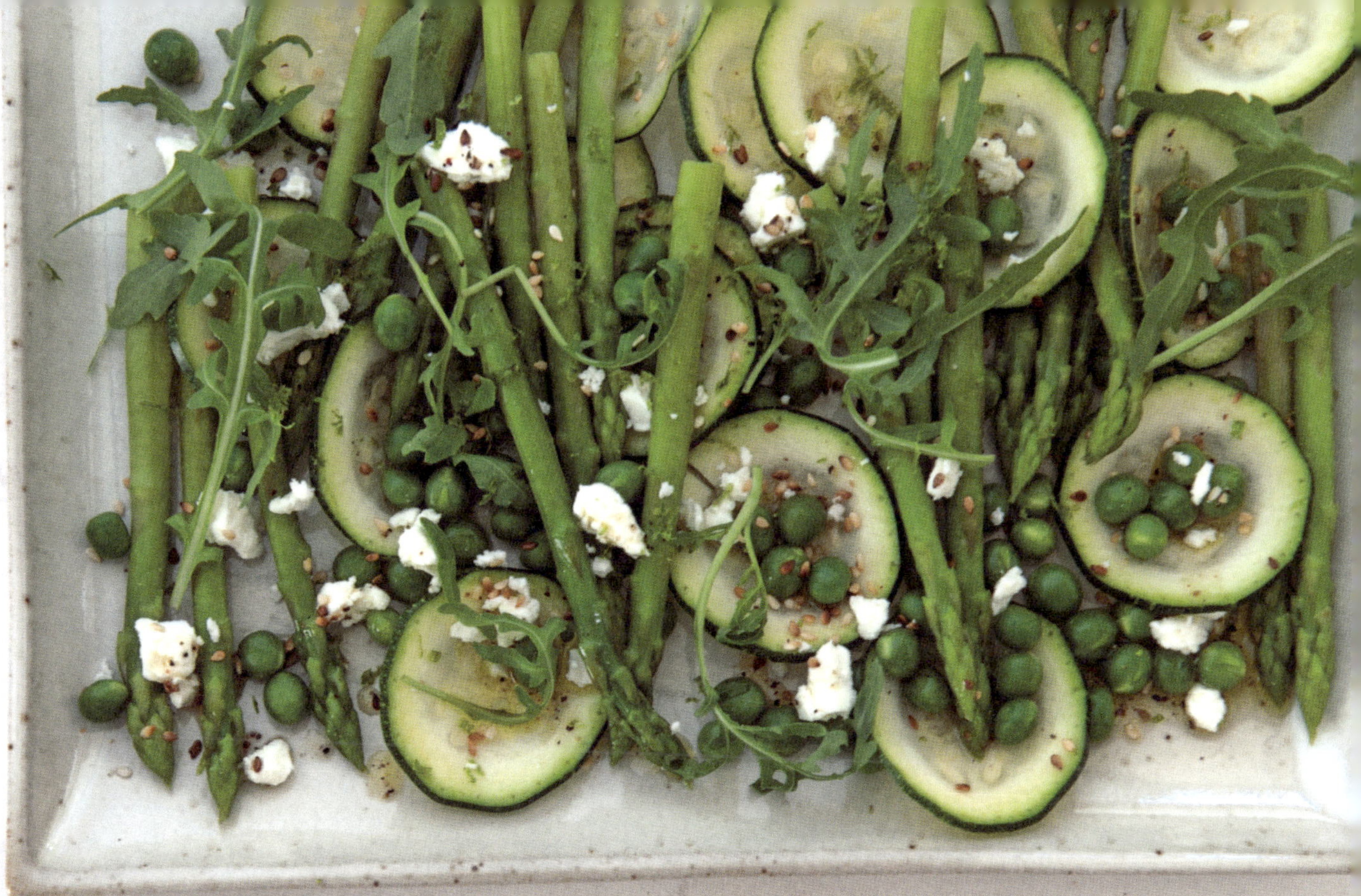

SALADE D'ASPERGES

COURGETTES & FETA

Jour **OFF**

POUR 4 PERSONNES

PRÉPARATION : 15 MN

CUISSON : 10 MN

INGRÉDIENTS

400 G D'ASPERGES VERTES

2 PETITES COURGETTES BIEN FERMES

200 G DE PETITS POIS ÉCOSSÉS

100 G DE FETA

1 POIGNÉE DE ROQUETTE (25 G)

1 C. À SOUPE DE GRAINES DE SÉSAME DORÉES

LE ZESTE DE 1 CITRON

HUILE D'OLIVE, SEL ET POIVRE

SANS GLUTEN ♦

Je cuisine mon plat

Nettoyer les asperges et couper les talons. Nettoyer les courgettes et les trancher en rondelles fines. Faire cuire les asperges et les petits pois dans de l'eau bouillante salée pendant 10 mn, déposer dans un saladier d'eau froide avec des glaçons pour stopper la cuisson. Égoutter et sécher sur du papier absorbant. Mélanger les asperges, les courgettes, les petits pois, la feta émiettée, la roquette, les graines de sésame et le zeste de citron. Assaisonner avec 1 ou 2 c. à soupe d'huile d'olive, du sel et du poivre et déguster immédiatement.

C'est prêt !

Version +++ : ajouter des blancs de poulet grillés à la poêle… les faire mariner dans 1 c. à soupe d'huile d'olive, 2 c. à soupe de jus de citron, 1 c. à soupe de sirop d'agave et 1/2 c. à café de cumin… cuire pendant 3 mn de chaque côté à feu vif, puis à feu doux pendant 3 mn.

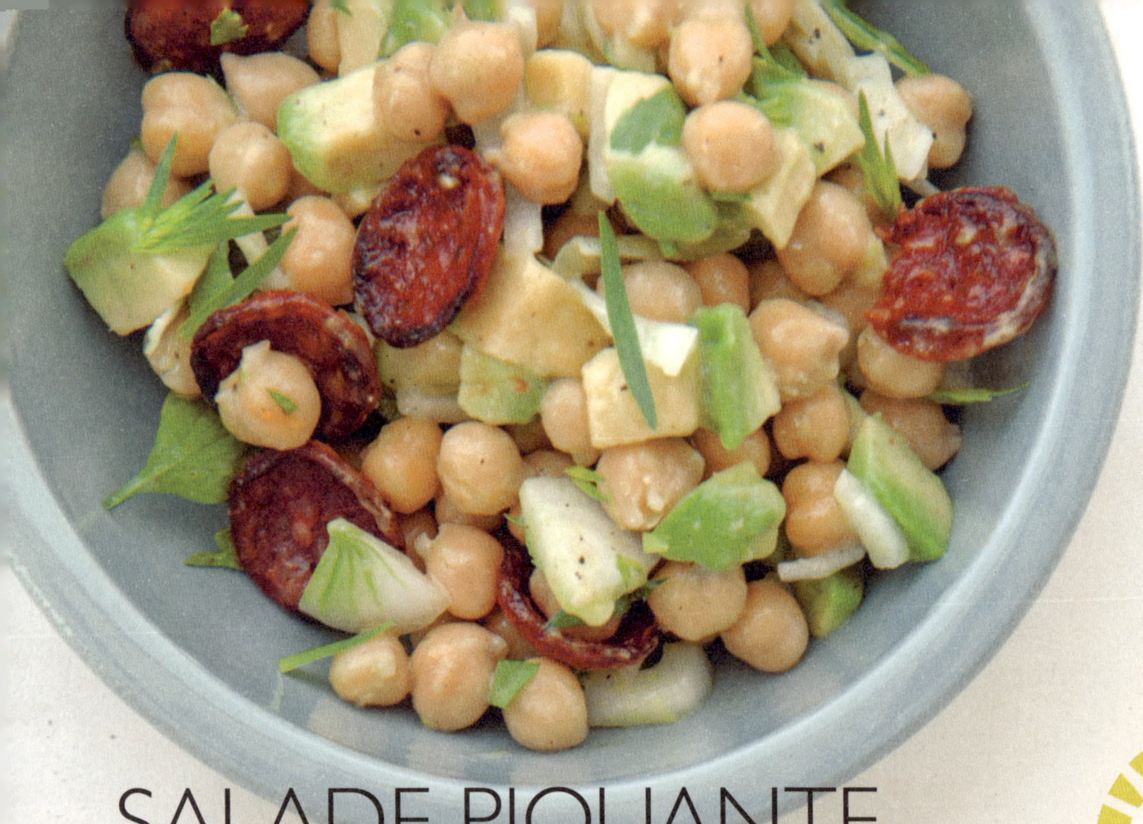

SALADE PIQUANTE

DE POIS CHICHES

Jour **OFF**

POUR 4 PERSONNES

PRÉPARATION : 20 MN

CUISSON : 2 MN

INGRÉDIENTS

400 G DE POIS CHICHES CUITS

1 AVOCAT

2 OIGNONS NOUVEAUX ÉMINCÉS

60 G DE CHORIZO

LE ZESTE DE 1 CITRON VERT NON TRAITÉ

5 BRINS DE PERSIL PLAT

2 BRINS D'ESTRAGON

2 C. À SOUPE D'HUILE D'OLIVE

1 C. À CAFÉ DE MOUTARDE FORTE

2 C. À CAFÉ DE VINAIGRE DE VIN

FLEUR DE SEL ET POIVRE DU MOULIN

Je cuisine mon plat

Trancher le chorizo en fines lamelles. Les déposer dans une poêle à feu moyen et laisser dorer des deux côtés à feu moyen pendant 1 à 2 mn. Égoutter sur du papier absorbant. Émincer les oignons finement (bulbes et tiges). Dans un saladier, préparer la vinaigrette avec le vinaigre, la moutarde, l'huile d'olive, un peu de sel et beaucoup de poivre. Verser les pois chiches, l'avocat coupé en petits cubes, les oignons, le persil, l'estragon et le chorizo. Bien mélanger et saupoudrer de zeste de citron vert.

C'est prêt !

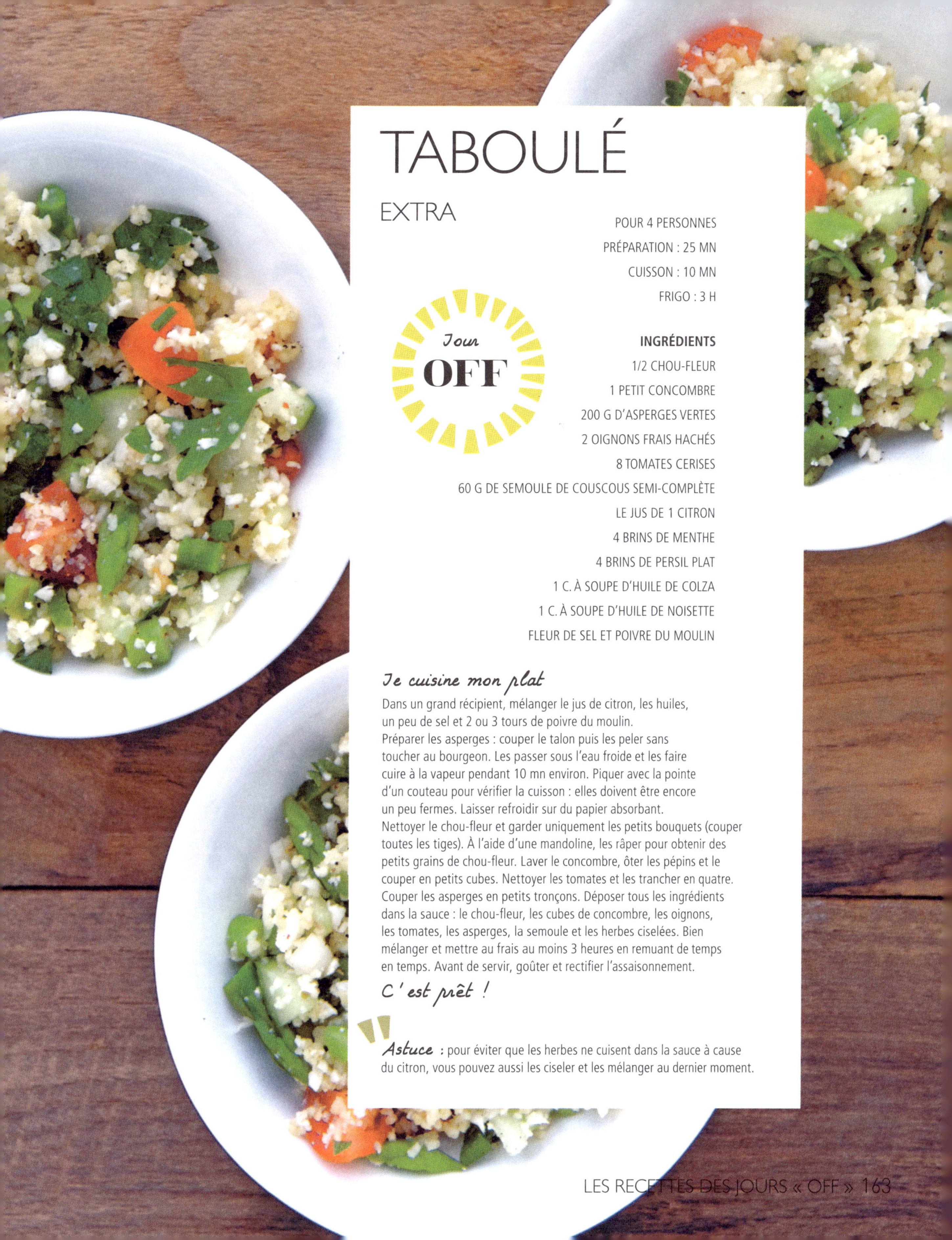

TABOULÉ

EXTRA

POUR 4 PERSONNES
PRÉPARATION : 25 MN
CUISSON : 10 MN
FRIGO : 3 H

Jour **OFF**

INGRÉDIENTS

1/2 CHOU-FLEUR
1 PETIT CONCOMBRE
200 G D'ASPERGES VERTES
2 OIGNONS FRAIS HACHÉS
8 TOMATES CERISES
60 G DE SEMOULE DE COUSCOUS SEMI-COMPLÈTE
LE JUS DE 1 CITRON
4 BRINS DE MENTHE
4 BRINS DE PERSIL PLAT
1 C. À SOUPE D'HUILE DE COLZA
1 C. À SOUPE D'HUILE DE NOISETTE
FLEUR DE SEL ET POIVRE DU MOULIN

Je cuisine mon plat

Dans un grand récipient, mélanger le jus de citron, les huiles, un peu de sel et 2 ou 3 tours de poivre du moulin.
Préparer les asperges : couper le talon puis les peler sans toucher au bourgeon. Les passer sous l'eau froide et les faire cuire à la vapeur pendant 10 mn environ. Piquer avec la pointe d'un couteau pour vérifier la cuisson : elles doivent être encore un peu fermes. Laisser refroidir sur du papier absorbant.
Nettoyer le chou-fleur et garder uniquement les petits bouquets (couper toutes les tiges). À l'aide d'une mandoline, les râper pour obtenir des petits grains de chou-fleur. Laver le concombre, ôter les pépins et le couper en petits cubes. Nettoyer les tomates et les trancher en quatre. Couper les asperges en petits tronçons. Déposer tous les ingrédients dans la sauce : le chou-fleur, les cubes de concombre, les oignons, les tomates, les asperges, la semoule et les herbes ciselées. Bien mélanger et mettre au frais au moins 3 heures en remuant de temps en temps. Avant de servir, goûter et rectifier l'assaisonnement.

C'est prêt !

Astuce : pour éviter que les herbes ne cuisent dans la sauce à cause du citron, vous pouvez aussi les ciseler et les mélanger au dernier moment.

SALADE DE LENTILLES TIÈDES

& VIEUX LÉGUMES

Jour **OFF**

POUR 4 PERSONNES
PRÉPARATION : 20 MN
CUISSON : 30 MN

INGRÉDIENTS

150 G DE LENTILLES
1 PETIT PANAIS
150 G DE COURGE BUTTERNUT
50 G DE LARD FUMÉ
25 G DE PIGNONS GRILLÉS
25 G DE GRAINES DE TOURNESOL GRILLÉES
1 C. À SOUPE DE GRAINES DE LIN
1 C. À SOUPE DE CRÈME DE BALSAMIQUE
2 C. À SOUPE DE JUS D'ORANGE
HUILE D'OLIVE, FLEUR DE SEL ET POIVRE DU MOULIN

Je cuisine mon plat

Dans une casserole, couvrir les lentilles d'eau et faire cuire 25 mn sans attendre l'ébullition pour compter le temps. Les lentilles doivent être vraiment « al dente ». Réserver. Plonger le lard tranché en morceaux pendant 1 mn dans l'eau bouillante, égoutter et poser sur du papier absorbant. Eplucher le panais et la courge butternut. Ôter les graines de la courge. Couper le panais en bâtonnets et la courge en petits cubes. Faire chauffer une grande sauteuse avec les lardons. Ajouter le panais et la courge et laisser dorer à feu vif pendant 2 ou 3 mn. Mélanger avec une cuillère en bois, baisser légèrement le feu et laisser cuire pendant 3 ou 4 mn. Concasser grossièrement les graines (lin, tournesol et pignons). Préparer la vinaigrette avec la crème de balsamique, le jus d'orange et deux cuillères à soupe d'huile d'olive. Saler et poivrer. Mélanger les lentilles avec le panais, la courge, les graines ; ajouter la vinaigrette, goûter et rectifier l'assaisonnement.

C'est prêt !

Version +++ : faire cuire 2 magrets de canard dans une poêle chaude 7 mn côté peau et 3 mn côté chair. Égoutter, laisser tiédir et émincer finement avant de servir avec cette salade.

Variante classique : remplacer les panais par des carottes et la courge butternut par du potiron.

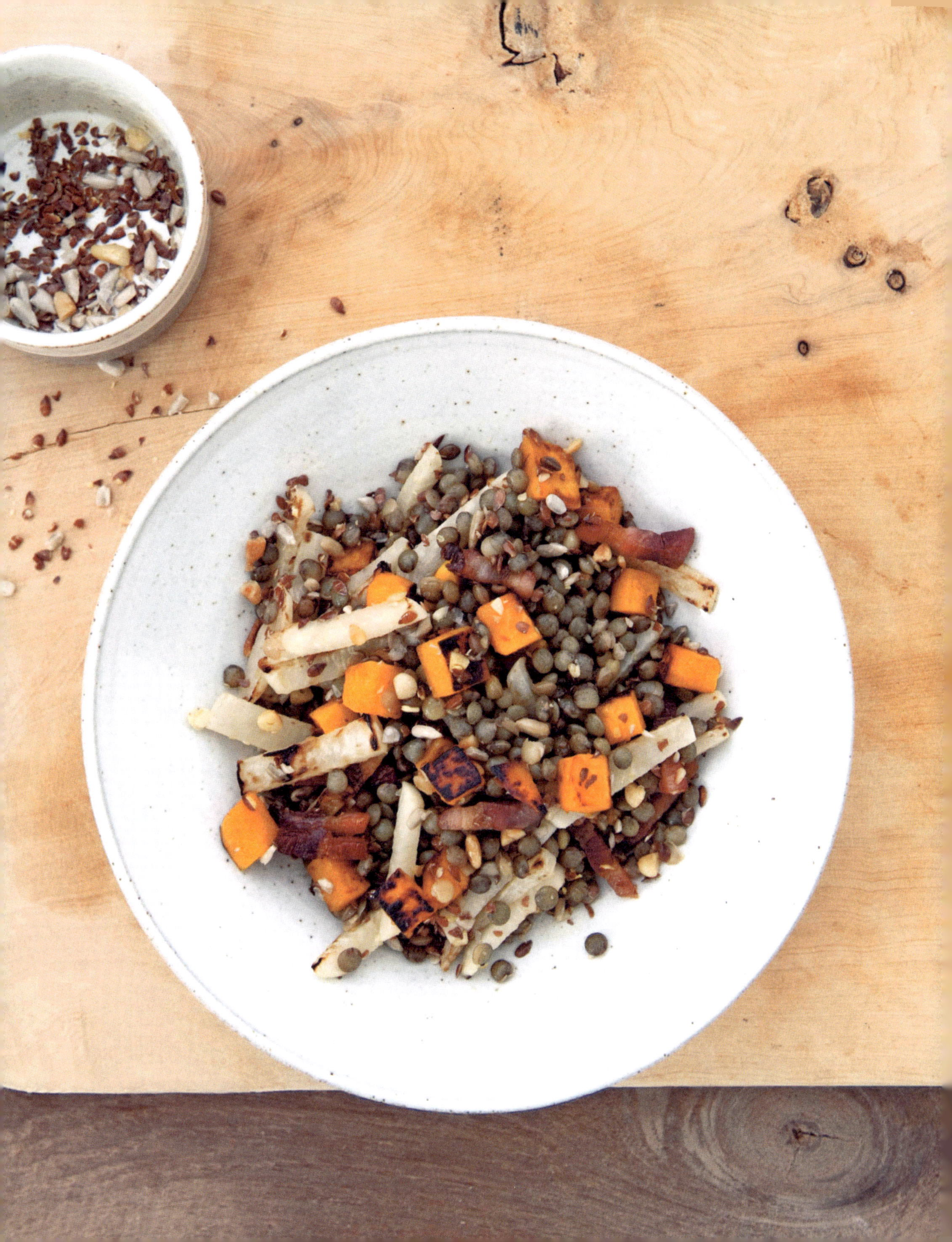

VELOUTÉ DE LENTILLES
AU HADDOCK

Jour **OFF**

POUR 4 PERSONNES
PRÉPARATION : 20 MN
CUISSON : 30 MN
TREMPETTE : 1 NUIT

INGRÉDIENTS

- 200 G DE LENTILLES VERTES
- 200 G DE HADDOCK CRU OU FUMÉ
- 1 LITRE DE LAIT
- 1/2 POIREAU
- 1 PETITE CAROTTE PELÉE
- 2 ÉCHALOTES PELÉES
- 10 CL DE CRÈME LIQUIDE
- 5 CL DE VIN BLANC
- 30 CL DE BOUILLON DE VOLAILLE CHAUD
- 1 C. À SOUPE DE GRAINES DE SÉSAME GRILLÉES
- SEL ET POIVRE

Je cuisine ma soupe

Faire tremper le haddock plusieurs heures ou toute une nuit dans le lait. Faire cuire les lentilles avec les échalotes, le poireau et la carotte nettoyés et tranchés en morceaux dans une grande quantité d'eau salée et poivrée pendant 30 mn. Passer les légumes et le jus de cuisson au moulin à légumes. Transvaser le tout dans le bol d'un mixeur, ajouter la crème liquide et le vin blanc. Mixer, vérifier la texture et ajouter du bouillon, petit à petit, jusqu'à obtenir la consistance désirée. Poivrer légèrement si nécessaire, ne pas saler car le haddock l'est déjà assez. Réchauffer tout doucement dans une casserole avant de passer à table. Égoutter le haddock, l'essuyer et le couper en petits cubes (sans la peau, bien entendu). Servir la soupe bien chaude avec les cubes de poisson et saupoudrée de graines de sésame.

C'est prêt !

Perso : j'aime bien la consistance de cette soupe quand elle est épaisse et je la déguste comme plat principal les soirs d'hiver bien froid.

Variante : remplacer le haddock par du saumon cru.

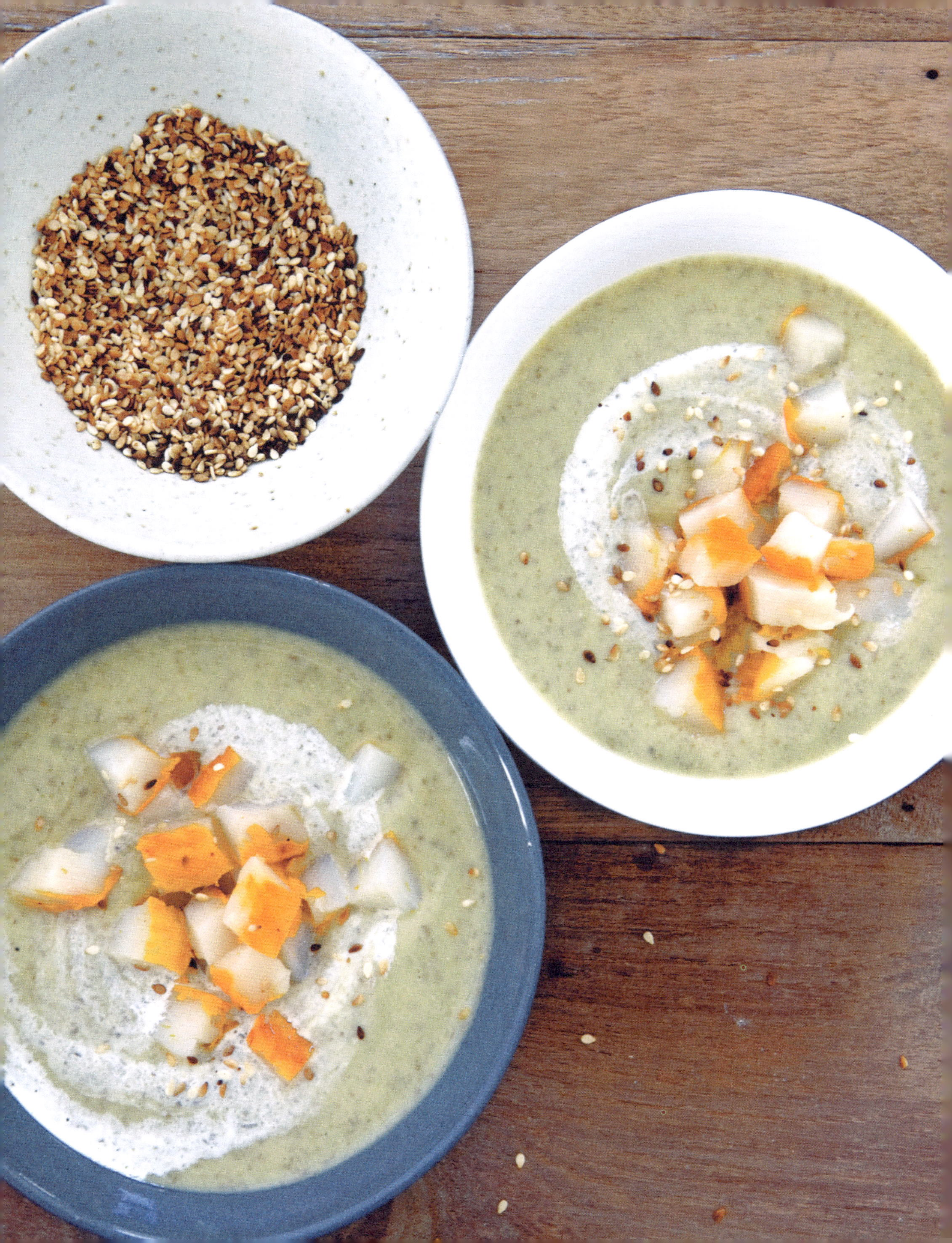

MAQUEREAU FUMÉ
& SARRASIN GRILLÉ

Jour **OFF**

POUR 4 PERSONNES
PRÉPARATION : 20 MN
CUISSON : 6 MN

INGRÉDIENTS

300 G DE SARRASIN GRILLÉ (KASHA)
4 FILETS DE MAQUEREAU FUMÉ AU POIVRE
300 G DE COURGE BUTTERNUT
25 G DE POUSSES D'ÉPINARD
4 BRINS DE CERFEUIL
LE JUS DE 1/2 CITRON VERT
1 C. À SOUPE D'HUILE DE COLZA
HUILE D'OLIVE, FLEUR DE SEL ET POIVRE DU MOULIN

SANS GLUTEN ♦

Je cuisine mon plat

Verser le sarrasin dans une casserole d'eau bouillante et compter 3 à 4 mn. Goûter : il doit rester un peu croquant. Égoutter, verser dans un saladier, arroser d'huile de colza, de jus de citron, saler et poivrer. Enlever la peau de la courge et la trancher en petits cubes. Faire chauffer quelques gouttes d'huile d'olive dans une poêle, ajouter les cubes de courge et laisser dorer à feu vif 2 ou 3 mn. Verser dans le saladier, ajouter le maquereau émietté (sans la peau), les pousses d'épinard nettoyées et le cerfeuil ciselé. Arroser de 2 c. à soupe d'huile d'olive, saler un peu, mélanger, goûter et rectifier l'assaisonnement si c'est nécessaire.

C'est prêt !

Astuce : vous pouvez réchauffer les maquereaux quelques secondes encore emballés dans une casserole d'eau chaude… je trouve ça encore meilleur !

Shopping : vous trouverez les maquereaux fumés au poivre au rayon frais des magasins bio ou même de certains supermarchés… Vous trouverez le kasha dans les magasins bio.

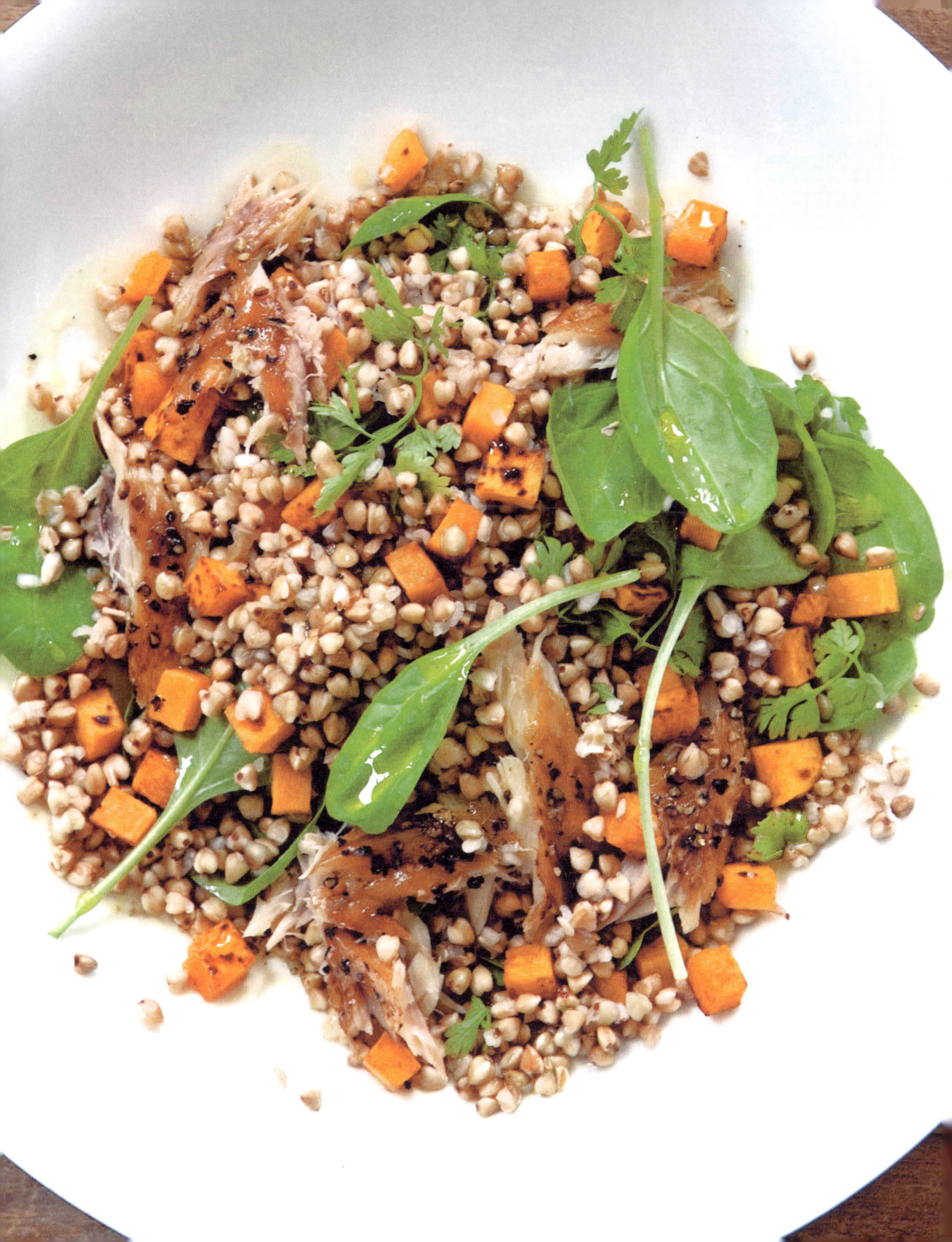

SALADE « FOURTOU »

EN PLAT UNIQUE AU MAQUEREAU FUMÉ

Jour **OFF**

POUR 4 PERSONNES
PRÉPARATION : 20 MN
CUISSON : 1 H 30

INGRÉDIENTS

- 4 FILETS DE MAQUEREAU FUMÉ AU POIVRE
- 100 G DE RIZ NOIR COMPLET
- 100 G DE HARICOTS ROUGES
- 1 PETITE COURGETTE BIEN FERME
- 1 PETIT OIGNON
- LE ZESTE DE 1 CITRON VERT
- 200 G DE TOMATES CERISES
- 1 MINI-CONCOMBRE
- 1 AVOCAT
- 1 C. À SOUPE DE CRÈME DE BALSAMIQUE BLANC OU NOIR
- 1 C. À SOUPE D'HUILE D'OLIVE
- 1 C. À SOUPE D'HUILE DE COURGE
- 1 C. À SOUPE DE MÉLANGE DE GRAINES (TOURNESOL, SÉSAME…)
- QUELQUES FEUILLES D'ESTRAGON
- SEL ET POIVRE

SANS GLUTEN ♦

Je cuisine mon plat

Faire cuire le riz noir (voir page 124) et les haricots rouges (voir page 124). Verser dans un grand saladier et laisser tiédir. Ajouter la courgette en petits cubes, l'oignon émincé (bulbe et tige), le zeste du citron, les tomates coupées en deux, le concombre pelé et tranché en cubes, l'avocat en morceaux, les graines et les feuilles d'estragon. Préparer l'assaisonnement avec l'huile d'olive, l'huile de courge, la crème de balsamique, du sel et un petit peu de poivre. Verser et mélanger. Enlever la peau des maquereaux et servir avec la salade.

C'est prêt !

Astuce : dans cette salade, rajouter tous les légumes de saison coupés en petits morceaux même crus (topinambours, radis, carottes, céleri, navets, asperges, champignons…).

Mon conseil : si vous n'aimez pas le riz noir complet, remplacez-le par du riz basmati (c'est plus sucré, l'indice glycémique est plus élevé… mais c'est aussi très bon !).

Shopping : vous trouverez l'huile de courge, les graines et les filets de maquereau dans les magasins bio.

Perso : depuis que j'ai découvert les filets de maquereau au rayon frais de mon magasin bio, j'en achète tout le temps. Vous pouvez les réchauffer quelques secondes encore emballés dans une casserole d'eau chaude, je trouve ça encore meilleur ! Je fais souvent mes céréales, mes haricots, mon quinoa en grande quantité que je conserve dans un joli plat en céramique avec un couvercle au frigo plusieurs jours.

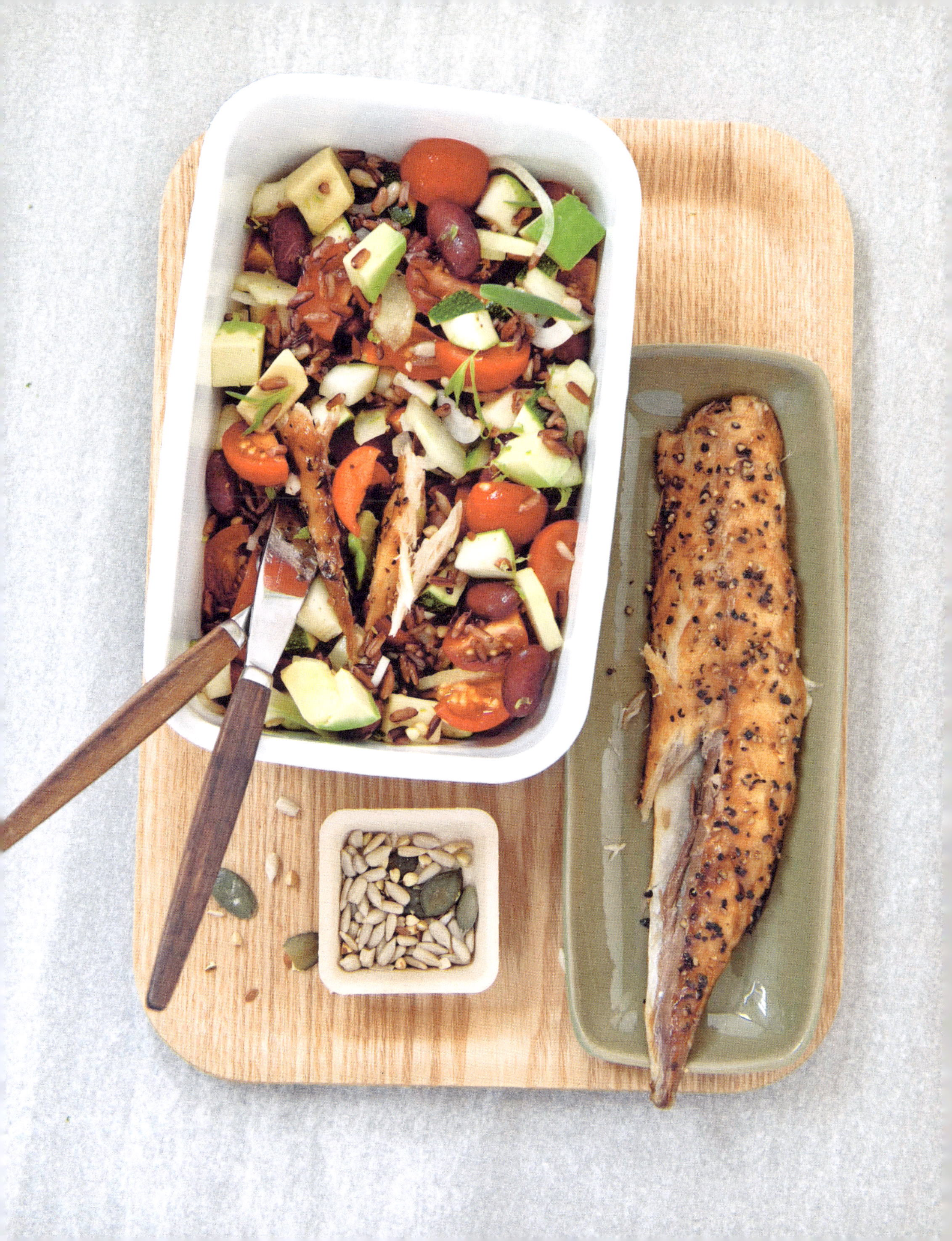

TARTARE

DE LIEU JAUNE

Jour **OFF**

POUR 4 PERSONNES

PRÉPARATION : 20 MN

CUISSON : 20 MN

INGRÉDIENTS

400 G DE LIEU JAUNE TRÈS FRAIS

20 G DE CHORIZO BIEN FERME

1 PETIT OIGNON BLANC

1 BELLE POIGNÉE DE ROQUETTE (25 G)

80 G DE LENTILLES VERTES

2 BRINS D'ESTRAGON

2 C. À SOUPE D'HUILE D'OLIVE

SEL DE MER

Je cuisine mon plat

Faire cuire les lentilles 20 mn dans 3 fois leur volume d'eau après les avoir rincées. Égoutter et laisser refroidir. Laver les morceaux de poisson, les essuyer et les couper en petits cubes. Émincer finement tout l'oignon (bulbe et tige). Couper le morceau de chorizo en très petits morceaux. Laver, sécher et ciseler les feuilles de roquette. Mélanger le poisson avec l'oignon, le chorizo, la roquette, les lentilles et les feuilles d'estragon. Arroser avec l'huile et saupoudrer légèrement de sel. Mélanger, déguster tiède ou mettre au frigo pour manger plus frais un peu plus tard.

C'est prêt !

Astuce : à déguster en plat unique, c'est assez copieux !

Variante : remplacer le chorizo par 4 tranches de jambon San Daniel, de speck coupé en petits morceaux ou de viande des Grisons.

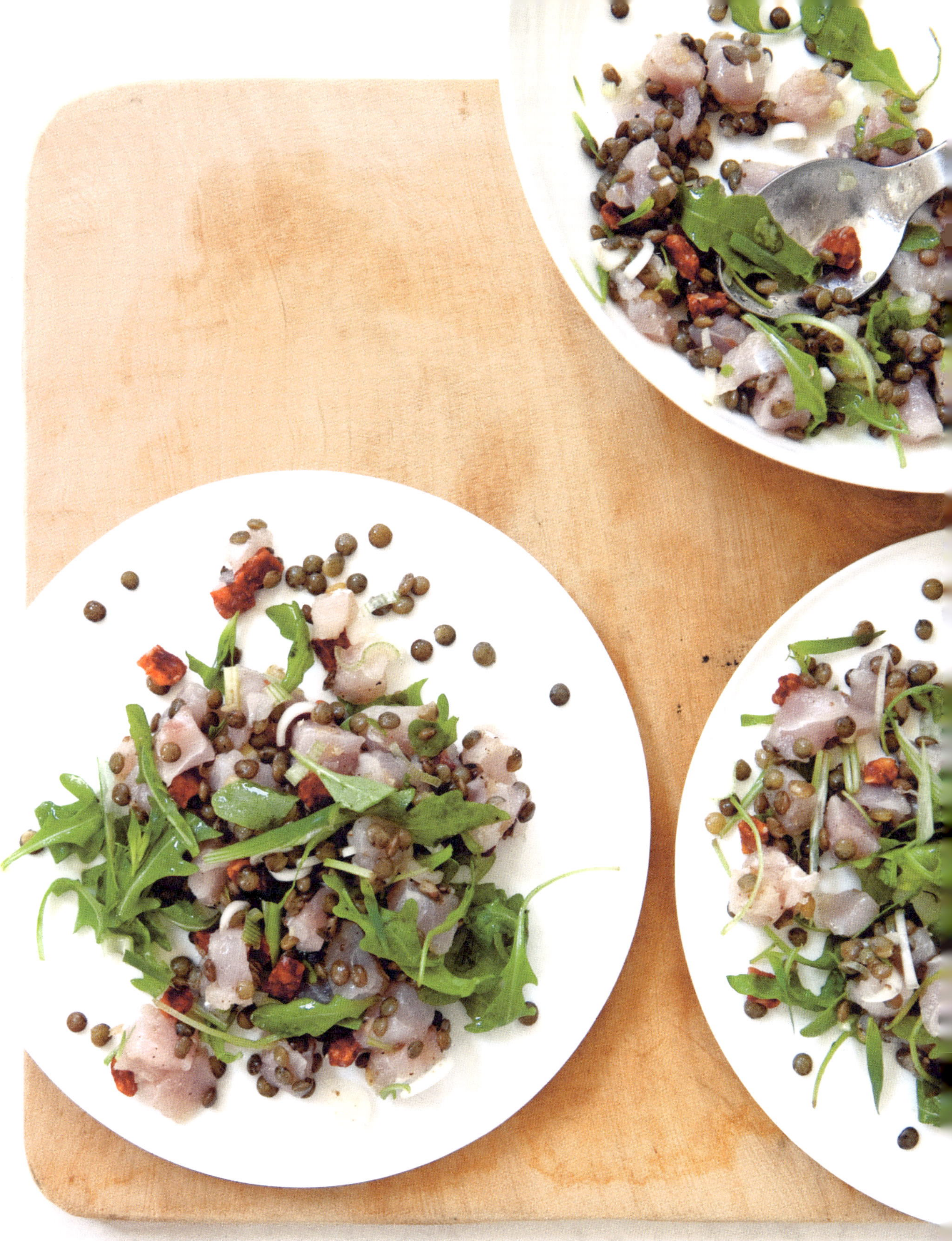

CHIRASHI DE SAUMON
REVISITÉ

Jour **OFF**

POUR 4 PERSONNES
PRÉPARATION : 20 MN
CUISSON : 20 MN

INGRÉDIENTS
230 G DE SAUMON CRU TRÈS FRAIS
1 AVOCAT À POINT
LE JUS DE 1/2 CITRON VERT
150 G DE RIZ À SUSHI
2 C À SOUPE DE VINAIGRE DE RIZ
1 CM DE GINGEMBRE HACHÉ
1 C. À SOUPE DE SAUCE SOJA
1 C. À SOUPE D'HUILE D'OLIVE
1 C. À CAFÉ D'HUILE DE SÉSAME
1 C. À CAFÉ DE GRAINES DE SÉSAME NOIR
8 BRINS DE CORIANDRE
FLEUR DE SEL ET POIVRE DU MOULIN

Je cuisine mon plat

Faire cuire le riz comme indiqué sur le paquet, égoutter, arroser de vinaigre de riz et laisser refroidir. Demander au poissonnier d'enlever la peau du saumon et les arêtes. Le rincer, l'éponger et le couper en petits cubes. Les assaisonner en sel et en poivre, réserver. Trancher l'avocat en lamelles et arroser de jus de citron vert pour qu'elles ne s'oxydent pas. Préparer l'assaisonnement avec le gingembre, la sauce soja, l'huile d'olive, l'huile de sésame et un peu de poivre. Déposer le riz dans le fond du plat, ajouter l'avocat dessus, puis le saumon. Arroser de sauce, saupoudrer de graines de sésame et de coriandre ciselée.

C'est prêt !

Version +++ : remplacer le riz à sushi par un riz gluant à servir chaud en accompagnement du saumon et de l'avocat en salade. Laver le riz jusqu'à ce que l'eau soit claire. Couvrir d'eau et laissez-le tremper 12 heures (une nuit) au frais. Égoutter et le faire cuire 1 heure à la vapeur. Le riz est cuit lorsqu'il est translucide et parfaitement collant.

Variante : vous pouvez remplacer le saumon par du thon, des grosses crevettes roses cuites, de la dorade, du maigre…

Shopping : vous trouverez les graines de sésame noir dans les magasins bio ; vous pouvez les remplacer par des graines classiques juste dorées à la poêle.

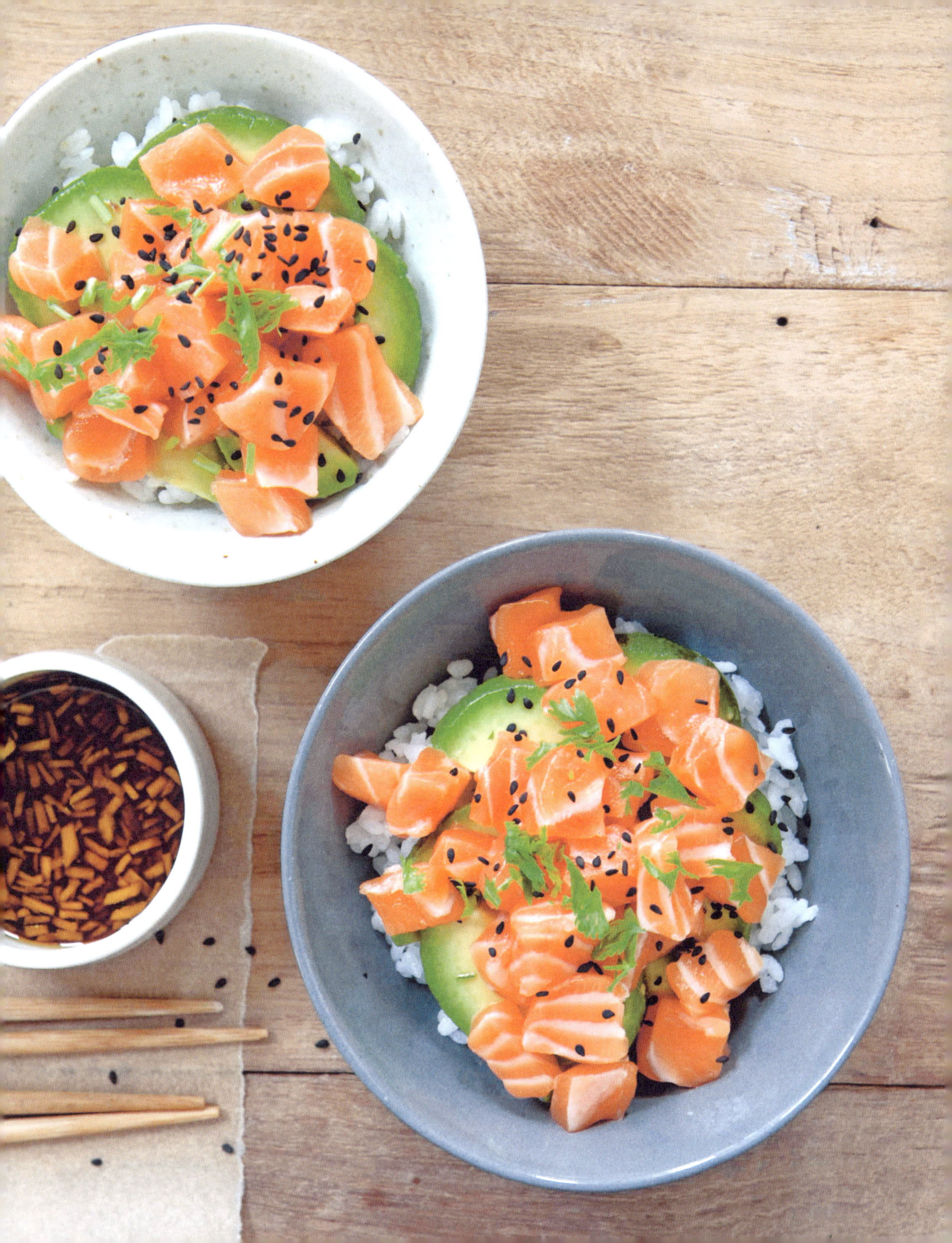

DORADE
& PETITS POIS

Jour **OFF**

POUR 4 PERSONNES
PRÉPARATION : 10 MN
CUISSON : 25 MN

INGRÉDIENTS

4 FILETS DE DORADE
400 G DE PETITS POIS ÉCOSSÉS (1 KG AVEC COSSES)
2 ÉCHALOTES, ÉMINCÉES
8 TOMATES CERISES
60 G DE CHORIZO
3 BRINS DE BASILIC
FLEUR DE SEL ET POIVRE DU MOULIN

Je cuisine mon plat

Faire cuire les petits pois et les tomates à la vapeur pendant 10 mn. Trancher le chorizo en petits cubes. Dans une poêle, le faire revenir à feu moyen pendant 3 mn avec les échalotes émincées. Verser sur du papier absorbant. Laisser la poêle sur le feu et déposer les filets de dorade. Faire cuire à feu moyen pendant 2 mn de chaque côté puis à feu doux pendant 2 mn de chaque côté en couvrant. Ajouter les petits pois et les tomates, le chorizo et les échalotes et laisser cuire encore 2 mn à feu doux. Vérifier la cuisson du poisson et servir immédiatement parsemé de basilic ciselé.

C'est prêt !

Version +++ : servir avec une semoule semi-complète. Compter 50 g par personne. Verser 1 volume d'eau bouillante salée (avec 2 ou 3 gouttes d'huile d'olive) sur 1 volume de semoule. Laisser gonfler couvert 7 minutes, puis égrainer à la fourchette.

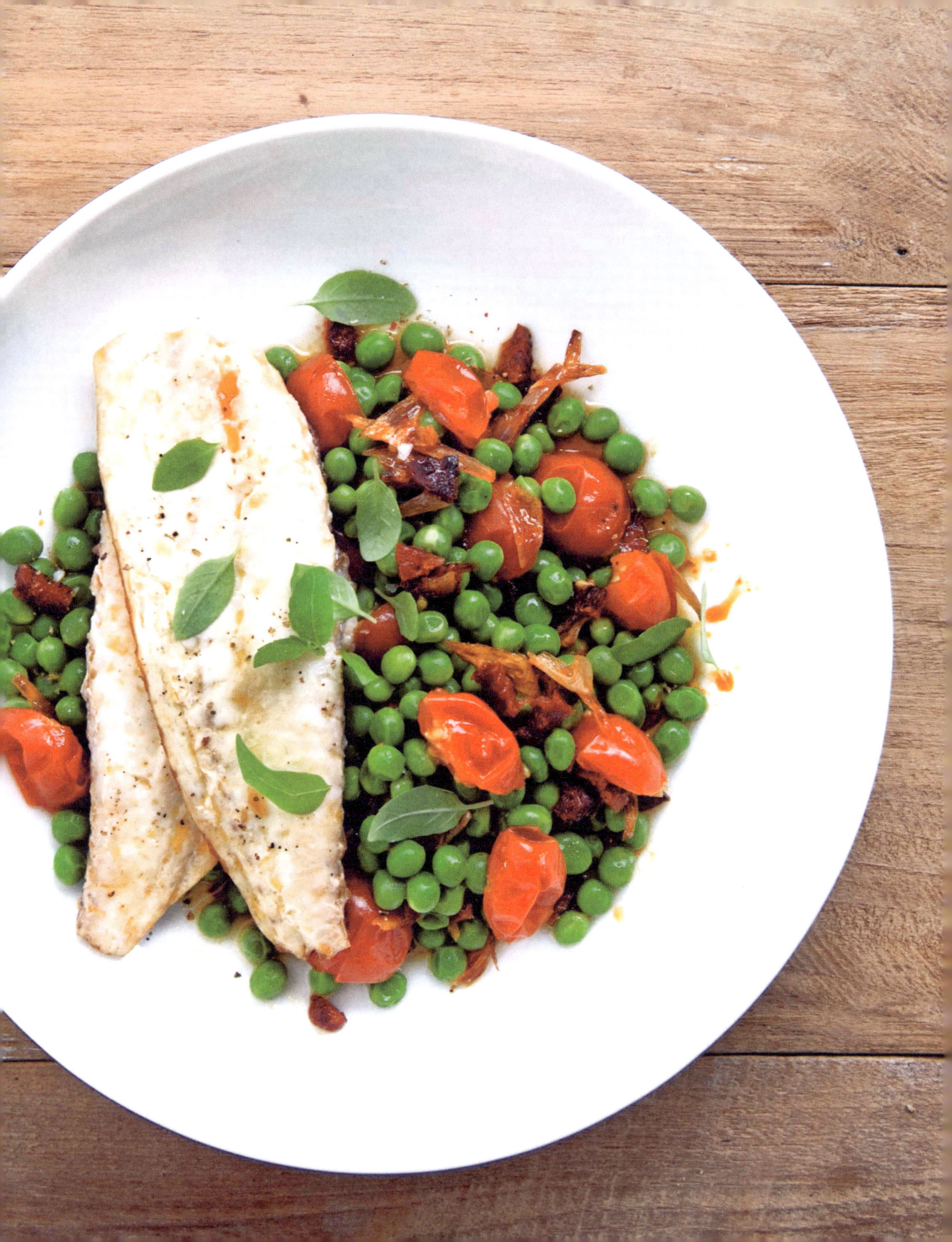

PETITS ROUGETS GRILLÉS

& PURÉE DE LÉGUMES

Jour OFF

POUR 4 PERSONNES
PRÉPARATION : 20 MN
CUISSON : 25 MN

INGRÉDIENTS

8 FILETS DE ROUGET
400 G DE POMMES DE TERRE CHARLOTTE
2 COURGETTES
50 G DE TOMATES CONFITES
20 G DE PARMESAN
4 BRINS DE BASILIC
QUELQUES FEUILLES DE MENTHE
HUILE D'OLIVE, FLEUR DE SEL ET POIVRE DU MOULIN

SANS GLUTEN ♦

Je cuisine mon plat

Demander au poissonnier de préparer les filets de rouget et de veiller à enlever les arêtes. Nettoyer et éplucher les légumes (les courgettes bio peuvent garder leur peau). Faire cuire les légumes coupés en gros cubes pendant 20 mn à la vapeur. Les déposer dans un saladier avec 1 c. à café d'huile d'olive, saler, poivrer et écraser le tout pour obtenir une jolie purée avec des morceaux ou sans selon le goût. Intégrer les tomates confites en petits cubes et le basilic ciselé. Rincer et sécher les filets de rouget. Déposer une grande feuille de papier sulfurisé dans le fond d'une sauteuse (ou sur une plancha !). Verser une goutte d'huile d'olive et dès que la température est bien chaude, déposer les filets côté peau (procéder en plusieurs fois si besoin) et laisser saisir pendant 2 à 3 mn. Baisser le feu, couvrir et laisser encore cuire 2 mn. Servir immédiatement avec la purée, des copeaux de parmesan, la menthe fraîche, du sel et du poivre.

C'est prêt !

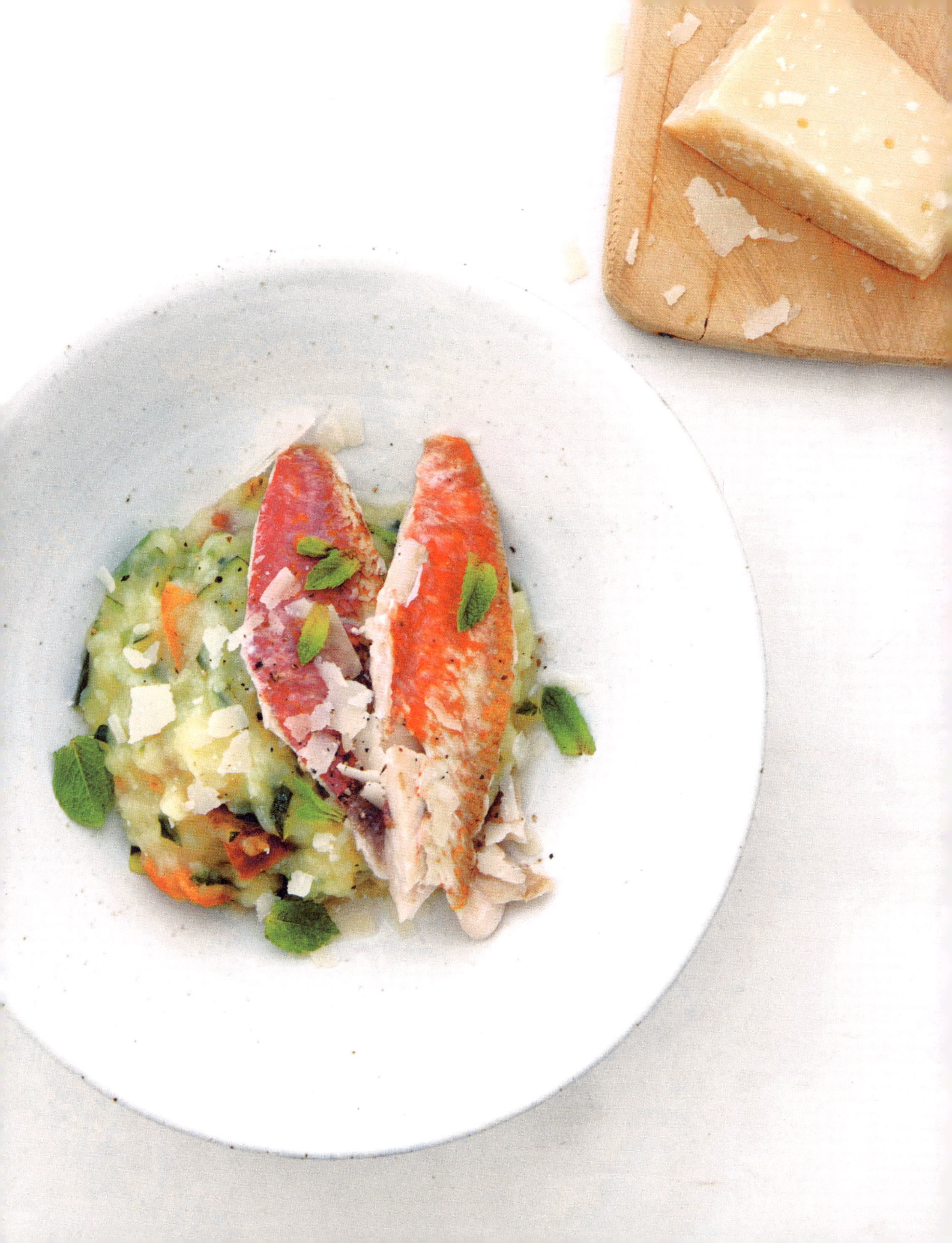

LE CLUB SANDWICH

Jour OFF

POUR 4 PERSONNES

PRÉPARATION : 10 MN

INGRÉDIENTS

8 TRANCHES DE PAIN COMPLET

150 G DE BLANC DE POULET CUIT

150 G DE TOMATE

4 FEUILLES DE LAITUE

1 PETIT AVOCAT

10 BRINS DE CIBOULETTE

10 BRINS DE CORIANDRE

LE JUS DE 1/2 CITRON VERT

SEL ET POIVRE

Je cuisine mon plat

Écraser la chair de l'avocat avec le jus de citron, du sel et du poivre.
Trancher les tomates en rondelles et émincer le poulet en lamelles.
Couper les bords des tranches de pain et les toaster.
Étaler la purée d'avocat sur toutes les tranches. Répartir les herbes ciselées grossièrement sur quatre tranches puis les tomates, le poulet et terminer par une feuille de laitue. Déposer les quatre tranches de pain restantes sur le dessus. À l'aide d'un couteau tranchant, couper tout ce qui dépasse et chaque club en deux pour le déguster plus facilement.

C'est prêt !

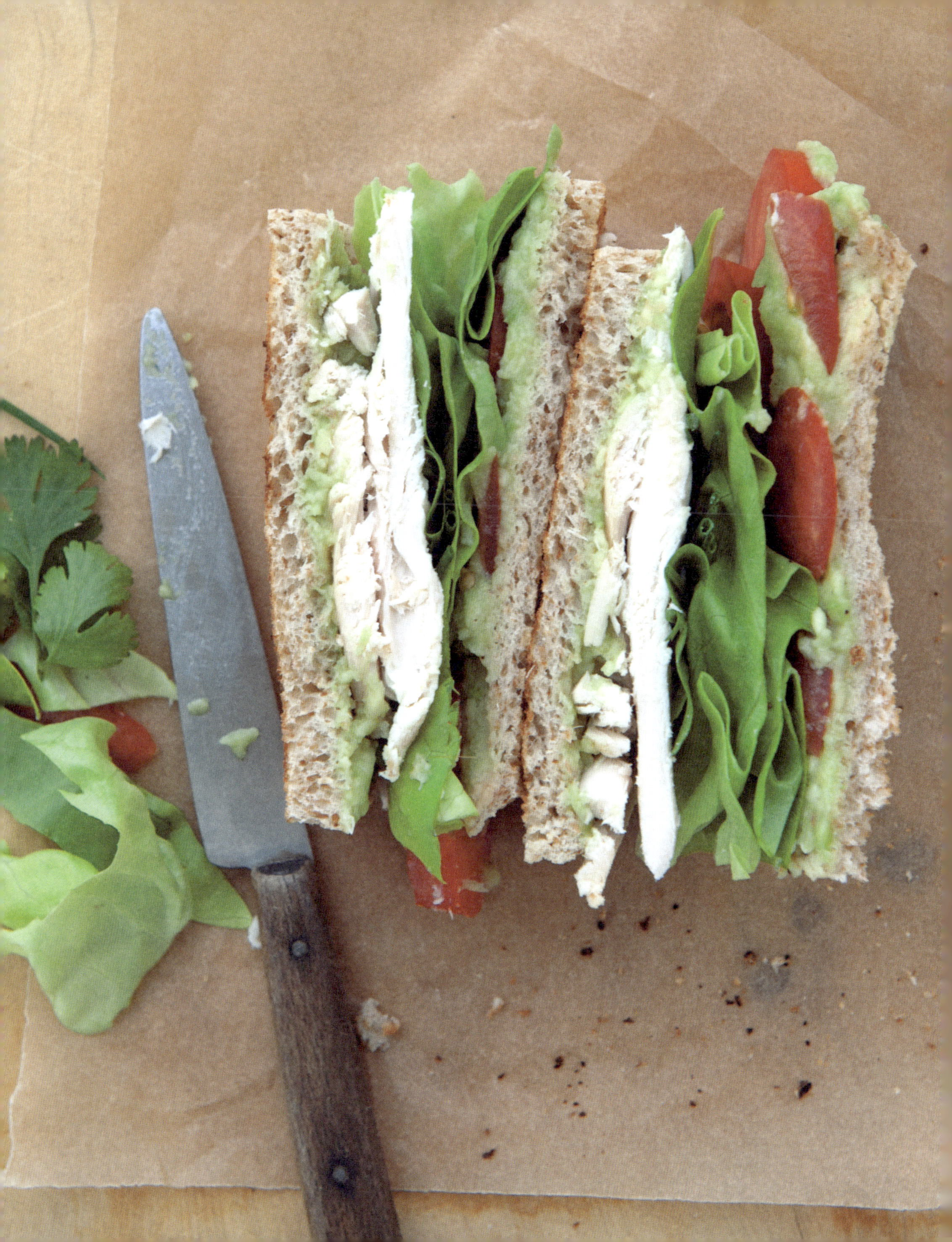

CARPACCIO DE BŒUF

Jour **OFF**

POUR 4 PERSONNES

PRÉPARATION : 20 MN

CONGÉLO : 2 H

INGRÉDIENTS

400 G DE FILET DE BŒUF OU DE CŒUR DE RUMSTEACK

1/2 BULBE DE FENOUIL

4 ASPERGES VERTES

2 OIGNONS FRAIS

10 CHAMPIGNONS DE PARIS (PETITS)

1 POIGNÉE DE ROQUETTE (25 G)

8 OLIVES NOIRES, DÉNOYAUTÉES

HUILE D'OLIVE, FLEUR DE SEL ET POIVRE DU MOULIN

SANS GLUTEN ♦

Je cuisine mon plat

Mettre la pièce de bœuf emballée dans du papier film au congélateur pendant 2 heures. Nettoyer le bulbe de fenouil et l'émincer finement à la mandoline, de préférence. Nettoyer les champignons avec un chiffon humide. Éplucher puis trancher les asperges en rondelles et garder les têtes de côté. Émincer les oignons finement de la tête au pied ! Rincer et sécher la roquette. Dans le bol d'un mixeur, placer les têtes des asperges et la chair des olives, ajouter 5 cl d'huile d'olive un peu de sel et de poivre et donner quelques impulsions. Réserver.
Sortir la pièce de bœuf du congélo, retirer le film et, à l'aide d'un couteau bien aiguisé, la couper en fines tranches. Déposer les tranches au fur et à mesure sur quatre assiettes froides. Assaisonner avec la sauce et rajouter dessus le fenouil, les asperges et les oignons. Au dernier moment, émincer finement à la mandoline les champignons au-dessus de chaque assiette et ajouter la roquette.

C'est prêt !

Version +++ : servir avec un riz noir (voir recette page 124) et un peu de mozzarella.

Variante gourmande et exceptionnelle : servir avec une portion de frites cuites au four (les moins caloriques) ou une purée « maison » avec des pommes de terre cuites à l'eau ou à la vapeur 20 mn puis écrasées à la fourchette avec un peu de beurre, d'huile d'olive, de sel et de poivre.

Perso : tous les légumes ne sont pas indispensables. J'utilise ce que j'ai dans mon frigo et parfois même je demande directement à mon boucher de me trancher du carpaccio dans mes assiettes ! Je rajoute aussi souvent du parmesan, c'est tellement bon, mais, comme je dis souvent, je le râpe très fin, ça me permet d'en mettre moins.

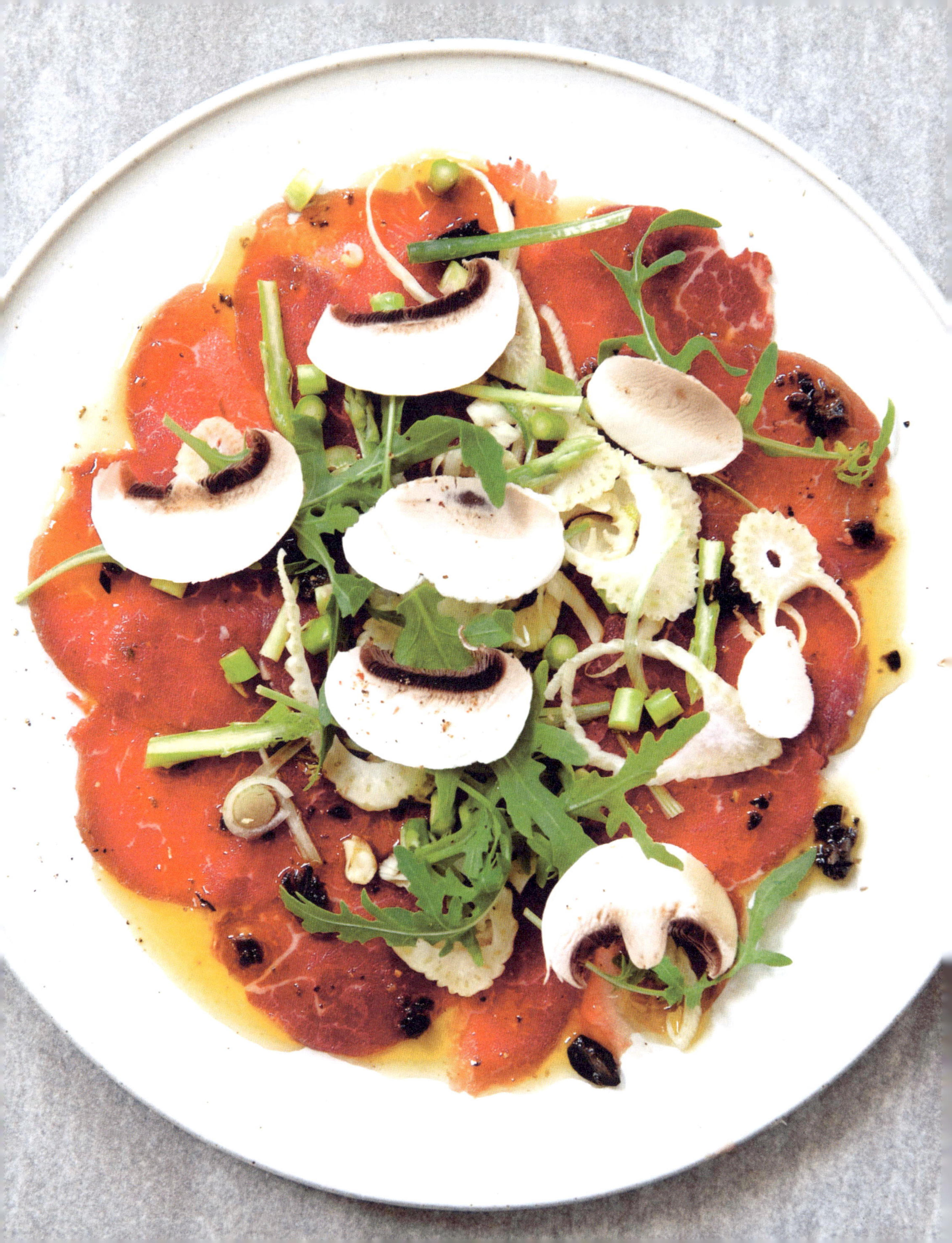

LE POULET RÔTI
DU DIMANCHE

Jour **OFF**

POUR 4 PERSONNES
PRÉPARATION : 10 MN
CUISSON : 1 H 30

INGRÉDIENTS

1 BEAU POULET FERMIER DE 1,5 KG ENVIRON
15 G DE BEURRE
1 OIGNON, ÉMINCÉ
1 CITRON, NON TRAITÉ
3 CM DE RACINE DE GINGEMBRE
1 PETIT-SUISSE
1 BRANCHE DE TOMATES CERISES
SEL, POIVRE ET HUILE D'OLIVE

SANS GLUTEN ♦

Je cuisine mon plat

Préchauffer le four à 200 °C (th. 6-7).
Saler et poivrer l'intérieur du poulet puis introduire le petit-suisse à l'intérieur avec le gingembre tranché et la moitié du citron en petits morceaux.
Déposer le poulet dans un plat allant au four, l'enduire d'huile d'olive et ajouter le beurre en morceaux. Mettre le poulet au four. Arroser régulièrement avec son jus. Au bout de 45 mn, disperser l'oignon émincé, les tomates et le reste de citron autour du poulet.
Laisser cuire à nouveau 45 mn.

C'est prêt !

Mon conseil : déguster un beau blanc de poulet avec les oignons, les tomates et du citron mais laisser le jus bien gras et les frites aux autres… Servir avec une belle salade verte aux herbes.

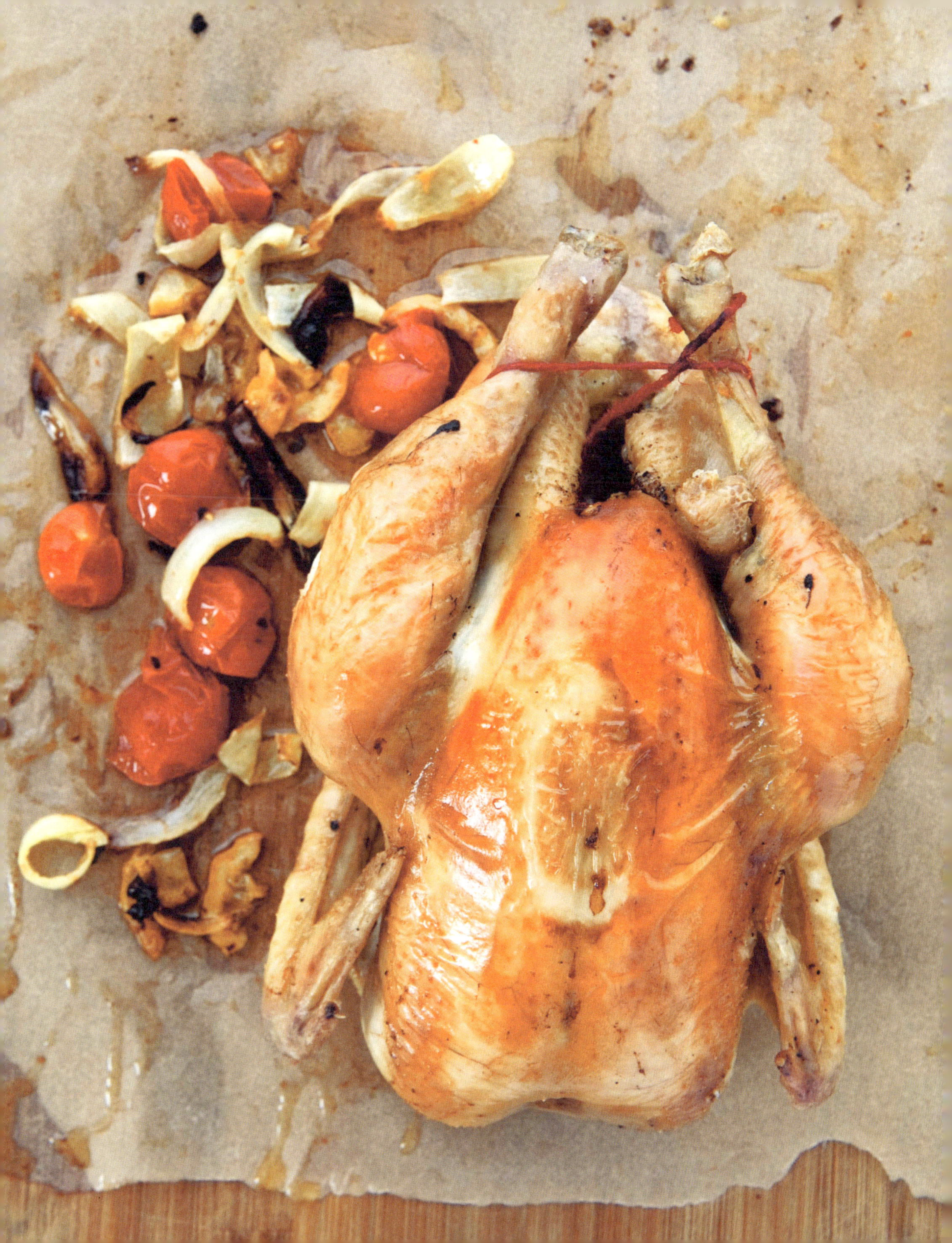

LE POT-AU-FEU
PAS CLASSIQUE

Jour
OFF

POUR 4 PERSONNES
PRÉPARATION : 20 MN
CUISSON : 3 H

INGRÉDIENTS

700 G DE VIANDE DE POT-AU-FEU, PAS TROP GRASSE
3 CAROTTES DE SABLE
4 MINI-AUBERGINES
OU 1 AUBERGINE MOYENNE, EN MORCEAUX
1 POIGNÉE DE POUSSES DE SOJA
2 ÉCHALOTES, ÉPLUCHÉES
1 GOUSSE D'AIL ,PELÉE
3 CM DE RACINE DE GINGEMBRE
1 PETIT PIMENT ROUGE
6 FEUILLES DE LIME (CITRONNELLE)
1 C. À SOUPE DE SAUCE SOJA
1 C. À CAFÉ DE POIVRE EN GRAINS
1 C. À CAFÉ DE GROS SEL
8 BRINS DE CORIANDRE
1 BRIN DE MENTHE FRAÎCHE
1 CITRON VERT
SEL ET POIVRE

Je cuisine mon plat

Rincer la viande sous l'eau froide. La plonger dans une cocotte remplie d'eau, porter à ébullition. Écumer le temps qu'il faudra puis sortir la viande, la rincer. Préchauffer le four à 140° (th. 4/5). Remettre la viande dans la cocotte, ajouter les carottes grattées et tranchées en 4 dans la longueur, les échalotes, l'ail, le gingembre lavé et débité en lamelles, le piment, les feuilles de lime (remplacer par 2 tiges de citronnelle débitées en tronçons si nécessaire), la sauce soja, le poivre en grains, le gros sel et la coriandre fraîche ciselée (feuilles et tiges). Couvrir d'eau à hauteur de la viande et porter à ébullition. Poser le couvercle et mettre au four pendant 3 heures. Laver les mini-aubergines et les pousses de soja. Ajouter les premières 1 heure avant la fin de la cuisson et les pousses de soja 15 mn avant. Servir la viande bien chaude parsemée de feuilles de menthe, accompagnée des légumes et du bouillon. Ajouter un petit quartier de citron dans chaque assiette.

C'est prêt !

Version +++ : façon bo bun, ajouter des vermicelles de riz dans le bouillon 5 mn avant la fin de la cuisson.

Astuce : j'adore préparer ce pot-au-feu en avance pour les soirs où il fait bien froid dehors. Quand il reste du bouillon, je m'en sers pour un jour «FAST» avec une grosse poignée de pousses de soja, quelques légumes râpés dedans et 50 g de filet de bœuf coupé en tartare.

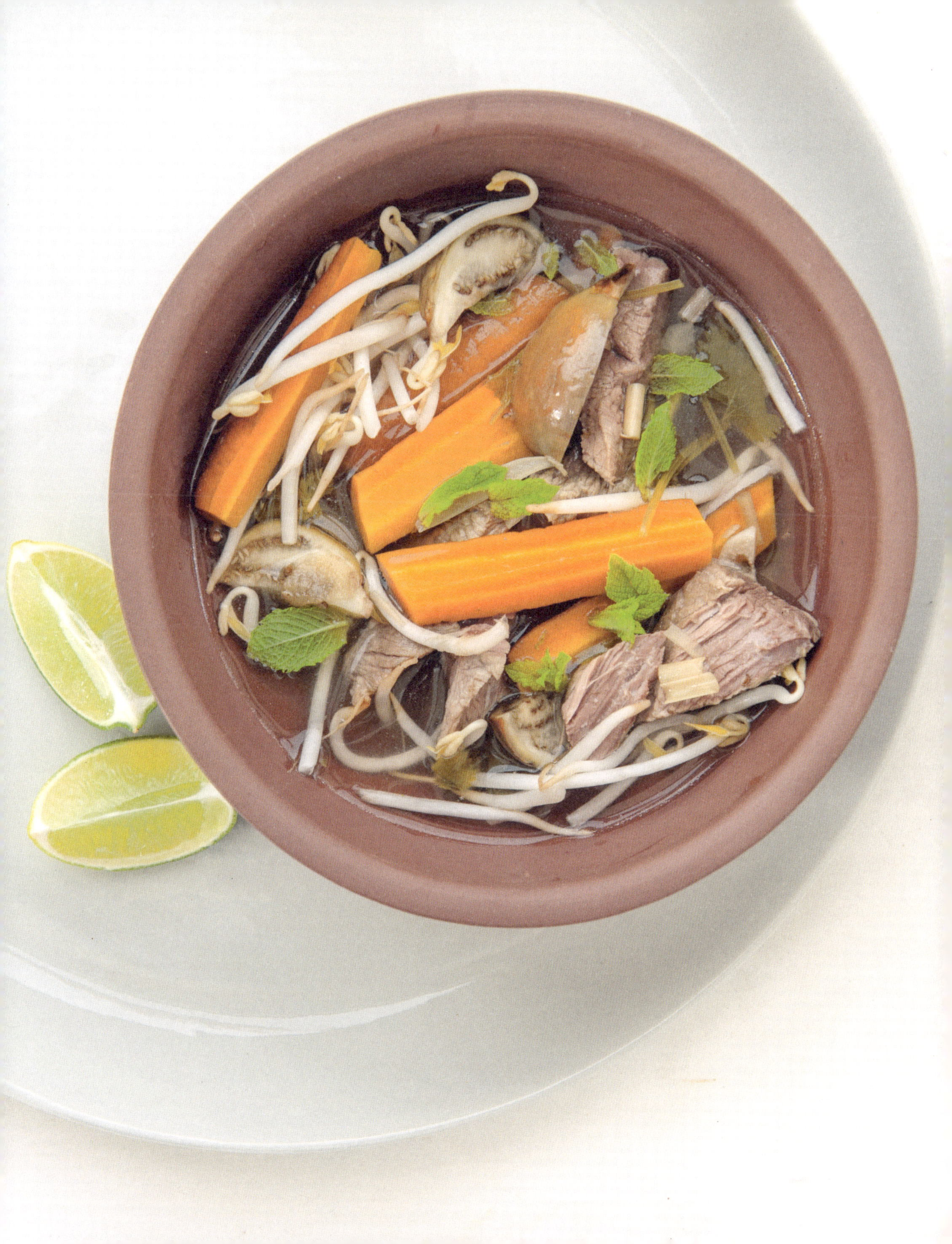

PORC
À LA THAÏ

Jour **OFF**

POUR 4 PERSONNES
PRÉPARATION : 25 MN
CUISSON : 2 H 30
FRIGO : 1 NUIT / QUELQUES HEURES (FACULTATIF)

INGRÉDIENTS

800 G D'ÉCHINE DE PORC EN MORCEAUX
4 FEUILLES DE LIME
1/3 DE BOUQUET DE CORIANDRE, CISELÉE
2 BRINS DE MENTHE, CISELÉS
1 GOUSSE D'AIL, PELÉE
3 ÉCHALOTES, PELÉES
1 PETIT PIMENT ROUGE
3 CM DE RACINE DE GINGEMBRE, RÂPÉ
1 C. À SOUPE DE SAUCE SOJA
15 CL DE LAIT DE COCO
250 G DE RIZ THAÏ COMPLET
2 BULBES DE FENOUIL
HUILE D'OLIVE, SEL ET POIVRE

Je cuisine mon plat

Déposer le porc dans le fond d'une cocotte avec : les feuilles de lime, la moitié de la coriandre, la moitié de la menthe, l'ail, les échalotes en quartiers, le piment, le gingembre et la sauce soja. Couvrir d'eau à hauteur de la viande et porter à ébullition sur les plaques de cuisson.
Faire chauffer le four à 180 °C. Couvrir la cocotte et faire cuire au four pendant 2 heures. Récupérer le bouillon et garder la viande de côté.
Faire cuire le riz le temps indiqué sur le paquet. Éplucher et laver les bulbes de fenouil, les couper en gros quartiers et les faire cuire 15 mn à la vapeur.
Verser le lait de coco une fois le bouillon dégraissé (si vous souhaitez le dégraisser au préalable, voir l'astuce ci-dessous), laisser bouillir 10 minutes puis ajouter la viande et réchauffer tout doucement.
Déposer les fenouils dans un grand plat allant au four, arroser d'une cuillère à café d'huile d'olive, mélanger et les passer sous le gril pendant 5 à 10 mn pour qu'ils soient bien dorés.
Au moment de servir, saupoudrer la viande et le riz du reste de coriandre et de menthe fraîche. Servir avec le riz mélangé avec les fenouils, et le bouillon.

C'est prêt !

Astuce : si vous avez le temps, préparez ce plat la veille pour pouvoir le dégraisser, c'est tout de même mieux pour la ligne ! Dans ce cas, prélever la viande et la laisser dans un grand plat au frigo. Mettre le bouillon au frigo une nuit ou quelques heures pour pouvoir le dégraisser (enlever la couche de gras qui se sera formée sur le dessus).

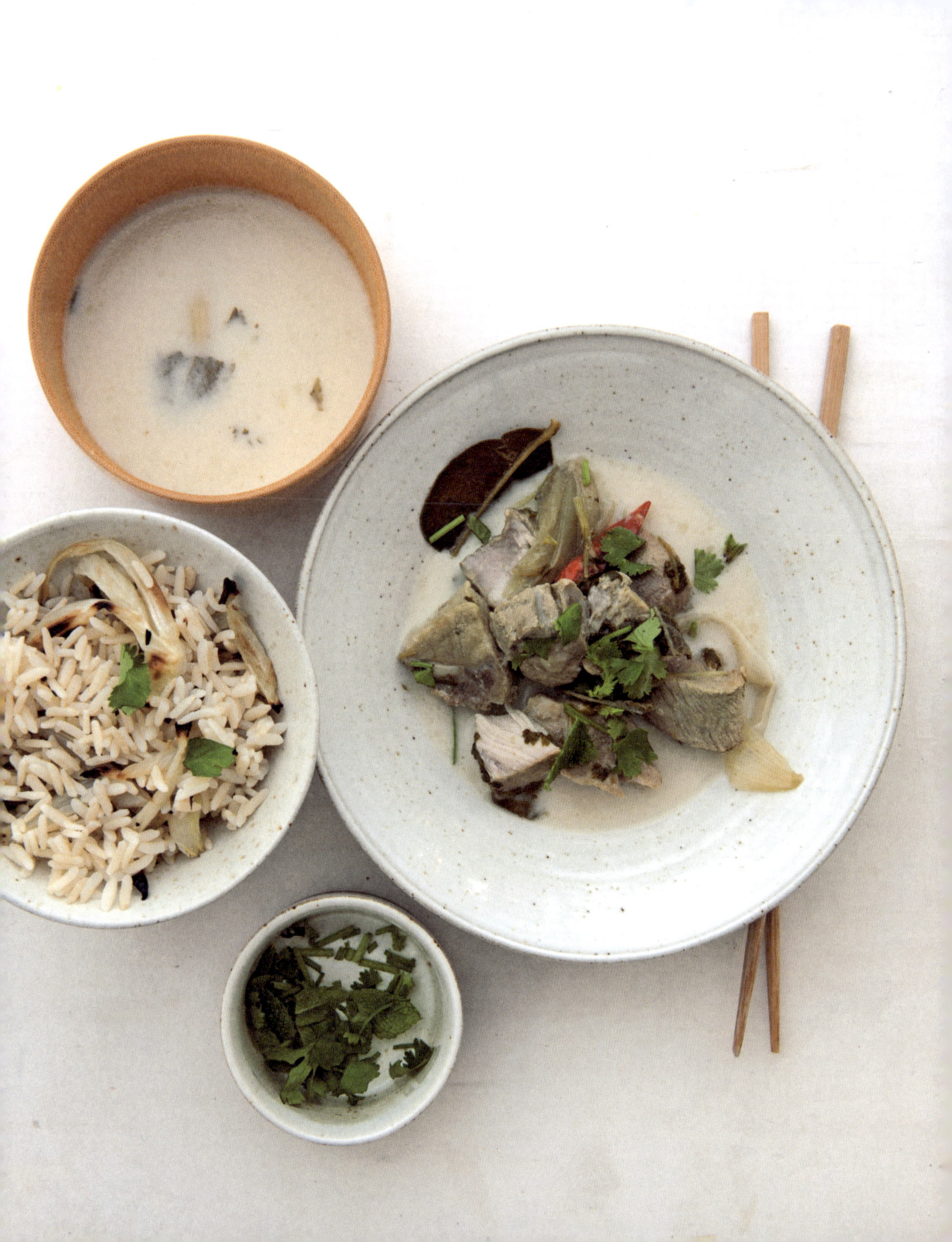

TAGINE DE POTIMARRON

AGNEAU & POIS CHICHES

Jour **OFF**

POUR 4 PERSONNES

PRÉPARATION : 25 MN

CUISSON : 2 H 15

INGRÉDIENTS

800 G D'ÉPAULE D'AGNEAU, EN GROS MORCEAUX

50 CL DE BOUILLON DE VOLAILLE

1 CITRON CONFIT

1/2 POTIMARRON

200 G DE POIS CHICHES CUITS (60 G CRUS)

1 PINCÉE DE SAFRAN

2 OIGNONS, ÉMINCÉS

1 GOUSSE D'AIL, HACHÉE

2 CM DE GINGEMBRE, RÂPÉ

2 BRINS DE MENTHE

2 C. À SOUPE DE NOISETTES, CONCASSÉES ET GRILLÉES

HUILE D'OLIVE, FLEUR DE SEL ET POIVRE DU MOULIN

Je cuisine mon plat

Faire dorer la viande dans une cocotte avec 1/2 c. à soupe d'huile d'olive. Procéder en plusieurs fois si nécessaire. La cocotte doit être bien chaude et la viande ne doit pas bouillir. Enlever les morceaux de viande, ajouter les oignons et les faire dorer avec 1/2 c. à soupe d'huile d'olive pendant 3 mn à feu vif. Baisser le feu, ajouter le gingembre, l'ail, le citron confit en petits morceaux (enlever les pépins), un petit peu de sel et du poivre. Mélanger le safran dans le bouillon et le verser dans la cocotte. Porter à ébullition, ajouter la viande, baisser le feu au plus doux, couvrir et laisser cuire 2 heures. Pendant ce temps, nettoyer le potimarron, enlever la peau s'il n'est pas bio et le trancher en cubes. Ajouter les cubes de potimarron 20 mn avant la fin de la cuisson et les pois chiches cuits 10 mn avant la fin de la cuisson. Tout au long de la cuisson, vérifier qu'il y a assez de bouillon et rajouter un peu d'eau si nécessaire. Vérifier la cuisson des légumes et poursuivre quelques minutes si nécessaire. Servir, saupoudré de noisettes et de menthe ciselée.

C'est prêt !

Version +++ : servir avec une semoule semi-complète. Compter 50 g par personne. Verser 1 volume d'eau bouillante salée (avec 2 ou 3 gouttes d'huile d'olive) sur 1 volume de semoule. Laisser gonfler à couvert 7 mn puis égrainer avec une fourchette.

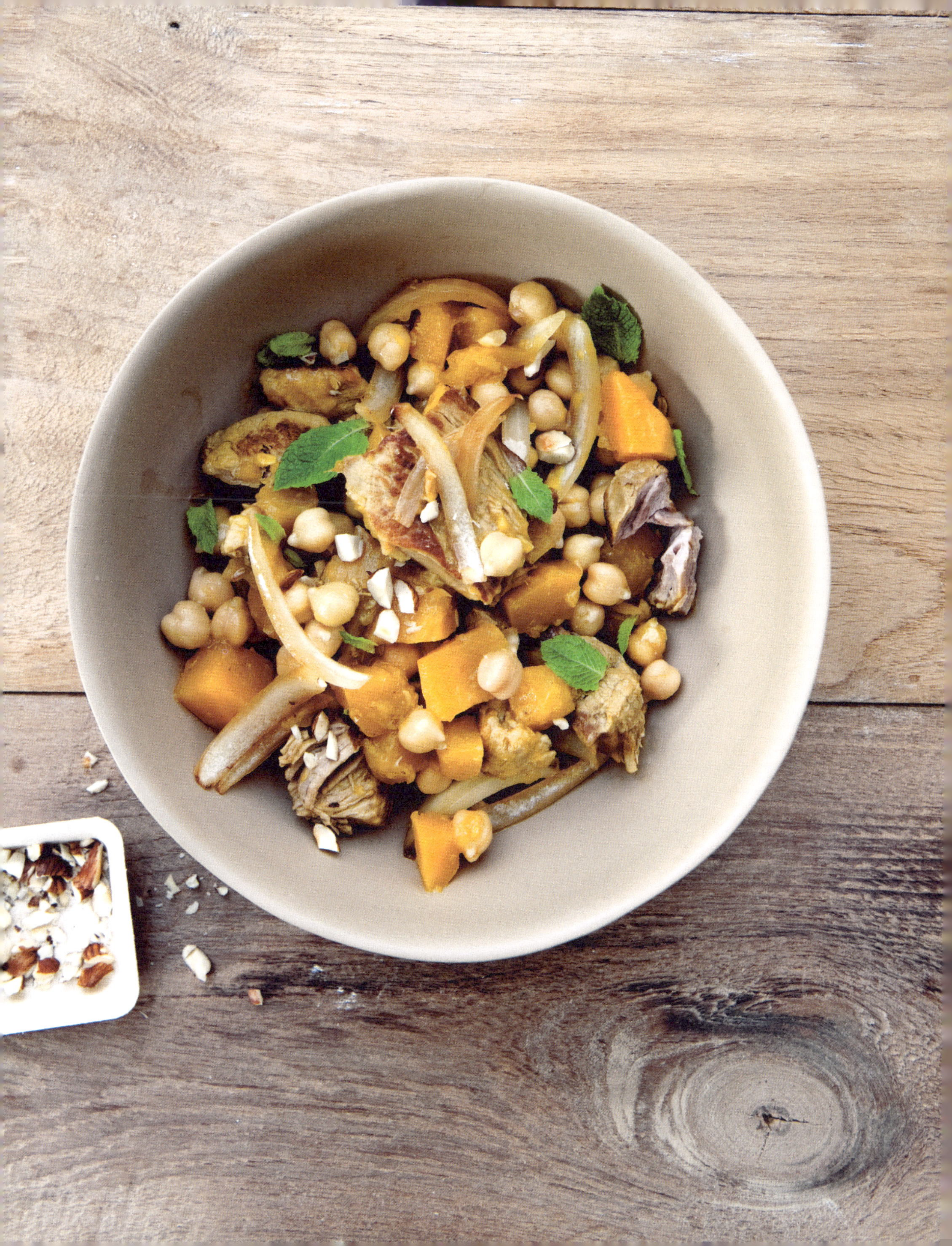

MAGRET THAÏ

VERMICELLES DE SOJA

Jour **OFF**

POUR 4 PERSONNES
PRÉPARATION : 15 MN
CUISSON : 12 MN
MARINADE : 1 H

INGRÉDIENTS

2 MAGRETS DE CANARD
150 G DE VERMICELLES DE SOJA
2 C. À SOUPE DE SAUCE SOJA
2 C. À SOUPE DE VINAIGRE DE RIZ
2 CM DE RACINE DE GINGEMBRE FRAIS
LE ZESTE ET LE JUS DE 1 CITRON VERT, NON TRAITÉ
2 OIGNONS FRAIS, ÉMINCÉS (BULBES ET TIGES)
1/3 DE BOUQUET DE CORIANDRE FRAÎCHE
1 C. À SOUPE DE CACAHUÈTES, HACHÉES
SEL ET POIVRE

Je cuisine mon plat

Préparer la marinade avec la sauce soja, le vinaigre de riz, le zeste et le jus de citron vert et le gingembre pelé et coupé en fins bâtonnets. Poivrez légèrement. Entailler la peau des magrets et verser la marinade dessus. Laisser reposer au frais pendant 1 heure, en retournant les magrets de temps en temps. Préchauffer le four à 240 °C (th. 8). Égoutter les magrets et les faire cuire (peau sur le dessus) pendant 10 mn. Les garder au chaud emballés dans un papier d'aluminium, jeter la sauce trop grasse. Faire chauffer la marinade 2 mn puis la mélanger aux vermicelles cuits (suivre les indications sur le paquet) et aux oignons. Servir les magrets tranchés saupoudrés de coriandre ciselée, de cacahuètes et accompagnés de vermicelles de soja.

C'est prêt !

Astuce : pour une cuisson moins rosée, augmenter le temps de cuisson des magrets de 3 mn pour un résultat plus cuit.

Perso : je fais cuire les magrets sur une grille avec un plat en dessous pour récupérer le gras et je le jette. Comme ça, mes magrets ne baignent pas dans le gras !

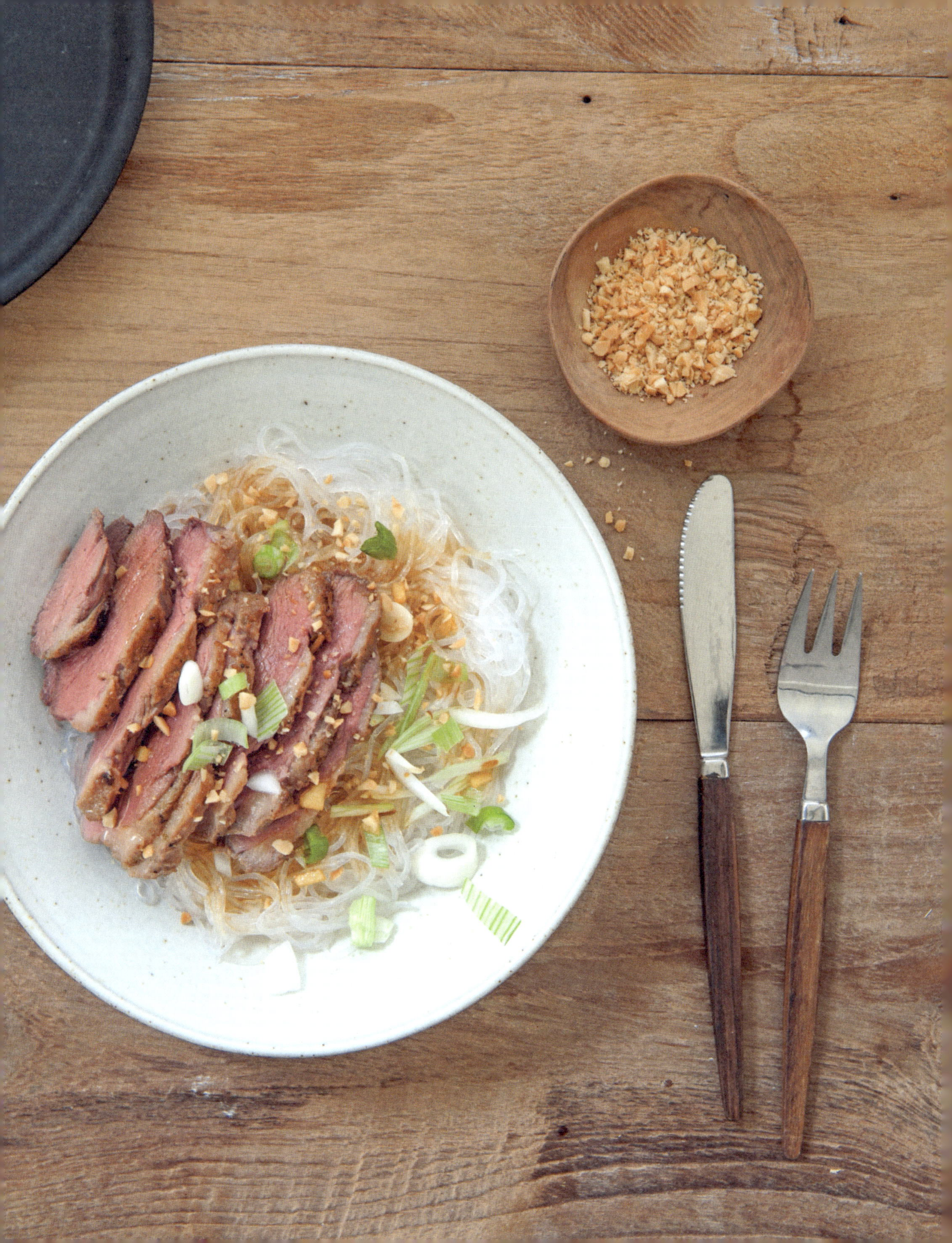

POULET GRILLÉ

SALADE CROQUANTE

Jour **OFF**

POUR 4 PERSONNES
PRÉPARATION : 25 MN
CUISSON : 12 MN
MARINADE : 1 H

INGRÉDIENTS

4 BLANCS DE POULET DE 120 G ENVIRON CHACUN
2 FONDS D'ARTICHAUTS CUITS
1 AVOCAT
LE JUS DE 1/2 CITRON
80 G DE POUSSES D'ÉPINARD
1 C. À CAFÉ DE GRAINES DE NIGELLE
1/3 DE RADIS NOIR
1 C. À SOUPE DE SIROP D'ÉRABLE
1 PINCÉE DE PIMENT EN POUDRE
1 C. À SOUPE D'HUILE DE SÉSAME
1 C. À SOUPE DE MIRIN
1 C. À CAFÉ DE SAUCE SOJA
1 C. À CAFÉ DE VINAIGRE DE RIZ
1 PETIT PIMENT ROUGE, FRAIS
HUILE D'OLIVE, SEL ET POIVRE

Je cuisine mon plat

Faire mariner au frais les blancs de poulet dans 2 c. à soupe d'huile d'olive, le sirop d'érable et le piment en poudre. Laisser au frigo 1 heure. Trancher les fonds d'artichauts en petits morceaux. Couper l'avocat en lamelles et l'arroser de jus de citron pour qu'il ne s'oxyde pas. Nettoyer et essorer les pousses d'épinard, peler et émincer finement le radis en lamelles (avec une mandoline, c'est très facile). Mettre tous les légumes dans un saladier, réserver. Faire chauffer une sauteuse et faire dorer les blancs de poulet pendant 3 mn à feu vif, couvrir, baisser le feu et laisser cuire doucement pendant 5 mn. Laisser tiédir et trancher les blancs de poulet en lamelles. Préparer la sauce avec : l'huile de sésame, 1 c. à soupe d'huile d'olive, le mirin, la sauce soja, le vinaigre de riz, le petit piment haché (attention à enlever les grains), un peu de sel et un peu de poivre. Verser la sauce sur la salade, mélanger puis servir avec les tranches de poulet saupoudrées de graines de nigelle.

C'est prêt !

Shopping : acheter les graines de nigelle dans les épiceries bio. Si vous n'en trouvez pas, vous pouvez les remplacer par des graines de sésame et/ou de tournesol.

Variante : remplacer le poulet par des pavés de saumon, les faire mariner et les cuire dans une poêle chaude 2 mn de chaque côté. Les emballer dans du papier film et les mettre au frigo pour les trancher plus facilement ou servir en pavé tiède même chaud.

Attention : c'est une recette assez relevée, allez-y mollo sur le piment si vous ne le supportez pas !

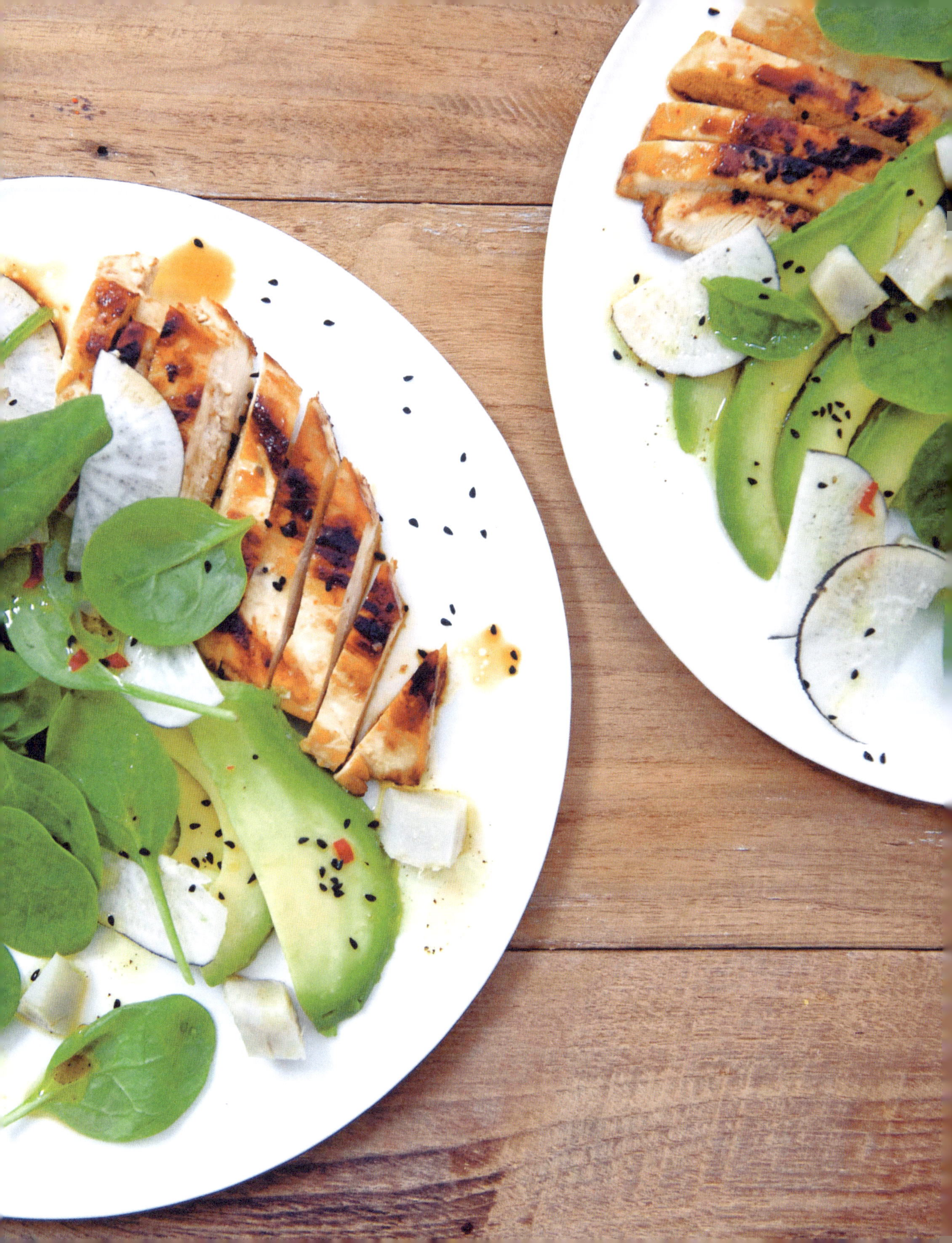

FILET DE VEAU
& PLEIN DE LÉGUMES GRILLÉS

Jour **OFF**

POUR 4 PERSONNES
PRÉPARATION : 20 MN
CUISSON : 1 H

INGRÉDIENTS

480 G DE FILET DE VEAU EN 8 PIÈCES
5 G DE BEURRE
1 BULBE DE FENOUIL
200 G DE POMMES DE TERRE PRIMEURS, NOUVELLES…
1 COURGETTE, BIEN FERME
4 PETITS NAVETS
1 PETITE BETTERAVE
1/2 CITRON CONFIT
2 CM DE GINGEMBRE RÂPÉ
3 BRINS DE CERFEUIL
HUILE D'OLIVE, SEL ET POIVRE

SANS GLUTEN ♦

Je cuisine mon plat

Préchauffer le four à 210 °C (th. 7). Nettoyer les légumes et les éplucher s'ils ne sont pas bio, sinon conserver la peau. Trancher les légumes en morceaux (le fenouil en quartiers, les pommes de terre, la courgette, la betterave en gros cubes, les navets en deux). Émincer le citron confit (enlever les pépins). Mettre tous les légumes dans un grand plat avec le gingembre et le citron confit, arroser d'un filet d'huile d'olive, saler et poivrer. Mettre au four pendant 1 heure en les retournant de temps en temps. Pour un aspect plus grillé, les passer sous le gril 2 à 3 mn avant la fin de la cuisson.
Au dernier moment, faire chauffer une grande sauteuse avec le beurre et 1/2 c. à soupe d'huile d'olive. Dès que c'est bien chaud, déposer les filets de veau. Attendre que la viande blanchisse aux deux tiers de son épaisseur en l'arrosant avec le beurre fondu. Couper le feu, retourner les morceaux de viande et patienter 3 mn avant de déguster avec les légumes. Saupoudrer de cerfeuil ciselé, saler et poivrer la viande une fois servie.

C'est prêt !

Astuce + light : vous pouvez aussi cuire la viande à sec !

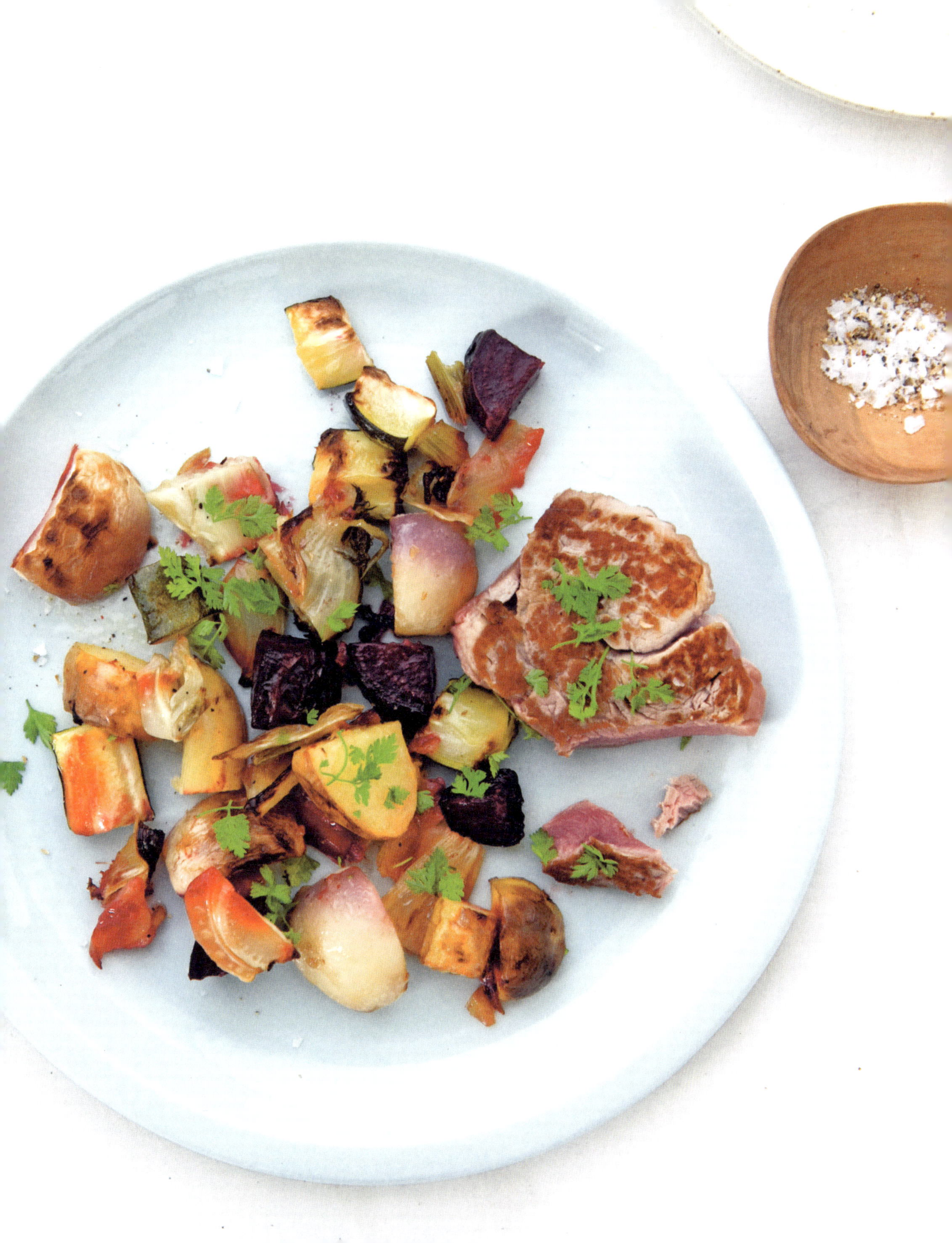

JUS MINUTE !

Jour **OFF**

POUR 4 VERRES
PRÉPARATION : 5 MN

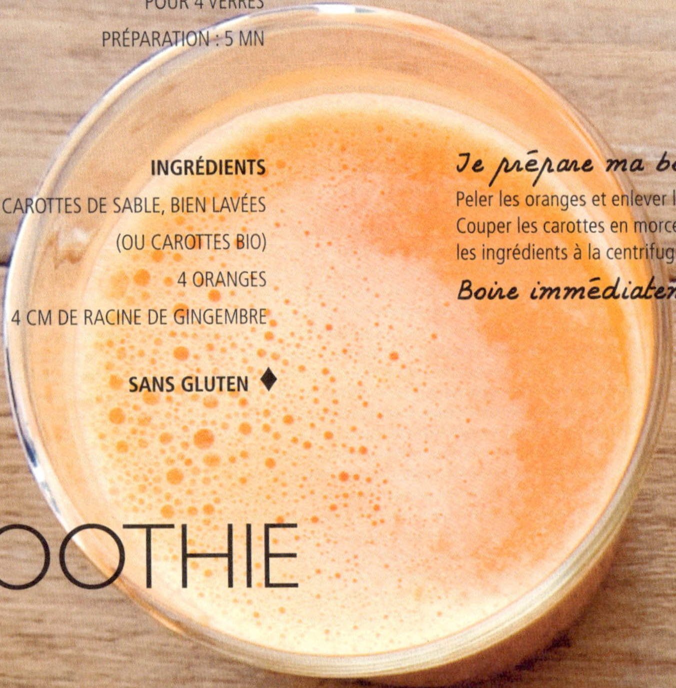

INGRÉDIENTS

8 CAROTTES DE SABLE, BIEN LAVÉES (OU CAROTTES BIO)
4 ORANGES
4 CM DE RACINE DE GINGEMBRE

SANS GLUTEN ♦

Je prépare ma boisson

Peler les oranges et enlever les pépins.
Couper les carottes en morceaux et passer tous les ingrédients à la centrifugeuse.

Boire immédiatement.

SMOOTHIE

VERT

POUR 4 VERRES
PRÉPARATION : 5 MN

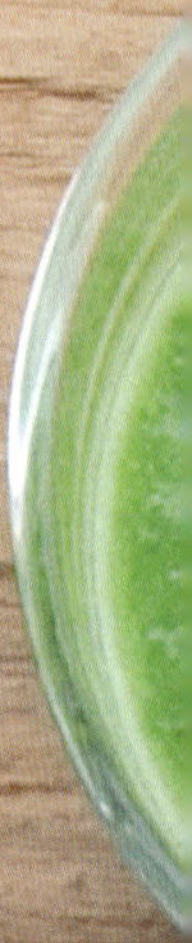

INGRÉDIENTS

½ CONCOMBRE, ÉPLUCHÉ
LE JUS DE 1/2 CITRON VERT
15 CL DE JUS DE PAMPLEMOUSSE FRAIS (1 PAMPLEMOUSSE ROSE)
LA CHAIR D'UN AVOCAT
60 G DE ROQUETTE
LES FEUILLES DE 2 BRINS DE MENTHE
20 CL D'EAU DE COCO
10 CL D'EAU

SANS GLUTEN ♦

Je prépare ma boisson

Passer tous les ingrédients au blender ou à défaut au mixeur.
Rallonger avec quelques glaçons si nécessaire.

Boire immédiatement.

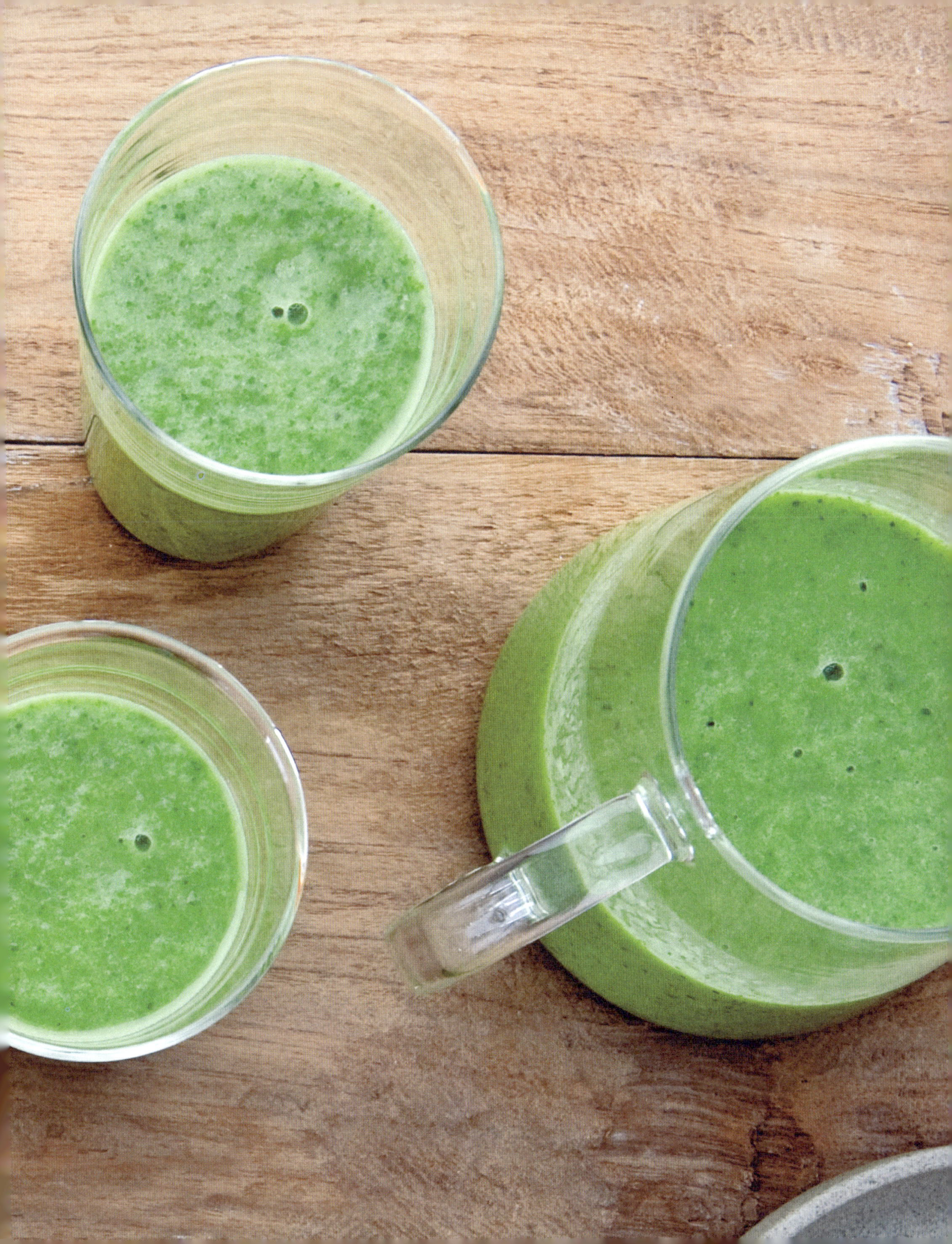

Annexes

PROGRAMME SUR 1 MOIS

TABLE DES RECETTES ET INDEX

UN MOIS
DE MENUS

Semaine 1
(printemps / été)

lundi jour « FAST »	mardi jour « OFF »	mercredi jour « OFF »	jeudi jour « FAST »	vendredi jour « OFF »	samedi jour « OFF »	dimanche jour « OFF »
	Petit déjeuner	Petit déjeuner		Petit déjeuner	Petit déjeuner	
• Riz noir en salade (P64)	• Tartare thaï (P144) • Riz noir (P124) • Brocolis vapeur & sauce soja (P110)	• Ma salade fourtou (P170)	• Salade de pâtes (P78)	• Dip & crudités (P114) • Omelette complète (P140)	• Salade de pois chiches (P162) • Salade verte aux herbes (P111) • Fromage	Brunch : • Jus minute (P198) • Club sandwich (P180)
	• Poulet grillé (P194) • Quinoa	• Carpaccio de bœuf (P182) • Salade croquante (P102)		• Soupe miso (P120) • Tartare de lieu jaune (P172) • Riz rouge • 2 verres de vin	• Petits rougets grillés et purée de légumes (P178) • Dessert • 2 verres de vin	• Magret thaï (P192) • Dessert • 2 verres de vin

Semaine 2
(printemps / été)

lundi jour « FAST »	mardi jour « OFF »	mercredi jour « OFF »	jeudi jour « FAST »	vendredi jour « OFF »	samedi jour « OFF »	dimanche jour « OFF »
	Petit déjeuner	Petit déjeuner		Petit déjeuner	Petit déjeuner	
• Salade de quinoa (P38)	• Chirashi de saumon (P174)	• Asperges de printemps (P104) • Tarte tomate (P100)	• Légumes al dente & œufs (P36)	• Brochettes poulet (P142) • Haricots verts grillés (P113)	• Salade asperges feta (P161) • Taboulé extra (P163)	Brunch • Smoothie vert (P198) • Omelette complète (P140)
	• Cabillaud vapeur (P130)	• Salade fenouil & endive (P158) • Boulettes de bœuf (P143)		• Gaspacho (P152) • Courgettes & crevettes (P132) • 2 verres de vin	• Bœuf cru-cuit très hot (P145) • Riz noir (P124) • Dessert • 2 verres de vin	• Porc à la thaï (P188) • Dessert • 2 verres de vin

Semaine 1
(automne / hiver)

lundi jour « FAST »	*mardi* jour « OFF »	*mercredi* jour « OFF »	*jeudi* jour « FAST »	*vendredi* jour « OFF »	*samedi* jour « OFF »	*dimanche* jour « OFF »
	Petit déjeuner	Petit déjeuner		Petit déjeuner	Petit déjeuner	Brunch • Jus minute (P198) • Blini saumon fumé (P136)
• Soupe d'hiver	• Bouillon & Fish (P138) • Riz rouge (P124)	• Soupe miso (P120) • Calamars grillés • Riz noir (P124)	• Curry de poisson (P74)	• Cabillaud au jus thaï (P134) • Riz noir (P124)	• Omelette complète (P140) • Pain	
	• Velouté de potimarron (P157) • Bol de pasta (P108)	• Salade de lentilles tièdes & vieux légumes (P164) • Courgettes & parmesan (P159)		• Tajine de potimarron et agneau (P190) • 2 verres de vin	• Carottes râpées • Velouté de lentilles au haddock • Dessert • 2 verres de vin	• Le Poulet rôti • Vieux légumes à la vapeur • Dessert • 2 verres de vin

Semaine 2
(automne / hiver)

lundi jour « FAST »	*mardi* jour « OFF »	*mercredi* jour « OFF »	*jeudi* jour « FAST »	*vendredi* jour « OFF »	*samedi* jour « OFF »	*dimanche* jour « OFF »
	Petit déjeuner	Petit déjeuner		Petit déjeuner	Petit déjeuner	Brunch • Club sandwich (P180) • Jus minute (P198)
• Comme un chili (P86)	• Bouillon & fish (P138) • Quinoa (P124)	• Soupe Energy (P152) • Blini saumon fumé (P136)	• Pasta et légumes (P48)	• Cabillaud vapeur haricots verts (P130) • Riz noir (P124)	• Bol de pasta (P108)	
	• Filet de veau et plein de légumes grillés (P196) • Riz noir (P124)	• Salade DC (P156) • Boulettes de bœuf (P143)		• Maquereau fumé & sarrasin (P168) • 2 verres de vin	• Dorade et petits pois (P176) • Quinoa (P124) • Dessert • 2 verres de vin	• Le pot-au-feu (P186) + vermicelles de riz • Dessert • 2 verres de vin

TABLE
DES RECETTES

Chapitre 1
SUPER 500 CALORIES

Chapitre 2
RECETTES À LA CARTE

INDEX PAR INGRÉDIENTS

REMERCIEMENTS

Delphine et Charlotte souhaitent remercier...

Charlotte – « the photographe/food », pour son talent, son œil, son style et sa bonne humeur quoiqu'il arrive.

Marie-Pierre – « the photographe/portrait », pour sa jolie photo de nous deux où elle a réussi à transmettre la complicité qui nous unit sur ce beau projet.

Toute l'équipe de Marabout, Elizabeth, Emmanuel, Rose Marie, Pauline pour leur confiance sur ce projet.... Et un merci, en avance, pour Anne qui va bien s'en occuper !

Chloé, qui nous a assistées aux fourneaux pendant toutes les séances, pour son énergie et son efficacité.

Raphaëlle pour son aide dans le choix du stylisme, de la vaisselle, des fonds, et pour sa disponibilité.

Olivia, pour toutes les illustrations, la mise en page, la couverture... on a craqué pour ton style, on adore, on valide à 100% !

Et bien entendu Merci à toutes les pré-goûteuses, qui ont suivi « notre » régime 5/2 et testé les recettes « Super 500 »... alors merci à Grita, Sabine, Séverine, Alexandra, Isabelle, Delphine, Julie !

Delphine souhaite remercier... Charlotte – ma co-auteur, que j'ai rencontrée lors d'un workshop nutrition/sofro/yoga, elle m'a tout de suite plu... Quelques temps plus tard, elle est venue me voir avec ce projet génial. J'ai plongé dedans, exploré le 5/2 à fond, on en a parlé des heures et des heures, on se l'est complètement approprié et c'est devenu pour moi, plus qu'un régime, une véritable hygiène de vie.

CARNET DE SHOPPING

HABITAT

www.habitat.fr

42-44, rue du Faubourg Saint-Antoine / 75012 Paris

Tél. : 01 53 02 02 54

MUD AUSTRALIA

www.mudaustralia.com

chez The Conran shop

117, rue du Bac / 75007 Paris

Tél. : 01 42 84 10 01

MERCI

www.merci-merci.com

111, bld Beaumarchais / 75003 Paris

Tél. : 01 42 77 00 33

FLEUX

www.fleux.com

39, rue Sainte-Croix de la Bretonnerie / 75004 Paris

Tél. : 01 42 78 27 20

CARRÉMENT VICTOIRE

www.carrement-victoire.fr

7, rue d'Aboukir / 75002 Paris

Tél : 0142360030

NEËST

www.neest.fr

LOVE CREATIVE PEOPLE

www.lovecreativepeople.com

BAAN BAAN

www.baan-baan.com

RIESS

www.riess.at

REINE MERE

www.reinemere.com

CAROLINE GOMEZ

www.carolinegomez.com

NANASHI

www.nanashi.fr

57, rue Charlot / 75003 Paris

Tél : 09 60 00 25 59

du lundi au samedi : 12h - minuit dimanche: 12h - 18h

CMO

www.cmoparis.com

5, rue Chabanais / 75002 Paris

Tél: 01 40 20 45 98

43, quai de Grenelle, 75905 Paris cedex 15
Relecture : Véronique Dussidour & Natacha Kotchetkova
Shopping : Raphaëlle Esneault
Mise en pages : Transparence
Collaboration Graphique : Olivia Deslandes
978-2-501-09119-0
codification : 4138897/ 02
dépôt légal : janvier 2014
Achevé d'imprimer en Espagne chez Graficas Estella.